Serge Kahili King

Instant Healing
Jetzt!

Serge Kahili King

Instant Healing Jetzt!

Ganzheitliche Methoden, um sich schnell von Schmerz und Leid zu befreien

Aus dem Amerikanischen von Heinrich Hauck

Lüchow

Published by
Renaissance Books, Los Angeles
»Dieses Werk wurde im Auftrag von Renaissance Media, Inc.
durch die Literarische Agentur Thomas Schlück GmbH,
30827 Garbsen, vermittelt.«

Die Deutsche Bibliothek – CIP Cataloguing-in-Publication-Data
A catalogue record for this publication is available from
Die Deutsche Bibliothek

1. Auflage 2001

Umschlaggestaltung: Designagentur Peter Krafft
Lektorat: Henning Sabo
Korrektur: Werner Biedenkopf
Satz: DTP + Printmediengestaltung M. Raufer, Freiburg i. Br.
Druck und Bindung: Freiburger Graphische Betriebe
Gedruckt in Deutschland
ISBN 3-932761-16-2

Dieses Buch und alles Gute,
das daraus erwachsen mag,
sind Chris, Pierre und Dion gewidmet.

Danksagung

Mein Dank gilt den vielen Lehrern,
die ihr therapeutisches Wissen mit mir teilten,
und allen Familienmitgliedern, Freunden, Schülern und Klienten,
die mir eine praktische Anwendung ermöglichten.

Inhalt

Teil III
INSTANT HEALING für Fortgeschrittene

Zur Beachtung

Dieses Buch soll keine Therapie und keine ärztliche Diagnose ersetzen. Verfasser und Verlag geben weder direkt noch indirekt medizinische Ratschläge, noch verordnen sie die Anwendung von INSTANT HEALING als Behandlungsform für Krankheiten ohne medizinische Beratung. Den Lesern sollen Mittel aufgezeigt werden, um die Gesundheit zu pflegen und Beschwerden zu lindern.

Natürlich steht Ihnen das Recht zu, die vorliegenden Informationen im Sinne einer Selbstbehandlung anzuwenden, doch sollten Sie beim Auftreten von Krankheitssymptomen unbedingt einen Arzt oder Heilpraktiker konsultieren. Die Ratschläge in diesem Buch sind vom Verfasser und vom Verlag sorgfältig geprüft worden; eine Garantie kann dennoch nicht übernommen werden. Eine Haftung für irgendwelche Schäden ist ausgeschlossen. Weder der Autor noch der Verlag können für die Folgen, die aus der praktischen Anwendung oder dem Missbrauch der in diesem Buch enthaltenen Informationen entstehen könnten, verantwortlich gemacht werden. Wer für sich selbst die Techniken des INSTANT HEALING ausführt, ohne sich genau an die Anweisungen, Erläuterungen und Warnungen des Autors zu halten, tut dies ausschließlich in eigener Verantwortung.

Meine *Talk Story**

Wie es der Titel schon ausdrückt, handelt das vorliegende Buch von der Praxis des INSTANT HEALING – der *Sofortheilung* ohne Medikamente. Darunter verstehe ich die weitgehende oder sogar vollständige Heilung einer Vielzahl von Beschwerden und Erkrankungen – einschließlich der Behandlung von Knochenbrüchen – in weniger als einer Stunde. Dieses Buch beschreibt, wie INSTANT HEALING funktioniert und wie auch Sie mit einfachen, leicht anwendbaren Methoden Behandlungserfolge erzielen können. Einige der vorgestellten Methoden setzen die Bereitschaft voraus, vertraut gewordene Ansichten von Geist und Körper zu revidieren, aber die zu erwartenden Resultate lohnen es auf jeden Fall, überholte Einstellungen aufzugeben. Da INSTANT HEALING nicht bei jedem Leiden und nicht in allen Krankheitsfällen erfolgreich wirkt, finden Sie in diesem Buch auch Methoden für die schnelle Heilung – RAPID HEALING – in weniger als einem Tag – und für die *zügige Heilung* – FAST HEALING – in weniger als einer Woche. Alle Methoden, die Sie hier lernen können, sind bereits von mir, von meiner Familie und von Tausenden meiner Schüler mit Erfolg praktiziert worden. Manche Resultate mögen im Lichte der zeitgenössischen Vorstellungen

---

* *talk story* – auf Hawaii die Zeit, die Hawaiianer miteinander verbringen, um sich etwas zu erzählen. Es kann auch eine Zeit des Lehrens und Lernens sein.

von Gesundheit und Krankheit wie Wunder erscheinen, aber ich schreibe ausdrücklich *nicht* über Wunder. Dieses Buch handelt von praktikablen Ideen und Techniken, die tatsächlich wirken.

Andererseits behaupte ich nicht, dass bestimmte Leiden oder Krankheiten von jeder Person zu jeder Zeit mit Hilfe dieser Methoden geheilt werden können. Sie als der Heiler sind der entscheidende Faktor, und ich werde Ihnen auch erklären, was passiert, wenn diese Methoden einmal nicht funktionieren sollten.

Für alle interessierten Leser folgt nun eine kurze Darstellung der Ereignisse, die mich dazu führten, dieses Buch zu schreiben.

In meiner Kindheit hatte ich es mit allen möglichen Krankheiten zu tun, und in den meisten Fällen wurde ich auf die bestmögliche Art behandelt, die in den vierziger Jahren des 20. Jahrhunderts üblich war. An einen Fall kann ich mich aber besonders deutlich erinnern: Das war, als ich mich furchtbar elend fühlte, meine Mutter sich neben mich ins Bett legte und, wie sie mir später erzählte, meine Krankheit durch ihren Willen auf sich übertrug. Ich weiß noch genau, dass ich mich am nächsten Tag besser fühlte, während meine Mutter mit »meiner« Krankheit das Bett hüten musste. Sie erzählte mir, dass sie diese überlieferte Heilmethode von ihrer Mutter gelernt hatte, die aus Italien in die USA eingewandert war. Erst viele Jahre später wurde mir klar, wie ungewöhnlich es ist, solch eine rasche, medikamentenfreie Heilmethode zu besitzen. Ich glaube, dass diese Begebenheit das erste Samenkorn in mein Unterbewusstsein pflanzte und so die lebenslange Neugier in mir erweckte, die Beziehung zwischen Geist und Körper zu untersuchen, und ebenso meinen starken Wunsch begründete, die verschiedenen Möglichkeiten zur Beschleunigung des Heilungsprozesses zu erkunden.

Wenn die Erfahrung mit der Behandlungsmethode meiner Mutter wie ein Samenkorn wirkte, dann sollten sich die Erfahrungen mit meinem Vater als Setzlinge erweisen. Er war das, was die Leute als rigorosen Gesundheitsapostel bezeichnen würden: ein Befürworter von Vitaminen, frischem Obst und Gemüse sowie regelmäßigem Sport. Heute noch kann ich mich deutlich an den Widerwillen erinnern, mit dem ich große Gläser Buttermilch und Karottensaft trank, die er mir auf unseren gemeinsamen Reisen verordnete. Mein Vater war studierter Mediziner und wusste – obwohl er meines Wissens nie praktiziert hatte – sehr gut, wie der Körper beschaffen war und wessen er bedurfte. Ebenso gut wusste er, wie der menschliche Geist funktioniert. Er förderte mein Interesse an wissenschaftlichen Fragen, lehrte mich die Grundlagen der Gedankenübertragung und drängte mich mit allen Mitteln, meine Beobachtungsgabe und mein Urteilsvermögen weiterzuentwickeln. Er gründete sogar eine Vereinigung zur Entwicklung von Geist und Körper. Aber er starb, bevor ich alt genug war, selbst beizutreten; und ich glaube, dass die Aktivitäten jener Vereinigung ohne ihn schnell nachließen. In drei intensiven Jahren verstärkte er in mir das Gefühl der Eigenverantwortung für die körperliche und mentale Fitness. Wobei die wichtigsten Fähigkeiten, die er mir auf dem Gebiet der Heilkunst beibrachte, Selbsthypnose und gezielte Imagination waren.

Mein Vater starb, als ich siebzehn Jahre alt war, und für eine geraume Zeit kam ich mir völlig verlassen vor. Im darauf folgenden Jahr begegnete ich meiner zukünftigen Frau; allerdings empfanden wir in den kommenden sechs Jahren nicht mehr als freundschaftliche Gefühle füreinander. Die Highschool schloss ich als Vorletzter meiner Klasse ab, wurde mit Müh und Not am College aufgenommen und vergeigte das erste Jahr mit Pauken und Trompeten.

Schließlich hatte ich die glückliche Idee, dem *Marine Corps* der Vereinigten Staaten beizutreten. Als ich eines Tages ohne einen Cent in der Tasche und ohne klare Zukunftsvorstellungen eine Straße in Pittsburgh in Pennsylvania entlangging, wurde ich an einem Postamt auf ein Plakat mit folgendem Wortlaut aufmerksam: »Das *Marine Corps* macht ganze Männer aus euch.« So wie ich damals war – untergewichtig, arbeitslos und eine studentische Niete –, fühlte ich mich wirklich nicht als Mann. Und doch wünschte ich mir sehr, einer zu sein. Ich hatte so viele negative Angewohnheiten, Eigenschaften und Komplexe, dass ich mir wie in einen Panzer eingezwängt vorkam und nicht wusste, wie ich mich daraus befreien könnte. Auf der Stelle entschloss ich mich, im *Marine Corps* meine Persönlichkeit radikal von allem Störenden zu befreien und von Grund auf neu aufzubauen. In jenem Augenblick konnte ich noch nicht wissen, wie gut mir die Zeit in dieser Eliteeinheit bei meiner persönlichen Neuorientierung bekommen würde.

Die Grundausbildung war qualvoll und aufregend zugleich. Ich begann als Schwächling mit 63 Kilo Gewicht und schloss drei Monate später gestählt und muskelstrotzend mit 81 Kilo ab. Heute, nach vierzig Jahren, fehlt mir hin und wieder so ein Gefühl. Das war also noch nicht INSTANT HEALING, aber angesichts meiner damaligen körperlich und geistig miserablen Verfassung kein geringer Erfolg. Tatsächlich gelang es mir in den folgenden drei Jahren, alles umzukrempeln und dabei Willenskraft und Geisteshaltung konstruktiv einzusetzen.

Als Jugendlicher hatte ich mir ein paar kaum nennenswerte Boxkenntnisse angeeignet. Kurz nach dem Eintritt in die Ausbildungskompanie sollte ich unsere Einheit bei einem Boxkampf vertreten. Wie es die Regeln wollten, wurden die Boxer nach Gewichtsklassen gegeneinander aufgestellt. So kam es, dass meine schlaffen 63 Kilo gegen energiegeladene 63 Kilo eines Hispano-Amerikaners anzutreten hatten, der zudem noch kurz vor dem Abschluss seiner Ausbildung stand. Zuerst fühlte ich mich noch ziemlich sicher, weil ich seinen Schlägen noch gut ausweichen konnte. Das klappte aber nur bis zur zweiten Runde; dann schaffte ich es nicht mehr, meine Fäuste mit den 16-Unzen-Boxhandschuhen weiter als bis auf Bauchhöhe zu heben. Meine Arme fühlten sich nicht nur schwer an – nein, ich konnte sie fast gar nicht mehr fühlen! Mein Gegner war zunächst ratlos, und so schlug er mir immer wieder auf die Nase. Mit unendlich viel Energie gelang es mir ab und zu, seine Fauststöße abzuwehren oder ihn leicht zu berühren, aber mehr ging wirklich nicht. So konzentrierte ich meine ganze Willenskraft darauf, nicht zu Boden zu gehen. In der vierten Runde, als ich schon alles und jeden um mich herum mit Blut besudelt hatte, warf mein Sekundant das sprichwörtliche Handtuch in den Ring und sorgte damit für das Ende des Kampfes. Zu meiner großen Verwunderung erhielt ich viel Beifall. Meine körperliche Schwäche hätte mich zur Lachnummer der Kompanie machen können, aber mein zähes Durchhalten gewann mir die Anerkennung der Kameraden. Aus diesem Vorfall lernte ich, dass der Wille den Körper zwar nicht zu allem zwingen, ihn aber dazu bringen kann, mehr zu leisten, als man ursprünglich annimmt.

Ein paar Jahre später befand sich unsere Kompanie auf einem 32-km-Marsch und wir bewegten uns in zwei Reihen entlang der Landstraße. Der Hauptmann führte die eine Reihe an, und ich marschierte an der Spitze der anderen. Dabei hatte ich nur eine Pistole im Gurt und stolzierte in bester John-Wayne-Manier vorweg. Etwa nach der Hälfte des Weges brach der Funker zusammen. Weil ich, abgesehen vom Kompaniechef, das leichteste Gepäck trug, lag es an mir, die Last des Funkers zu übernehmen. Es dauerte einige Minuten, bis ich mir die fünfzigpfündige Ausrüstung aufgeschnallt hatte, und in dieser Zeit war der größte Teil der Kompanie an mir vorbeimarschiert. Also nahm ich alle meine Kräfte zusammen, verstärkte das John-Wayne-Gefühl und stiefelte wieder nach vorne. Für den Rest der Strecke marschierte ich so, als ob ich immer noch eine Pistole tragen würde. Sobald wir die Kaserne erreicht hatten und in die Unterkunft entlassen worden waren – und ich sicher war, dass mich niemand sehen konnte –, ließ ich allen Willen und alle Disziplin fahren und sank völlig erschöpft zu Boden. Damals hatte ich noch nicht gelernt, Kraft und Disziplin auch nach Phasen höchster Anstrengung aufrechtzuerhalten. Mein Wille hatte mich angetrieben; aber, was noch wichtiger war, meine Einstellung hatte sofort mein körperliches Leistungsvermögen stark vergrößert.

Unter der strengen körperlichen und mentalen Disziplin des *Marine Corps* blühte ich zu einer anderen und besseren Person auf. Diese Bemerkung sollte aber nicht als Werbeaussage verstanden werden, denn den Beitritt zum *Marine Corps* würde ich sowieso nur in Zeiten höchster persönlicher oder nationaler Not empfehlen. In meinem Fall handelte es sich um reine Verzweiflung. Schließlich verdankte ich das meiste, das ich zu jener Zeit zu leisten vermochte, den Dingen, die ich außerhalb der Marinebasis von einer einzigartigen Frau gelernt hatte.

Zu der Zeit, als mein Vater etwa so alt war wie ich zu meiner Militärzeit, wurde er von einem hawaiianischen Ureinwohner der Insel Kauai adoptiert und in eine spezielle Form des traditionellen Geheimwissens eingeführt. Das hatte ich alles längst vergessen, als ich nach rund sechs Monaten Militärdienst eines Abends einen überraschenden Anruf erhielt. Am Apparat war eine Frau, die behauptete, die hawaiianische Schwester meines Vaters zu sein. Sie lud mich für das folgende Wochenende ein, ihren Vater zu treffen und auf traditionell hawaiianische Weise Erfahrungen und Weisheiten auszutauschen. Da ich für jeden Anlass dankbar war, die Kaserne zu verlassen, nahm ich die Einladung gerne an. Dieser Besuch erwies sich als weiterer Wendepunkt in meinem Leben. In einer schlichten Zeremonie adoptierte mich der Vater der Frau (also der Adoptivvater meines Vaters) als Enkel und vertraute mich seiner Tochter (nunmehr meiner Tante) an, die mich in der gleichen Tradition unterrichten sollte, in die schon mein Vater eingeführt worden war. Bei jenem Ereignis wurde auch noch ihr Bruder, also mein neuer Onkel, erwähnt, den ich aber erst etliche Jahre später kennen lernen sollte.

Tante Laka, wie ich sie nannte, war eine äußerst charmante Hawaiianerin und etwa zehn Jahre älter als ich. Sie gab Kurse in Massage und Meditation, und ich verbrachte, wann immer es mir in den nächsten zweieinhalb Jahren möglich war, die Wochenenden unter ihrer Anleitung. Dabei lernte ich alles über die Art und Weise, wie der Körper auf liebevolle Berührung, emotionale Energie und mentale Symbole reagiert. Schließlich entwickelte ich ihre Lehren zu einem System der Körperarbeit weiter, das ich *kahi loa* nannte und dessen Einzelheiten ich in diesem Buch noch darstellen werde.

Nach der Zeit im *Marine Corps* kehrte ich ans College zurück, um meine Ausbildung abzuschließen. Als Fächer wählte ich zuerst Russisch und anschließend asiatische Studien. Hier bot sich mir die Chance, die Gesundheitslehren der östlichen Religionen zu studieren und dabei Yoga, Taijiquan, Daoismus und Zen näher kennen zu lernen. In dieser Zeit hatte ich auch Gelegenheit, mich mit den unterschiedlichsten Aspekten von Geist, Bewusstsein, Körper und Leben auseinander zu setzen.

Meine nächsten großen heilkundlichen Fortschritte machte ich in Westafrika, wo ich Entwicklungsprogramme für ein amerikanisches

Hilfswerk organisierte. Die vollständige Geschichte jener sieben Jahre ergäbe genügend Stoff für ein weiteres Buch; an dieser Stelle möchte ich aber nur ein paar Höhepunkte wiedergeben. Während meines Afrika-Aufenthalts begann ich, wenn ich mich recht entsinne, die Verbindung von Glauben und Körper erst richtig zu verstehen. Ich wohnte Ritualen bei, die sowohl Krankheit als auch Heilung bewirken können; ich lernte, wie man Zombies erschafft; ich erhielt Kräuter, die im Handumdrehen Schlangenbisse und von Giftpfeilen erzeugte Wunden heilen; ich wurde zu »Energiequellen« und »heilenden Gewässern« geführt; ich lernte »tötende Gesänge« und »Genesungslieder«. Ich nahm an Ritualen teil und erlebte Dinge, die meine bestehenden Auffassungen von Wirklichkeit und Möglichkeit radikal veränderten. Die nachhaltigste Erfahrung machte ich, als ich in der Savanne südlich der Sahara von einem Malariaanfall bedroht war. Ein afrikanischer Schamane erschien mir im Traum und riet mir, wenn ich weiterleben wollte, die Leber einer gerade getöteten Antilope zu essen, die vor meinem Zelt hing. Als ich aufwachte, kroch ich aus dem Zelt und bat meine Begleiter, die Leber für mich zuzubereiten. Ich verzehrte sie und überlebte. Das war zwar noch nicht INSTANT HEALING, aber wirkte doch schon erstaunlich schnell. Außerdem wurde ich in Afrika auch noch Experte in kommunaler Entwicklung, in der Kunst, Hilfsbedürftige zur Selbsthilfe anzuleiten, und erwarb mir ein unschätzbares Wissen über die Geheimnisse der menschlichen Motivation.

Etwa ein Jahr vor Abschluss meiner Tätigkeit in Afrika kehrte ich wegen dringender Familienangelegenheiten kurz in die USA zurück. Auf dieser Reise begegnete ich zum ersten Mal meinem Onkel William, der sich aber lieber mit seinem hawaiianischen Namen *Wana* anreden ließ. In den folgenden sieben Jahren trafen wir uns unregelmäßig an den verschiedensten Orten und er führte mich intensiv in immer tiefere Schichten der schamanistischen Heilkünste ein.

Als ich endgültig in die USA zurückkehrte, erwarb ich an der Universität den Abschluss als *Master of Management*. Mit der mehrjährigen Erfahrung von Studium und beruflicher Praxis eröffnete ich eine hypnotherapeutische Praxis und setzte meine Recherchen zur Energie fort. Gleichzeitig schrieb ich an meiner Doktorarbeit in Psychologie und ließ mich durch meinen Onkel weiter ausbilden. Die ganze Zeit beschäftigte ich mich intensiv mit der Heilwirkung von Worten, Vorstellungen, Energiefeldern und körperlichen Bewegungen. Schließlich gründete ich eine Organisation zur Ausbildung von Heilern und Lehrern, schrieb mehrere Bücher, entwickelte Energiegeräte und hielt auf der ganzen Welt Lehrgänge ab – alles Dinge, durch die sich mein heilkundliches Wissen noch erweiterte.

Nebenher zogen meine Frau und ich drei wohlgeratene Söhne groß, die mir bei der Verbesserung vieler Methoden und Techniken halfen, die Sie in diesem Buch finden werden. Unser Haushalt war so normal wie jeder andere auch, mit der Ausnahme, dass es bei uns weder Verbandszeug noch Hustensaft, Aspirin oder andere Medikamente gab. Das war nicht auf eine bestimmte Religion oder Ideologie zurückzuführen, sondern allein darauf, dass wir diese Dinge einfach nicht brauchten. Unsere Kinder erlitten die normale Zahl von Schrammen und Rissen, Beulen und Blutergüssen und auch ein paar ernstere Wehwehchen und Verletzungen. Wir zögerten absolut nicht, den Doktor zu rufen, wenn es uns nötig erschien. Unser Bedarf an ärztlicher Hilfe war aber so selten, dass niemand von uns auf die Frage »Wer ist euer Hausarzt?« hätte antworten können. Der schlimmste Fall ereignete sich, als mein ältester Sohn mit seinen Freunden Skateboard fuhr und die Jungen eine sehr steile Straße hinabrasten. Zwei Skateboards stießen zusammen, und mein Sohn stürzte so schwer, dass er mit dem Hubschrauber ins Krankenhaus geflogen werden musste. Er war vorübergehend bewusstlos und die Röntgendiagnose ergab, dass er eine Gehirnerschütterung erlitten hatte. Nach offizieller Prognose der Ärzte würde er wahrscheinlich alle seine körperlichen und geistigen Kräfte nach und nach wiedererlangen. Allerdings müsste er wohl für den Rest seines Lebens ein bestimmtes Medikament einnehmen. Nun, ich wandte einige der Methoden an, die ich Ihnen im Verlauf des Buches noch vorstellen werde, und binnen einer Woche war mein Sohn wiederhergestellt – ja er stand sogar einen Tag nach seiner Entlassung aus dem Krankenhaus wieder auf seinem Skateboard. Es dauerte zwar eine Weile, bis er seinen Geruchssinn wiedererlangt hatte, aber er nahm die empfohlene Medizin nicht ein und bis zum heutigen Tag, also über zwanzig Jahre nach dem Unfall, hat er keinerlei Nachwirkungen festgestellt.

Und jetzt ist es Zeit, dass Sie etwas über die Philosophie erfahren, die hinter dem Konzept von INSTANT HEALING steht, und, was noch wichtiger ist, dass Sie lernen, diese Methoden praktisch anzuwenden.

Ahuwale ka nane huna.
Das, was verborgen war, soll offenbart werden.
Hawaiianisches Sprichwort

Teil I
GRUNDLAGEN DES INSTANT HEALING

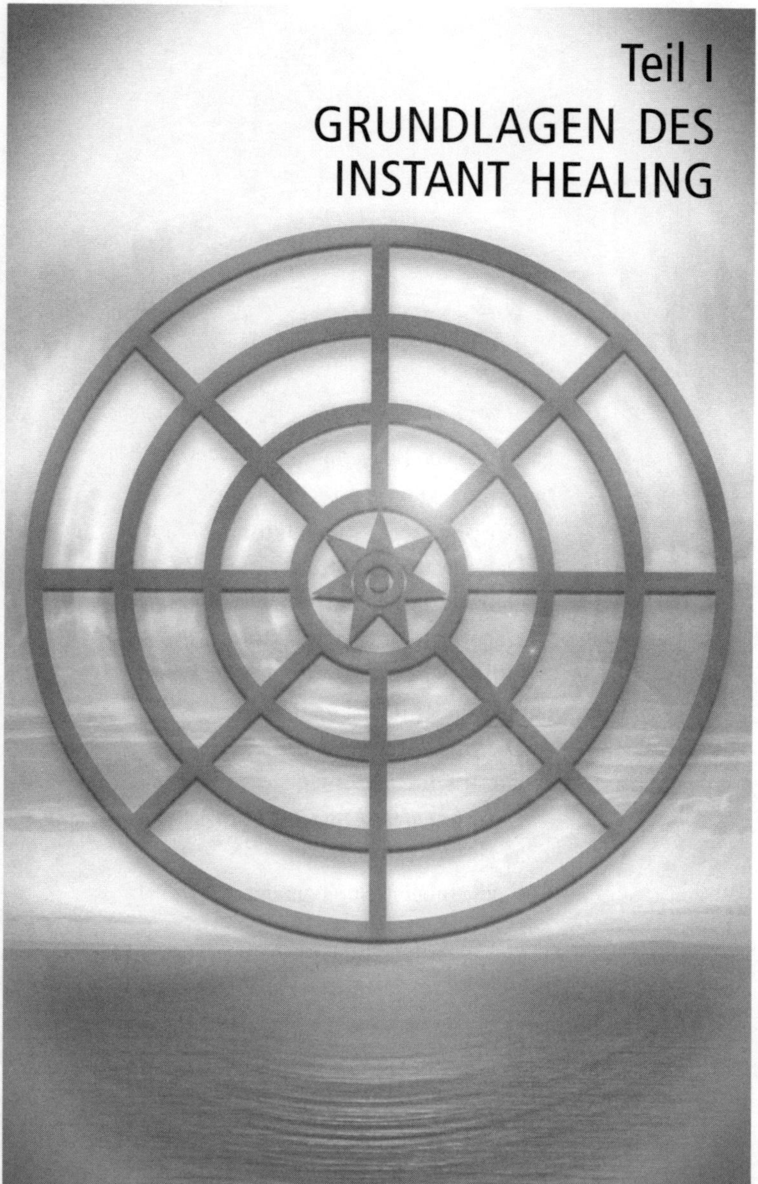

Kapitel 1

Wie funktionieren die Heilungsprozesse?

Wenn Sie sich das nächste Mal an einer Tür den Zeh anstoßen oder den Finger einklemmen, wie würde es Ihnen gefallen, diese kleine Verletzung selbst und ohne Nachwirkungen in weniger als fünf Minuten zu heilen? Was hielten Sie davon, eine Verbrennung oder eine Erkältung auf ähnlich schnelle Weise innerhalb einer Stunde zu behandeln? Wäre es nicht großartig, wenn chronisches Kopfweh, Depressionen, Verspannungen, Schmerzen sowie zahlreiche andere Leiden in einer Stunde, einem Tag oder einer Woche verschwinden würden? Nun, die Ideen und Methoden in diesem Buch können genau das für Sie erreichen – genau so, wie sie es schon für viele Tausende auf der Welt geleistet haben. Vielleicht wirken sie nicht bei jedem Menschen und zu jedem Zeitpunkt, aber sie funktionieren so schnell, so effizient und so häufig, dass Sie wirklich erstaunt sein werden.

Ich bin in der Heilkunst des hawaiianischen Schamanismus ausgebildet worden, habe aber in meiner Laufbahn als Heiler viele weitere Verfahren erforscht: die fortschrittlichsten Methoden des Westens, die primitivsten der Dritten Welt und die erstaunlichsten der hawaiianischen Schamanen. Eine entscheidende Gesetzmäßigkeit ist mir aufgefallen, die offensichtlich auf alle Heilsysteme zutrifft: Manche Menschen werden durch sie geheilt, andere finden keine Heilung, manche werden ohne sie geheilt und schließlich gibt es Menschen, die quasi im Widerspruch zu den Prinzipien dieser Systeme geheilt werden.

Die Menschen haben immer schon, zu allen Zeiten und an allen Orten, die unterschiedlichsten Theorien erfunden, um die Ursachen von Krankheiten und weiteren körperlichen Problemen zu erklären und wirksame Therapien zu entwickeln. Der menschliche Einfallsreichtum auf dem Gebiet der Heilkunst ist ein eindrucksvolles Phänomen. Dabei kommt es schon vor, dass die anerkannten Prinzipien und praktizierten Methoden eines bestimmten Kulturbereichs in einem anderen belächelt oder gar verachtet werden.

Eine Fülle von Heilverfahren

Die effizienteste Methode, um zu den erwünschten Heilerfolgen zu gelangen, besteht darin, die Vorgänge des Heilprozesses näher zu verstehen. Bevor Sie sich auf Teil II und III dieses Buches stürzen – in denen die heilenden Übungen beschrieben sind –, werfen wir besser gemeinsam einen Blick auf die verschiedenen Verfahren, die rund um die Welt angewandt werden, um den kranken Körper zu heilen. Dabei fällt immer wieder ins Auge, dass die unterschiedlichsten Methoden ein und dieselbe Krankheit erfolgreich kurieren können.

1. *Physische Methoden*: Kräuter, Medikamente, Diäten und Nahrungsergänzungen, Chirurgie und Ostheopathie, Chiropraxis und Massage, körperliches Training, Atemübungen, Klistiere und Darmspülungen, Fasten, Elektro- und Magnettherapie.
2. *Emotionale Methoden*: Liebe und Zuwendung, Lachen und Spielen, Furcht überwinden, Ängste konfrontieren, Vergebung üben, Farb-, Aroma- und Musiktherapien.
3. *Mentale Methoden*: Placebos, Hypnose und Selbsthypnose, Gesprächstherapie, geführte Imagination, Visualisierung, positives Denken, Affirmation und Meditation.
4. *Spirituelle und esoterische Methoden*: Pyramiden und Kristalle, Aurareinigung und psychische Chirurgie, therapeutische Berührung, Homöopathie und Blütentherapie, Akupunktur, Akupressur und angewandte Kinesiologie, Telepathie und Radionik, Gebet, Glau-

ben, Rituale, Seelenrückholung [*soul retrieval* – eine schamanistische Technik] und spontane Remission.

Das Ganze ist eine erstaunliche Zusammenstellung. Wenn der Körper tatsächlich mit Hilfe all dieser Methoden geheilt werden kann – und es gibt zahllose Fallbeschreibungen, welche die Heilerfolge der verschiedenen Verfahren glaubwürdig belegen –, dann scheint es erwiesen, dass jede einzelne Methode lediglich eine von vielen Möglichkeiten ist, um eines zu bewirken – nämlich den Heilungsprozess. Keine Theorie des Heilungsprozesses kann allgemeine Gültigkeit beanspruchen, solange sich mit einer anderen der gleiche positive Effekt erzielen lässt. Deshalb muss noch etwas anderes oder auch Zusätzliches stattfinden als das, was die Theoretiker behaupten.

Der Heilprozess beginnt, wenn ein entsprechender Bedarf existiert. Gerät ein Mensch in einen disharmonischen Zustand (Krankheit, Infektion, Verletzung oder Ähnliches), bemüht sich der Körper, mit seinen eigenen Mitteln zu reagieren. Manchmal versucht ein Mensch bewusst, seinem Körper mit oder ohne Unterstützung von anderen zu Hilfe zu kommen. Manchmal versuchen andere einem Kranken beizuspringen, ohne dass sie die kranke Person dabei bewusst unterstützt. Wenn die Hilfs- und Heilversuche erfolgreich sind, geht es der betreffenden Person anschließend besser. Wie eben schon beschrieben, stehen unendlich viele Hilfs- und Heilmethoden zur Verfügung. Mich interessiert jetzt, den allen Fällen gemeinsamen Faktor zu finden, der all den unterschiedlichen Disharmonien gemeinsam ist.

Der Stressfaktor

Es spielt keine Rolle, von welcher Disharmonie man spricht, von welcher Krankheit die Rede ist oder welche Ursache (körperlich, mental etc.) vermutet wird – in jedem Fall ist ein bestimmtes Maß von körperlicher Verkrampfung und Verspannung zu beobachten. Gewöhnlich betrachtet man diese als Auswirkung einer Krankheit; eine Ausnahme bilden bestimmte Stressfaktoren, die zum Ausbruch einer Krankheit beitragen. Aber lassen Sie uns einen anderen Gedanken verfolgen. Was wäre, wenn Verkrampfung und Anspannung nicht die Folge einer Krankheit, sondern deren Ursache wären? Sollte diese Annahme zutreffen, dann müsste man lediglich die Anspannung beseitigen, um die Heilung zu bewirken. Es wird Sie jetzt sicher nicht mehr überraschen, dass der Inhalt des vorliegenden Buches auf dieser Hypothese beruht.

Bevor ich mich näher mit der Beseitigung von Verspannungen beschäftige, erscheint es angebracht, überhaupt erst einmal zu klären, wie Verkrampfungen und Verspannungen entstehen. Deshalb möchte ich meine Betrachtungen damit beginnen, die Quelle von Spannungen zu ergründen – und damit meine ich einen Faktor, der heute in aller Munde ist: »Stress«.

Webster's College Dictionary definiert Stress als »physischen, chemischen oder emotionalen Faktor, der körperliche oder mentale Spannungen hervorruft und ursächlich Krankheiten bewirken kann« und als »Zustand, der aus Stressbelastung resultiert, insbesondere bei körperlicher oder mentaler Belastung, die auf Faktoren beruht, die einen bestehenden Gleichgewichtszustand erschüttern können«. Mit einfachen Worten ausgedrückt heißt das: Verschiedene Formen von Stress können Geist und Körper so belasten, dass wir uns »gestresst« fühlen oder durch Widerstand gegen Veränderungen verspannt sind.

In einem anderen Abschnitt der Definition habe ich das Wort »Gegenstand« verwendet, wo im Webster »Körper« oder »Körperteil« steht. Dort heißt es: Stress ist »eine einschränkende Kraft oder ein zurückhaltender Einfluss. Als Kraft tritt der Stress auf, wenn ein Gegenstand einen anderen schiebt, stößt oder zieht beziehungsweise danach strebt, einen anderen Gegenstand zusammenzupressen oder zu verdrehen. Insbesondere verwendet man den Begriff Stress, um die zwischen den beiden Gegenständen wirkende Kraft und die verursachte Deformation zu benennen«. In der Umgangssprache versteht man unter Stress also nicht nur die Aktion des Schiebens, Stoßens, Ziehens, Zusammenpressens oder Verdrehens, sondern auch die Reaktion des Schiebens, Stoßens, Ziehens, Zusammenpressens oder Verdrehens gegen die ursprüngliche Kraft. Man kann also nicht von Stress allein sprechen, es muss auch einen Widerstand geben. Es ist der Widerstand, der die Spannung verursacht, und diese Spannung wiederum verursacht die nachfolgenden Probleme. Man sollte auch nicht übersehen, dass sich »eine einschränkende Kraft oder ein zurückhaltender Einfluss« auch aus einem Mangel, wie zum Beispiel Nahrungs- oder Wassermangel, ergeben kann und sich also nicht nur auf aktiv wirkende Kräfte beziehen muss.

Stress ist an und für sich nichts Negatives. Er spielt bei einer Reihe lebenswichtiger Prozesse eine konstruktive Rolle, beispielsweise beim Muskelaufbau, bei der Atmung, der Motivation und weiteren wichtigen und notwendigen Dingen. Aber wenn Sie versuchen, ein schweres Gewicht zu lange hochzuhalten, werden die Muskeln versagen, statt ihr Potenzial zu vergrößern. Wenn Sie so viel gesunde Vollwertkost zu sich nehmen, dass der Magen fast platzt, schaden Sie sich mehr, als dass Sie sich etwas Gutes tun. Wenn Sie die Welt retten wollen, indem Sie versuchen, die Menschheit zu verändern, werden Sie sich dermaßen überfordern, dass Sie schließlich nur ganz wenig erreichen. Überprüfen Sie Ihren Erfahrungsschatz und Sie werden erkennen, dass es nicht der alltägliche, kleine Stress ist, der die schlimmen Probleme verursacht, sondern der extreme, plötzlich auftretende Stress (akuter Stress) oder der lang anhaltende, schwere Stress (chronischer Stress). Man könnte es in dem Begriff »zu viel Spannung« fassen, obgleich »zu viel« je nach Individuum und Umständen differiert. Von jetzt an werde ich den Begriff Stress benutzen, um dessen pathologische, das heißt übertriebene oder extreme Form zu bezeichnen.

Nun stellt sich die Frage, welche Arten von Stress zu übermäßiger Belastung im Körper führen.

Der physische Stressfaktor

Der physische Stressfaktor ist ein relativ einfach zu beschreibendes Phänomen. Nach längerer, körperlich anstrengender Tätigkeit setzt der Organismus dieser Überlastung einen immer stärkeren Widerstand entgegen, bis Erschöpfung oder Verletzung das Ende der körperlichen Aktivität erzwingen. Ich möchte aber darauf hinweisen, dass Sie sich umso länger anstrengen können, je mehr Freude Sie bei Ihrer Anstrengung empfinden, weil dann der innere Widerstand viel geringer ist. Weniger Widerstand bedeutet weniger Spannung, und weniger Spannung heißt, dass die Folgen des Stresses geringer sind. Wenn Sie zum Beispiel sehr gerne Volleyball spielen, können Sie unter Umständen stundenlang spielen und schließlich völlig erschöpft, aber auch hochzufrieden aufhören. Wenn Sie dagegen die Hausarbeit oder das Aufräumen der Garage hassen, werden Sie dagegen schon nach viel kürzerer Zeit aufhören müssen.

Eine weitere Art physischen Stresses tritt auf und erzeugt Spannung, wenn Sie mit einem scharfen, harten oder einem äußerst kalten oder heißen Gegenstand gestoßen oder geschubst werden. Obgleich es nichts Ungewöhnliches ist, dass dabei Wunden oder Blutergüsse entstehen, so bleiben diese bei manchen Menschen sehr lange erhalten, während sie bei anderen vergleichsweise schnell und problemlos verheilen. Und es gibt sogar Menschen, die über Glut schreiten oder sich mit Nägeln durchbohren können, ohne Schäden davonzutragen. Nachdem ich das Barfußlaufen über extrem heiße Lavafelsen ohne Schaden überstanden und schon häufig eigene Knochenbrüche und Blutergüsse in weniger als einer Stunde geheilt habe, kann ich mit Fug und Recht behaupten, dass die schnellstmögliche Verringerung der Spannung eine entscheidende Rolle für die Dauer des Heilvorgangs spielt. In der in Kapitel 7 beschriebenen *Wiederholungs*-Technik werde ich Ihnen genau beschreiben, wie Sie dabei vorgehen müssen.

Physischer Stress kann sich zum Beispiel als Reaktion auf Umwelteinflüsse ergeben. Allergien sind so weit verbreitet, dass viele Menschen sie schon fast als etwas Normales hinnehmen. Manche reagieren äußerst empfindlich auf geringste Spuren von natürlichen und industriellen Chemikalien und auf elektromagnetische Strahlung. Der Körper versucht, sich gegen solche schädlichen Einwirkungen nicht nur durch körpereigene Substanzen zu schützen, sondern auch durch Aufbau einer abweisenden Muskelspannung (nicht ohne Grund sind unsere inneren Organe und Nerven von Muskelgewebe umhüllt). Außerdem gibt es noch den Stress, der durch Faktoren wie Hunger, Durst und Bewegungsmangel hervorgerufen wird. Es ist nicht schwer zu verstehen, auf welche Weise physischer Stress zu physischer Spannung führt.

Der emotionale Stressfaktor

Der emotionale Stress wird allgemein als von außen verursacht angesehen, also durch das, was uns eine andere Person antut. Diese Ansicht ist so weit verbreitet, dass viele Menschen sogar schon finanziell für den emotionalen Stress entschädigt worden sind, den andere bei ihnen angerichtet haben. Tatsächlich tritt aber emotionaler Stress nur dann auf, wenn ein Mensch ängstlich, wütend oder erregt ist – und solche Reaktionen werden intern ausgelöst. Es ist einfacher und zuweilen auch finanziell vorteilhafter, die Ursachen für negative Gefühle bei anderen zu suchen, aber die Ursachen liegen wirklich nur in der eigenen Person begründet. Mancher Mensch wird schon durch eine Situation belastet, die ein anderer auf die leichte Schulter nehmen würde. Die eigene Haltung, mit der man das betrachtet, was andere tun, spielt eine wichtigere Rolle als das, was sie tatsächlich tun.

Die Emotionen, die am ehesten Stress verursachen, sind Furcht, Wut und Erregung. Selbstverständlich gibt es Abweichungen und quantitative Unterschiede bei diesen Emotionen. Zu weiteren, mit Furcht verwandten Emotionen zählen Besorgnis, Panik, Schreck und Beschämung. Zu Wut gesellen sich Eifersucht, Neid, Trauer, Sorge und Niedergeschlagenheit. Erregung schließt Begeisterung und positive Erwartung mit ein.

Im Zustand der Furcht versucht Ihr Körper vor dem, was die Furcht verursacht, zu fliehen. Wenn es möglich wäre, würde er auf der Stelle davonrennen. Wenn Sie sich entschließen, nicht wegzulaufen, bleibt der Impuls aber doch erhalten; und der Konflikt zwischen dem Fluchtimpuls und der Entscheidung zu bleiben führt zu physischer Spannung. Bei ganz großer Furcht kann die Spannung so stark werden, dass es zu einer Ohnmacht kommt oder Körperfunktionen massiv behindert werden.

Im Zustand der Wut versucht Ihr Körper etwas wegzustoßen, es mit Gewalt zu ändern oder es zu beschädigen. Jeder dieser Impulse erzeugt auch Spannungen, ganz besonders, wenn sie unterdrückt werden. Furcht und Wut werden eingesetzt, um gegen Menschen oder Situationen Widerstand zu leisten, und das wandelt sich im Körper zu physischer Spannung um. Anhaltende Erregung kann zu Spannungen führen, weil der körperliche Bedarf nach Ruhe ignoriert wird. Akute oder chronische Zustände von Furcht, Wut oder Erregung können hinsichtlich der von ihnen erzeugten körperlichen Folgen äußerst stressbildend sein.

Freilich ist die direkt erzeugte Muskelspannung nicht die einzige körperliche Reaktion auf emotionalen Stress. Chemische Veränderungen können gleichfalls Stressreaktionen in anderen Körperteilen auslösen und dadurch indirekt zu verstärkter körperlicher Anspannung führen. Tatsächlich sind emotionale und physische Reaktionen so miteinander verwoben, dass chemische Veränderungen im Körper, seien sie natürlicher oder ernährungs- beziehungsweise drogenbedingter Herkunft, emotionalen Stress und körperliche Anspannung hervorrufen können. Endorphine, Koffein, Alkohol, Heroin und Kokain gehören zu den besser bekannten Substanzen, die solche Wirkungen haben. Dennoch möchte ich Sie darauf hinweisen, dass sogar Drogenabhängigkeit durch die unterschiedlichsten Methoden dauerhaft geheilt werden kann.

Der mentale Stressfaktor

Schon der unscheinbarste Gedanke verursacht eine kaum wahrnehmbare körperliche Reaktion. Und die stärksten Gedanken verursachen starke körperliche Reaktionen. Erinnern, bildhaftes Vorstellen, Planen, Spekulieren, Staunen sowie alle anderen Formen mentaler Aktivität rufen damit verbundene physische Effekte hervor. Das bedeutet, dass der Körper automatisch versucht, die physischen Entsprechungen zu Ihren Gedanken auszuführen. Das geschieht unter anderem durch Aktivierung des Nervensystems, Veränderung der Atmung, Regulierung hormonaler und anderer chemischer Sekretionen sowie der Anpassung des Muskeltonus. Wenn Sie sich ans Wasserskifahren erinnern, dann zucken genau die Muskeln im Einklang mit der mentalen Tätigkeit des Erinnerns, welche Sie auch bei der aktuellen Tätigkeit benutzt haben. Wenn es Ihnen danach gelüstet, den Chef in den Allerwertesten zu treten, werden sich zur Vorbereitung dieser Aktion genau jene Muskeln bewegen, die für die konkrete Handlung nötig wären. Je abstrakter das Denken verläuft – das heißt, je weniger das

Denken mit physischen Handlungen verwandt ist –, umso weniger körperliche Reaktionen stellen sich ein. Allerdings ist es auch so, dass lang anhaltendes abstraktes Denken zu flacher Atmung führt, und eine über zu lange Zeit unveränderte Körperhaltung in ungesunder körperlicher Verspannung resultiert.

Kritik, Ablehnung, Zweifel, Verwirrung und konträre Ansichten oder Motive produzieren mentalen Stress und können dadurch physische Spannung verursachen. Kritik lässt sich mit Wut vergleichen, allerdings ohne deren emotionale Tiefe zu erreichen. Wenn Sie jemanden kritisieren, erleben Sie einen Impuls des Anstoßens, des Veränderns oder des Verletzens. Und wenn der Körper auf diese Impulse zu reagieren versucht, erzeugt die damit verbundene Anstrengung eine physische Spannung. Ablehnung ist eine mentale Version von Furcht, mit dem gleichen Fluchtimpuls und der gleichen, daraus resultierenden physischen Spannung. Zweifel tauchen auf, wenn Vorstellungen miteinander kollidieren, und Verwirrung tritt auf, wenn Alternativen miteinander konkurrieren. Wenn Ihre stressbelasteten Gedanken auch noch »stressige« Emotionen erzeugen, dann addieren sich die Folgen des emotionalen Stresses zu denen des mentalen Stresses und die physische Spannung wird über Gebühr verstärkt. Im Abschnitt über emotionale Energie in Kapitel 7 werde ich näher auf Möglichkeiten zur Auflösung der mentalen Verwirrung eingehen.

Der spirituelle Stressfaktor

Die am häufigsten vorkommenden Symptome des sogenannten spirituellen Stresses sind Apathie und eine ernst zu nehmende Form der Langeweile – der Weltschmerz. Auch Kopfschmerzen und auffällige Verhaltensweisen können mit spirituellem Stress assoziiert werden.

Apathie ergibt sich aus einer gewohnheitsmäßigen Distanzierung von gesellschaftlichen Werten, Emotionen und Aktivitäten. Sie kann sich bis zu dem Zustand steigern, in dem eine Person immer weniger für die Dinge empfänglich ist, welche die Mitmenschen beeinflussen und interessieren. Apathie könnte man auch als spirituelle Version der Wut bezeichnen, denn sie scheint eine Reaktion auf das Gefühl der Hilflosigkeit oder der Frustration zu sein. Anstatt mit Wut oder Niedergeschlagenheit zu reagieren, unterdrücken manche Menschen in so einer Lage einfach ihre Gefühle. Unglücklicherweise geht das nur, indem man die Muskeln so stark anspannt, dass die Gefühle nicht mehr wahrgenommen werden können. Dieser Zustand wird schier unerträglich, wenn zu der ursprünglichen Last noch weiterer Stress gleich welcher Art dazukommt; dann kann es schnell passieren, dass alle Anstrengungen, die Gefühle zu unterdrücken, versagen und ein kapitaler Ausbruch von Gewalt erfolgt. Es ist nicht ungewöhnlich, dass Menschen, die so urplötzlich in einen Zustand der Raserei geraten, von ihren Bekannten als normalerweise »ruhig und unauffällig« beschrieben werden. Ich bin einmal einem Mann begegnet, der sehr friedfertig wirkte. Aber wehe, jemand tat etwas, was ihm nicht passte; dann nahm er sofort eine drohende Haltung ein. Ich bin heute noch dankbar, dass ihn niemand über diese Grenze hinaus reizte, solange ich dabei war.

Weltschmerz ist das spirituelle Äquivalent zur Ablehnung. Der typische Weltschmerz zeichnet sich aber dadurch aus, dass der Sinn von allem und jedem geleugnet wird, während Ablehnung einfach bedeutet, das Vorhandensein eines Problems zu leugnen. Und der subjektive Eindruck wird von dem Gefühl, unerwünscht oder ungeliebt zu sein, begleitet. Mit dieser Reaktionsweise versucht eine betroffene Person den Eindruck zu erwecken, dass ihr alles nicht so wichtig sei. Ein solches Verhalten ist eine Variante des Fluchtreflexes und gehört deshalb in die Kategorie »Furcht«. Wenn die Abkehr von den Mitmenschen und der Welt plötzlich auftritt oder gar chronisch wird, kann es ebenfalls zu körperlichen Spannungsreaktionen kommen.

Eine ungewöhnliche Form von spirituellem Stress entsteht durch exzessives Phantasieren oder Meditieren. Die Folgen davon lassen sich mit denen nach Verzehr von zu viel gutem Essen vergleichen. Beide genannten Aktivitäten gelten dann als exzessiv, wenn sie zu starker körperlicher Verspannung führen. Während die Auswirkungen individuell verschieden sind, ist der Verlauf immer gleich. Ist das »Bewusstsein« zu lange vom Körper getrennt, nimmt die physische Spannung zu, und die kann von Symptomen wie Kopfschmerzen,

Besorgnis oder noch Unangenehmerem begleitet werden. Die Reaktionen werden noch schlimmer, wenn das Phantasieren und Meditieren zur Flucht aus der Alltagsrealität dient. Aber selbst »gesunde« Phantasierer oder Meditierer werden das Gefühl subtiler Entspannung oder Erleichterung kennen, wenn sie zuletzt in ihr »normales« Körperbewusstsein zurückkehren. Manche Menschen empfinden diese Rückkehr zu ihrem Körperbewusstsein so intensiv, als ob ihr Geist mit voller Wucht in den Körper »zurückstürzen« würde, weil diese Heimkehr häufig von Muskelzuckungen oder -krämpfen begleitet wird. Nach genauer Beobachtung bin ich heute davon überzeugt, dass sich dieses Phänomen mit der plötzlichen Spannungslösung erklären lässt.

Holistische Spannung

Viele moderne Heilsysteme bleiben häufig wirkungslos, weil sie zu exklusiv sind. Gemeint ist damit, dass sie eine Krankheit monokausal betrachten, also ausschließlich auf einen Faktor (physisch, emotional, mental oder spirituell) zurückführen, und zusätzliche Einflüsse kategorisch ablehnen. Dennoch ist erwiesen, dass Verspannungen mehreren Ursachen zugeschrieben werden können, und häufig führt ein ganzes Bündel von heterogenen Faktoren zu einem bestimmten Symptom. Schon ein gequetschter Finger kann auf Schuldgefühle hinweisen, auf Orientierungslosigkeit in der Lebensgestaltung, auf spirituelle Entfremdung oder auf alle drei zusammen. Wenn der Finger nur auf der physischen Ebene behandelt wird, verlangsamt sich die Heilung, weil die Spannung auf den anderen Ebenen weiter bestehen bleibt. Ein Heiler, der irgendeine der anderen involvierten Ebenen ignoriert, tut das zum Schaden seines Patienten. Es kommt häufig vor, dass sich der mentale Zustand dramatisch verbessert, wenn die Ernährungsgewohnheiten verändert werden. Auf vergleichbar erstaunliche Weise verschwinden Tumoren durch Hypnose, und emotionale Methoden helfen gegen spirituelle Apathie.

Nach meiner Kenntnis verursachen exzessiver physischer, emotionaler, mentaler oder spiritueller Stress oder eine Kombination dieser Stressarten die exzessive Spannung, die dann zu Krankheit oder anderen Disharmonien führt. Daraus ergibt sich, dass die Verringerung oder Beseitigung des Stresses entweder in seiner äußeren Erscheinung oder in seinem inneren Widerstand eine Spannungsauflösung bewirkt, die ihrerseits direkt zur Heilung führt oder den Heilungsprozess signifikant unterstützt.

Der universale Heilfaktor

Spannung ist also der Krankheitsfaktor Nummer eins. Und was ist dann der Gesundheitsfaktor Nummer eins? Wie ich oben dargelegt habe, findet sich dafür mit Sicherheit nichts im weiten Fundus der Methoden, weil es zu viele unterschiedliche Methoden gibt, die alle zum gleichen Ergebnis führen. Gibt es nun eine Komponente, die in jedem Heilsystem vorkommt und dort den Heilprozess in Gang setzt? Ich wage zu behaupten, dass es so einen Faktor gibt und dass er zwei Aspekte aufweist.

Dieser Faktor, der bei jeder Heilung vorkommt, ist die Intention. Ganz offensichtlich muss seitens des Kranken ein gewisser Vorsatz oder eine gewisse Motivation existieren, um gesund zu werden – anderenfalls käme es wohl kaum zur Heilung. Die zwei Aspekte des Faktors »Intention« sind Intention des Körpers und Intention des Geistes.

Die Intention des Körpers

Es steht fraglos fest, dass es eine natürliche Intention des Körpers gibt, bei Krankheit oder Verletzung wieder gesund zu werden. Denn in solchen Fällen beginnt der Körper, sofort den Schaden zu reparieren, so gut er kann. Gleichzeitig informiert er das Bewusstsein mit Signalen, zum Beispiel Schmerz oder Hunger, dass er Hilfe benötigt, um wieder gesund zu werden. Man könnte das auch als automatische Intention bezeichnen. Spannung beeinträchtigt die Selbstheilungskräfte des Körpers zuweilen so stark, dass die Heilreaktion zu einer selbstzerstörerischen Aktion ausartet. Die Blutgerinnung ist beispielsweise eine heilende Reaktion; aber Stress kann dafür sorgen, dass diese Reaktion an der falschen Stelle und zur falschen Zeit stattfindet. Es steht aber unbestritten fest, dass die körperliche Intention zur Selbstheilung eine entscheidende Rolle spielt und dass alles, was wir zur Unterstützung dieses Aspektes leisten können, wie zum Beispiel die Stressverringerung, hilfreich und gut ist. Den körperlichen Vorsatz zur Selbstheilung könnte man auch als unbewusste Intention bezeichnen.

Die Intention des Geistes

Der zweite Aspekt ist die bewusste Intention, die auch als Motivation, Willen oder Willenskraft bekannt ist. Die Existenz der unbewussten Heilungsintention kann man quasi für alle Situationen voraussetzen, die bewusste Heilungsintention ist dagegen ein veränderlicher Faktor. Auf den ersten Blick sieht es so aus, dass eigentlich jede Frau und jeder Mann den Wunsch hat, gesund zu sein. Es ist aber so, dass manche Menschen die körperliche Disharmonie bewusst als spirituelle Disziplin nutzen, sei es als Mittel zum Lernen, zur Manipulation, zur Selbstbestrafung oder zur Umlenkung von destruktiven Emotionen. Mit anderen Worten: Die Menschen können sich unterschiedlicher und widersprüchlicher Motivationen bedienen, welche die körperlichen Heilkräfte entweder unterstützen oder behindern.

Die Fähigkeit, die bewusste Heilintention aufrechtzuerhalten, ist ein weiterer Diskussionspunkt. Immer wieder erfährt man von Heilungen, die ans Wunderbare grenzen, in denen vom starken Überlebenswillen eines Menschen oder seinem intensiven Wunsch nach Gesundheit gesprochen wird. Wenn man sagt, dass jemand einen starken Willen besitzt, dann ist damit eigentlich gemeint, dass er sich auf etwas konzentrieren kann, ohne sich schnell ablenken oder entmutigen zu lassen. Von schwachem Willen spricht man bei Menschen, die rasch aufgeben oder sich alle naselang auf einen neuen Trend stürzen. Ob Sie, lieber Leser, es nun als bewusste Intention, Vorsatz, Willenskraft oder konstante Zielsetzung bezeichnen, spielt keine besondere Rolle. Wichtig ist dagegen, dass Sie die bewusste Intention als bestimmendes Element des mentalen Heilungsvorsatzes anerkennen.

Während die körperliche Heilintention durch körperliche Strategien, wie zum Beispiel Spannungsverringerung, oder Hilfsmittel wie zum Beispiel Nährstoffe und Sauerstoff, unterstützt wird, lässt sich die mentale Gesundheitsintention durch positive Erwartungen oder den Glauben, dass Gesundheit etwas Gutes und Erreichbares ist, verstärken. Solche positiven Erwartungen oder Glaubenshaltungen erwachsen häufig aus dem betroffenen Individuum selbst. Vielleicht werden diese Erwartungen aber noch viel öfter von einer externen Quelle gespeist. Diesen externen Faktor kann man am besten mit dem Begriff *Placebo* umschreiben.

Als ich eines Tages im Internet surfte, wurde mein Blick von einem Auszug aus einem Vortrag angezogen, der auf der 104. Jahrestagung der *American Psychological Association* an der Universität von Connecticut gehalten worden war. Dieses Referat mit dem Titel *Listening to Prozac but Hearing Placebo* [»Auf Prozac achten, aber Placebo empfangen« – *Prozac* ist ein amerikanisches Antidepressivum] wurde von Dr. Guy Sapirstein und Dr. Irving Kirsch gehalten. Ihre Recherchen beruhten zum größten Teil auf einer Studie von 39 depressiven Patienten, die zwischen 1974 und 1995 mit unterschiedlichen Antidepressiva behandelt wurden. Interessant an ihrem Ergebnis war, dass sich die beobachtete Reaktion in nur 27 Prozent der Fälle eindeutig auf das jeweils verabreichte Präparat zurückführen ließ, während 50 Prozent einem Placeboeffekt und 23 Prozent anderen nicht spezifizierbaren Faktoren zugeschrieben wurden. Dr. Sapirstein stellte fest, dass »Menschen, die durch Medikamente gesund werden, deshalb Heilung finden, weil sie von der Wirkung des Präparates überzeugt sind. Wenn wir diese Resultate betrachten und behaupten, dass die Zustandsverbesserung der Patienten dem zuzuschreiben ist, was sie glauben, dann kommen wir zu dem Schluss, dass der Glaube der Patienten und dessen Auswirkungen auf ihre Befindlichkeit weitaus stärker sind als chemische Substanzen.«

Alle Achtung! Das ist eine so wichtige Feststellung, dass man sie zum Mitschreiben wiederholen sollte: Die Erwartungen, die Menschen bei einem bestimmten Heilmittel hegen, können auf sie einen stärkeren Einfluss haben als das Präparat selbst.

In der 10. Auflage von *Webster's Collegiate Dictionary* wird der Placeboeffekt als »Zustandsverbesserung bei einer kranken Person, die im Anschluss an eine Heilbehandlung auftritt, deren Ursache aber keinem spezifizierbaren Faktor zuzuordnen ist«, beschrieben. Das klingt vernünftig. Wenn nun, wie es scheint, die Resultate einer Behandlungsart sich auch durch eine andere, völlig unterschiedliche Behandlungsstrategie erreichen lassen und wenn der einzige Unterschied darin besteht, was die Person über die Behandlung denkt, dann spielt die tatsächlich angewandte Behandlungsmethode wirklich keine besondere Rolle.

Das ist aber ein Hammer! Wie lässt sich so etwas erklären? Soll ich das so verstehen, dass Medikamente, chirurgische Eingriffe, Diätpläne und heilgymnastische Übungen als Heilfaktoren gar nicht in Frage kommen? Nein, das natürlich nicht! Keine Panik! Ich habe nicht vor, das gesamte Gesundheitssystem über den Haufen zu werfen. Ich möchte lediglich darauf hinweisen, dass die genannten Mittel genau in dem Maße wirken können, wie es ihnen der Patient zutraut. Konkrete Interventionen wie Medikamente, chirurgische Eingriffe, Diätpläne und heilgymnastische Übungen beeinflussen den Körper – das wird deutlich wahrnehmbar. Um aber eine heilende Wirkung zu entwickeln, müssen sie wohl auch auf den Geist einwirken. Was ist an den Placebos dran, dass sie so eine starke körperliche und mentale Reaktion hervorrufen können? Dazu möchte ich Ihnen jetzt meine diesbezügliche Theorie vorstellen.

Unbewusste Erwartung

Im gewöhnlichen Sprachgebrauch stellt man sich eine Erwartung als etwas rein Mentales vor, das entweder als bewusst Gewünschtes oder als gewohnheitsmäßige Aussicht mit dem Heilprozess als solchem wenig zu tun hat. Selbstverständlich existieren genügend Fälle, in denen jemand den Behandlungserfolg von einer speziellen Methode erwartet hat, aber das positive Resultat ausgeblieben ist. Was ist in so einem Fall passiert?

Solch ein Vorfall kann leicht erklärt werden, wenn man davon ausgeht, dass die Erwartung ebenfalls unter zwei Aspekten zu betrachten ist: körperlich und geistig-mental. Die Erwartungen des

Körpers schließen unbewusste Erwartungen, die auf eigenen Erfahrungen beruhen, und genetisch bedingte Erfahrungen ein, in denen die Erinnerungen unserer Vorfahren in unterschiedlichen Kombinationen gespeichert sind. Dieser Ansatz könnte gut erklären, warum unterschiedliche Individuen auf die gleiche Behandlungsmethode unterschiedlich reagieren, selbst wenn ihre bewussten Erwartungen identisch sind.

Je vertrauter ein Heilmittel oder eine Heilmethode ist, umso besser wird der Körper darauf reagieren. Diese Vertrautheit kann sich zum Beispiel aus dem Äußeren (es sieht wie eine Tablette aus), aus dem Geschmack (süß oder scheußlich), aus der Herkunft (es stammt aus einer Arztpraxis oder einer Schamanenhütte) oder aus irgendetwas anderem ergeben, das mit einer früheren erfolgreichen Heilung zusammenhängt. Der Behandlungserfolg tritt in dem Maße ein, in dem die Vertrautheit dem Körper das Gefühl der Sicherheit und Geborgenheit vermittelt, ihm zur Entspannung verhilft und damit den Selbstheilungsprozess unterstützt. Wenn Vertrautheit dies bewirkt, dann spielt die äußere Form keine Rolle. Je nach persönlichem Hintergrund können so unterschiedliche Methoden wie der Verzehr von Schildkröteneiern unter einem heiligen Baum, die Einnahme von Antibiotika oder die Traumanalyse zum gleichen, erfolgreichen Ende führen.

Bewusste Erwartung

Die bewusste Erwartung beruht auf Autorität. Damit ist gemeint, dass jemand an eine Sache oder an eine Person glaubt, die er für mächtig oder wichtig hält. Autorität, das bedeutet in diesem Zusammenhang die Kraft zu heilen, kann auf einen Gegenstand oder auf eine Substanz, auf eine Prozedur, auf eine Person oder auf einen Wunsch projiziert werden.

Eine Zuckerpille wirkt kaum als Placebo, solange sie nicht von einer Autoritätsperson, zum Beispiel von einem Arzt oder einer Stationsschwester, verabreicht wird oder als Medikament vorgestellt wird, dem ein hervorragender Ruf vorauseilt. Je besser dieser Ruf ist, umso besser wird die Wirkung sein, und das trifft auf Pillen genauso zu wie auf magische Amulette oder Haifischknorpel.

Wenn Sie sich vor bestimmten Behandlungsarten, wie zum Beispiel Chemotherapie, Hypnose, okkulten Ritualen oder sonstigen Heilmethoden fürchten, wird die entstehende Spannung den beabsichtigten Heileffekt nachhaltig behindern. Aber wenn Sie von Ablauf und Erfolgsaussichten einer Therapiemethode beeindruckt sind und die Behandlung kaum erwarten können, dann sind sogar spektakuläre Erfolge möglich. Je stärker Sie an den Erfolg einer Therapiemethode glauben, umso besser werden auch die Resultate ausfallen.

Schamanen, Ärzte, Heilpraktiker, Wunderheiler und weitere alternative Heilkundige tun alles Erdenkliche, um ihre Klienten von ihren heilerischen Fähigkeiten zu überzeugen; dabei setzen sie die verschiedensten Hilfsmittel und Strategien ein, wie Kleidungsstücke, vertrauensbildende Argumente, außergewöhnliche Verhaltensweisen, spezielle Gerätschaften, eine besondere Umgebung, Zertifikate, Bücher, Behandlungskosten – kurzum alles, was die Überzeugung des Patienten positiv verstärken hilft. An der Verwendung dieser Dinge ist nichts Verwerfliches und auch fachlich ist daran nichts auszusetzen, solange sie zur Heilung beitragen. Zuweilen gibt es Heiler, die absolut nichts unternehmen, um die Patienten zu beeindrucken, und es ist allein ihr hervorragender Ruf, der Ihnen die nötige Autorität verleiht. Es gab einmal einen brasilianischen Heiler namens Arigo, der äußerlich sehr unscheinbar wirkte und auch nichts tat, um Patienten zu finden. Er praktizierte in einer schäbigen Hütte und bediente sich nur seiner Hände und eines rostigen Messers, mit denen er täglich Hunderte von Fällen kurierte. Allerdings war er höchst erfolgreich und bald strömten die Menschen aus aller Welt herbei, um sich von ihm behandeln zu lassen. Je stärker Sie daran glauben, dass eine Person Ihnen helfen kann, umso besser werden auch die Resultate sein.

Schließlich gibt es da noch die »Autorität des Wunsches«. Dieser Begriff mag zunächst etwas seltsam klingen, aber ich spreche hier über den Placeboeffekt, den ein Ziel oder eine Absicht verursachen kann. Wenn Sie eine positive Zielsetzung oder ein überzeugendes Argument haben, um zu körperlichem Wohlbefinden zu gelangen – zum Beispiel einen gesunden Zustand, den Sie wieder erreichen möchten, oder eine bestimmte Tätigkeit, die Sie ausüben wollen, anstelle von Schmerzen oder Leiden, die Sie unter allen Umständen loswerden wollen – dann erhält das anvisierte Ziel ein Maß an Autorität, das Ihnen hilft, die bewussten Vorstellungen zu mobilisieren und die Heilkräfte des Körpers zu verstärken. Viele der Geschichten über Heilungen, die auf starke Wünsche zurückzuführen sind, betreffen Sportler. Das hängt wahrscheinlich damit zusammen, dass sie im Allgemeinen gut darin geschult sind, Zielen einen starken Einfluss und eine große Bedeutung einzuräumen.

Gesundheit heißt Wohlbefinden

Im Grunde genommen ist das einzig verlässliche Kriterium, den aktuellen Gesundheitszustand zu ermitteln, dass Sie sich fragen, wie wohl Sie sich fühlen. Wenn Ihr Körper ordentlich funktioniert, Ihre emotionale oder Ihre mentale Verfassung dagegen miserabel ist, dann sind Sie nicht gesund, weil das innere Leid unnötige körperliche Spannungen verursacht. Man könnte wohl sagen, dass ein Mensch körperlich gesund, aber mental krank ist, oder emotional gesund und physisch krank; aber solche Unterscheidungen täuschen nur eine Getrenntheit vor, die in Wirklichkeit gar nicht existiert.

Typische Merkmale einer gesunden Verfassung sind stabile Organfunktionen, körperliche Kraft, Entschlossenheit und Antriebsstärke, emotionales Wohlbefinden und eine positive Haltung. Aber diese Kennzeichen treten auch dann auf, wenn Sie sich rundum wohl fühlen. Deshalb soll im Rahmen dieses Buches der subjektive Eindruck des Wohlfühlens das Maß für Ihre Gesundheit sein. Das kann natürlich auch bedeuten, dass sich ein Mensch in einem höchst speziellen Fall in diesem Sinne sehr wohl fühlt und demnach als gesund bezeichnet werden kann, obgleich einige untergeordnete Bereiche nicht wie vorgesehen funktionieren und Außenstehende mit der subjektiven Feststellung absolut nicht übereinstimmen. Also gibt es Gesundheit und *Gesundheit*! Ich finde es erstaunlich, wie viele Menschen unter Gesundheit nur die Abwesenheit von Krankheit verstehen, wo es doch jenseits dieser beiden Grundpositionen eine ganze Reihe weiterer gesunder Zustände gibt. Vielleicht liegt es daran, dass wir in unserer Sprache außer Eigenschaftswörtern keine anderen Begriffe besitzen, welche die unterschiedlichen Gesundheitszustände beschreiben. Und selbst diese Begriffe sind sehr allgemein und vage (sehr gesund, bemerkenswert gesund, außergewöhnlich gesund und so ähnlich). Und doch kann man die unterschiedlichsten Verfassungen beobachten, die alle als »gesund« gelten. Zum Beispiel unterscheidet sich ein Spitzenathlet deutlich von einem Büroangestellten, und ein charismatischer Politiker ebenso von einem Landarbeiter, obgleich jeder von ihnen als physisch, emotional, mental und spirituell gesund anzusehen ist. Durch Beobachtung und Erfahrung werden Sie die Zeichen von verbesserter Gesundheit deutlich erkennen: erhöhte Spannkraft, Ausdauer, schnellere Reflexe, größere geistige Klarheit, schneller ablaufende Heilprozesse und eine insgesamt positive Ausstrahlung. Nur schafft es unsere Sprache nicht, diese Unterschiede zu benennen. Ist das nicht seltsam?

Die Schlussfolgerung ist eigentlich sehr einfach. Der Heilprozess findet statt, weil der Körper die Mittel und die Intention dazu besitzt. Die Heilung verläuft noch besser, wenn die unbewusste Intention durch Auflösung störender Spannungen und durch die bewusste Intention unterstützt wird. Im nächsten Kapitel werde ich Ihnen zeigen, welche Rolle Erinnerung und Vorstellung beim Heilprozess spielen.

Kapitel 2

Erinnerung, Körper und Heilung

Der menschliche Körper ist ein großartiges System, das die erstaunlichsten Dinge zu leisten vermag. Aber die wahrscheinlich außergewöhnlichste Fähigkeit des Körpers betrifft sein Gedächtnis – das heißt, dass er Dinge speichern und sich wieder daran erinnern kann.

Zu Beginn des menschlichen Lebens kommen eine Eizelle und eine Samenzelle zusammen und tauschen ihre Erinnerungen aus. Der erste Schritt führt zur ehrfurchtgebietenden Bildung einer gemeinsamen Zelle, aus der sich der gesamte menschliche Körper entwickelt. Mit voranschreitender Zellteilung findet eine zunehmende Differenzierung statt; das heißt, dass sich die unterschiedlichen Zellen aufgrund unterschiedlicher Erinnerungen zu unterschiedlichen Organen oder Körperteilen entwickeln. Im Allgemeinen ist es so, dass jeder menschliche Körper auf die gleiche Weise entsteht, weil sich jeder an das gleiche Grundmuster erinnert. Körperliche Unterschiede entstehen durch erinnerte Unterschiede des Grundmusters. Haarfarbe, Tönung der Haut, Knochenbau, Geschlecht ... diese und weitere charakteristische Unterschiede können auftreten, weil sich die von den Vorfahren stammenden Erinnerungen unterscheiden. Aber im Großen und Ganzen ist das Grundmuster doch immer das gleiche, denn schließlich und endlich sehen doch die meisten Menschen alle sehr menschlich aus, nicht wahr?

Bemerkenswert ist die Tendenz der einzelnen Körperteile, sich an ihre individuellen Variationen des allgemeinen Grundmusters zu erinnern. Die Haut verändert sich beispielsweise ohne Unterlass. Täglich sterben alte Zellen und fallen aus, während neue Zellen geboren werden und sie ersetzen. Der meiste Staub in Ihrem Haus besteht wahrscheinlich aus solchen toten Hautzellen. Innerhalb von etwa sechs Wochen erneuert sich die Haut von Grund auf. Die neuen Zellen erinnern sich nicht nur, welche Farbe sie haben sollen, sondern von welchem Hauttypus sie zu sein haben, weil die Haut an den verschiedenen Körperregionen unterschiedlich beschaffen ist. Dieses Prinzip trifft mehr oder weniger auf alle Zellen des Körpers zu, obgleich die verschiedenen Zellen in unterschiedlichem Tempo absterben und sich erneuern. Einige Schätzungen gehen davon aus, dass wir etwa alle sieben Monate einen quasi rundum erneuerten Körper haben. Reinkarnation findet also tatsächlich im täglichen Leben statt.

Wie funktioniert die Erinnerung?

Die Erinnerung spielt bei der Heilung eine so wichtige Rolle, dass Sie unbedingt wissen sollten, wie sie funktioniert. Ich muss Sie allerdings warnen, denn ich begebe mich jetzt auf ein sehr theoretisches und abstraktes Gebiet. Andererseits könnte man eigentlich auch das ganze Buch als theoretische Erörterung betrachten. Nach diesem Fingerzeig stelle ich Ihnen jene Lesart des Gedächtnisses vor, wie ich sie im Rahmen meiner Heiltätigkeit und auf Lehrgängen verwende.

Die genetische Erinnerung wird in den Zellen gespeichert. Nach landläufiger Meinung ist die Erinnerung im Gehirn angesiedelt, aber ich möchte darauf hinweisen, dass Erinnerungen an persönliche Erlebnisse in den Zellen des gesamten Körpers untergebracht sind, und nicht nur in den Hirnzellen. Genauer gesagt sind die persönlichen Erfahrungen in einzelnen Zellen oder in Zellverbänden überall im Körper gespeichert, insbesondere im Muskelgewebe. Diese werden in genau dem Augenblick aktiviert oder sensibilisiert, in dem eine Erfahrung gemacht wird. Je aktiver die jeweiligen Zellen zum Zeitpunkt des Geschehens involviert sind, umso effizienter können sie später die Erinnerungsarbeit leisten.

Bekanntlich gehören zu einer einzelnen Erfahrung viele verschiedene, sinnlich vermittelte Reize, wie zum Beispiel durch den Sehsinn, den Hörsinn oder durch den Tastsinn. Das erklärt auch, warum die vollständige Erinnerung eines Erlebnisses in zahllosen Einzelelementen auf verschiedene Körperregionen verteilt ist.

Erinnerungen, die sich beispielsweise auf das Autofahren beziehen, sind in all den Körperteilen gespeichert, die am Autofahren beteiligt sind. Wenn sich genügend Erinnerungen angesammelt haben, kann Ihr Körper problemlos ein Auto lenken, während Sie in erster Linie in eine Unterhaltung verstrickt sind oder Ihren Gedanken nachhängen.

Wenn eine Erinnerung aufgerufen wird, dann funktioniert das Gehirn wie ein Gerät zur Informationsverarbeitung. Es empfängt Signale aus dem gesamten Körper und sendet seinerseits wieder Signale dorthin. Das Gehirn hat sicher seine eigene Erinnerungsinstanz, aber diese enthält nicht sämtliche Elemente der persönlichen Erfahrungen. Wenn vom Körper oder vom Geist eine bestimmte Erinnerung benötigt wird, sendet das Gehirn die folgende Botschaft aus: »Achtung, wir brauchen eine Erinnerung, wie man Fahrrad fährt.« oder »Gebt uns Erinnerungen an Mary-Anns Party vom letzten November.« Der Anblick eines konkreten Fahrrads kann die sofortige Erinnerungstätigkeit aller beteiligten Zellen veranlassen, die mit dem Radfahren verbunden sind.

Die Erinnerung an einzelne Begebenheiten auf der Party wird gewöhnlich etwas länger dauern. Sicher werden energetisch intensivere Elemente der Erinnerung zuerst wieder aufleben (zum Beispiel, dass Sie eine wertvolle Vase fallen gelassen haben) und anschließend werden die weiteren Dinge mitaktiviert.

In beiden Fällen funktioniert die Erinnerung assoziativ; das heißt, dass Erinnerungen zum Beispiel durch Verknüpfung von Bildern miteinander verbunden sind und nicht, wie man vielleicht annehmen könnte, in linearer Abfolge. Die Berührung des Fahrradlenkers wird die Erinnerung daran wecken, wie man auf dem Fahrrad sitzt. Dieses Gefühl wird seinerseits die Erinnerung daran wachrufen, wie man das Gleichgewicht hält, und so geht die Assoziationskette weiter. Das Ganze geschieht so schnell, dass Sie wahrscheinlich keine Umschalt-

oder Wartezeit bemerken. Bei der Erinnerung an die Party werden Sie jedoch die prägnantesten Erinnerungen zuerst reaktivieren, dann werden damit zusammenhängende Elemente wieder erscheinen (nicht unbedingt in der ursprünglichen zeitlichen Abfolge), schließlich vagere Erinnerungen und Assoziationen und zum Schluss die schwächsten Erinnerungsfetzen. Irgendwann im Verlauf dieses Erinnerungsprozesses kann es vorkommen, dass die Gedanken springen, beispielsweise zu dem Augenblick der ersten Begegnung mit Mary-Ann, als diese Sie noch für einen zivilisierten Menschen hielt. Es sieht also ganz danach aus, als ob sich der Körper eigenständig an Begebenheiten erinnert, und zwar durch Assoziationen, die sich nach Wichtigkeit, Ähnlichkeit, Symbolik und ähnlichen Faktoren richten; Dimensionen wie Zeit und Raum spielen dabei keine Rolle. Der Geist kann die Erinnerung allerdings auf eine zeitlich korrekte Abfolge festlegen. Ein Beispiel für die Verwendung von Erinnerungen zur Behandlung zahlreicher Leiden finden Sie in Kapitel 5 im Abschnitt über *Gezieltes Träumen*.

Erinnerungen werden als winzig kleine Bewegungsmuster chiffriert, etwa so wie ein Code. Im Wesentlichen besitzt jede einzelne Zelle einen Teil der zu einem minimalen Bewegungsabschnitt umgesetzten Erfahrung. Beim Aufrufen einer Erinnerung lassen die verschiedenen angesprochenen Zellen ihre Chiffren im Gleichtakt schwingen und übermitteln jene so als Signal zum Gehirn. Dieses wandelt die Signale wieder zur ursprünglichen Erinnerung um und veranlasst andere Zellen, die notwendigen Maßnahmen zu ergreifen. Wenn Sie zum Beispiel das Wort »Gehirn« aussprechen, beginnen einige Zellen in Ihrem Körper sogleich mit dem Code für den Laut »g« zu schwingen, weitere Zellen beschäftigen sich mit den Kommandos für »e«, »h«, »i«, »r« und »n«, während noch andere mit Informationen zum Bild des Gehirns schwingen, das sie irgendwo schon einmal gesehen haben; und so werden noch viele andere Teilinformationen zu Schwingungen aktiviert. Das Gehirn stellt dann alle empfangenen Signale zusammen und präsentiert Ihnen die aktuelle Erinnerung von »Gehirn«.

Selbstverständlich herrscht in so einem System große Redundanz. Das bedeutet, dass es viele Zellgruppen und Zellverbände gibt, die zur gleichen Zeit die gleiche Erfahrung verschlüsseln. Wenn es dem Gehirn einmal nicht gelingen sollte, aus irgendwelchen Gründen eine Erinnerung aus einer bestimmten Zellgruppe abzurufen (siehe auch im Abschnitt *Stress und Körper* in diesem Kapitel), findet es vielleicht in einem anderen Zellverband die benötigten Verschlüsselungen. Trotzdem führen meine Recherchen zu der Annahme, dass die meisten, wenn nicht gar alle Erinnerungen von zellularen Schlüsselgruppen abhängig sind, die zuerst stimuliert werden müssen, damit die Erinnerungsprozesse überhaupt erst starten können.

»Das ist aber raffiniert!« werden Sie sagen. Oder »fantastisch!« Vielleicht auch »absurd!« Aber ich halte das für eine praktikable Vorstellung. Ich gebe zu, dass ich nicht genau weiß, wie die Erinnerung funktioniert; aber die anderen wissen ebenfalls nichts Genaues, was immer sie auch behaupten mögen. Ich benutze dieses Modell, weil es den Erfahrungen entspricht, welche die Menschen mit dem Erinnerungsprozess gemacht haben, weil es zudem eine große Zahl von Fragen über die Erinnerung beantwortet und weil es sich beim Heilen als äußerst hilfreich erwiesen hat. Deshalb verwende ich dieses praktikable Modell so, als ob es der Wirklichkeit entspräche; zumindest solange ich auf keine bessere Idee komme. Die Verwendung dieses Konzepts von Erinnerung hilft mir, Motivation, Erwartung, Energie und Stress in ihrer Beziehung zum Körper zu erklären und trägt entscheidend dazu bei, einige wirksame Heilmethoden zu entwickeln. Eine faszinierende Vielfalt dieser Techniken werde ich Ihnen noch vorstellen.

Motivation und Körper

Die grundlegende Motivation des Körpers besteht darin, nach Wohlgefühl zu streben und jeglichen Schmerz zu vermeiden. Wohlbefinden ist positiv und Schmerz ist negativ besetzt. Der Körper hat das in seiner Erinnerung gespeichert und schätzt das eine, während er das andere fürchtet. Einzelne Erfahrungen ordnet der Körper zur Erinnerung hierarchisch ein und orientiert sich dabei an den registrierten positiven oder negativen Empfindungen. Später strebt er danach, angenehme Erfahrungen zu wiederholen und schmerzhafte zu vermeiden. Das kann aber auch bedeuten, dass sich der Körper aus einer Reihe von angenehmen Erfahrungen die angenehmsten heraussucht und sich in gleicher Weise bei den negativen Erfahrungen für jene entscheidet, die mit den wenigsten Schmerzen verbunden sind. Oder der Körper erträgt ein gewisses Maß an Schmerzen, um einen angenehmen Zustand zu erreichen, der auf der Positivskala ganz weit oben angesiedelt ist. Selbstverständlich ändern sich die Rangordnungen und die Beurteilungskriterien durch nachfolgende Erfahrungen.

So sieht also das Modell aus, mit dem sich das menschliche Verhalten einfach und verständlich darstellen lässt. Es kann erklären, warum Kinder lieber mit dem Gameboy spielen, statt die Hausaufgaben zu machen, warum manche Menschen auf die Berge steigen und andere sich mit leidvollen Beziehungen abfinden.

Motivation und Lernen

Während die Menschen heranwachsen, muss ihr Körper lernen, sich auf die unterschiedlichsten Bedingungen und auf immer neue Aktivitäten einzustellen: zu essen, zu laufen, auf dem Töpfchen zu sitzen, zu spielen; aber auch Arbeit, Krankheit und alle anderen Begebenheiten des Lebens gehören dazu. Wie beeinflusst die Motivation nun das Lernen?

Nehmen wir als Beispiel ein Baby, das laufen lernt. Zuerst muss der Wunsch »Laufenkönnen« vorhanden sein. Es ist wichtig, diesen Wunsch nicht als selbstverständlich vorhanden anzunehmen. In einem anderen Buch habe ich schon einmal geschildert, dass mein ältester Sohn sehr lange Zeit nicht laufen konnte, sodass wir bereits befürchteten, er litte an einer speziellen Unfähigkeit, bis wir ihn eines Tages aus dem Kindergarten abholten und sahen, wie er dort herumlief. Die Pflegerin erzählte uns, dass er immer ganz zufrieden umhergekrabbelt wäre, bis er eines Tages beobachtet hätte, mit welcher Freude die älteren Kinder herumgerannt seien. Da habe er aufzustehen versucht, um es ihnen gleichzutun. Bis zu jenem Tag wurde er überallhin getragen und fühlte wohl keinen inneren Drang zum Laufen. Bei den meisten Kindern ist es aber gewiss so, dass sie zum Laufen motiviert werden, weil sie etwas betrachten oder berühren wollen oder irgendetwas anderes ins Auge fassen, zu dem sie das Laufen benötigen. Zu jedem Lernvorgang gehört ein lohnendes Ziel, das für die notwendige Lernmotivation sorgt.

Zum Lernprozess gehören Motivation, Erfahrung, Rückmeldung und selektives Erinnern. Ein Kind beim Laufenlernen zu beobachten, ist äußerst spannend und lehrreich. Solange das Kleinkind am Anfang mit verschiedenen Kombinationen von Bewegungen und dem Gleichgewicht experimentiert, sind die Schritte noch sehr bedächtig und vorsichtig. Durch geschickten Einsatz des Biofeedback, das heißt durch Beobachten und Unterscheiden der erfolgreichen und der weniger erfolgreichen Bewegungen, findet das Kind nach und nach heraus, was tatsächlich funktioniert, und erlernt so das Laufen.

Mit dieser Darstellung haben Sie die Schlüssel zum Lernen neuer Fertigkeiten und zum Erwerb neuer Verhaltensweisen in der Hand: Erinnern Sie das, was funktioniert, und vergessen Sie das, was nicht funktioniert. So lernen die Babys, so lernen die Kinder und so lernen die Erwachsenen. So lernen Sie, gesünder zu werden, und so lernen Sie auch, krank zu sein.

Krankheit ist erlerntes Verhalten

Habe ich nicht gerade gesagt, dass der Lernprozess beim Laufen genauso abläuft wie der Lernprozess beim Krankwerden? Und habe ich nicht auch gerade gesagt, dass Krankheit ein erlerntes Verhalten ist?

Alles, was Menschen tun, ist erlerntes Verhalten, gleichgültig, ob es zuerst von den Vorfahren erlernt und in den Genen abgespeichert wurde oder ob es innerhalb einer Lebensspanne erlernt und von Zellen verschlüsselt wird. Alles Lernen schließt in jedem Fall den Körper ein, und jede Erfahrung, die sich wiederholt, ist erlerntes Verhalten, egal ob es nun um Sprache oder Erkältungen geht. Man erlernt eine Sprache durch Wiederholung von Lautmustern oder durch Erzeugung bedeutungsvoller Laute, weil sich das als erfolgreich erwiesen hat. Man erlernt eine Krankheit durch Wiederholung von körperlichen Verhaltensmustern, um damit relevante Symptome zu erzeugen, weil sich das als nützlich erwiesen hat. Die Nützlichkeit oder der positive Effekt einer Krankheit ergeben sich aus ihrer Bedeutung für die Stressreduzierung. Es geschieht häufig, dass das Unterbewusstsein eine Krankheit auslöst, wenn die Arbeitsbelastung zu unerträglich wird oder wenn es die Krankheit als Vorwand nutzen kann, einer unangenehmen Konfrontation auszuweichen. Leider geht dabei viel Positives verloren, weil ja die Krankheit ebenfalls Stress erzeugt. Wenn die körperlichen, emotionalen, mentalen oder spirituellen Vorteile einer Krankheit deren Nachteile auf der körpereigenen Erinnerungsskala übertreffen, dann tendiert der Körper dazu, die Krankheit so lange zu wiederholen, bis er einer effizienteren Methode zur Sicherung der Vorteile begegnet.

Glaubensmuster und Körper

Ein körperliches Glaubensmuster ist eine Erwartung, dass ein bestimmtes Ereignis oder ein spezieller Gegenstand zu einem weiteren besonderen Ereignis beziehungsweise Gegenstand führt. Der Körper kümmert sich absolut nicht um die Wahrheit als abstraktes Konzept, er ist daran nur als erfahrbarem Ereignis interessiert. Seine Vorstellung von Wahrheit entsteht aus assoziierten Erinnerungen und beruht nicht auf logischem Denken. Es fällt auf, dass der Körper sehr leichtgläubig ist. Er nimmt Ihnen eigentlich alles ab, sofern Sie es nur glaubwürdig genug präsentieren; das heißt, Sie müssen einen Sachverhalt oft oder eindringlich wiederholen oder mit genügend Autorität auftreten, um bis dato respektierte Ansichten zu verdrängen.

Gleichzeitig fällt jedoch auf, dass der Körper einer strengen Verhaltenslogik folgt. Wenn er erst einmal einen Grundsatz akzeptiert und in sein System integriert hat, wird er ihn konsequent bis ans Ende befolgen. Jetzt wird verständlich, warum Menschen sich erkälten, wenn sie im Regen nass geworden sind, nicht aber, nachdem sie geduscht haben. Invaliden werfen ihre Krücken weg und können wieder normal gehen, wenn sie heiliges Wasser getrunken haben. Andere legen sich zum Sterben nieder, wenn ein Arzt ihnen bescheinigt, dass sie an einer unheilbaren Krankheit leiden.

Autorität und Körper

Autorität ist für den Körper von höchster Bedeutung. Einen Glaubenssatz oder Inhalt zu akzeptieren, ist im Grunde nur ein Lernprozess, genau genommen ein Erinnerungsprozess, dessen Erfolg von der Motivation abhängt. Die fundamentalste Motivation für den Körper ist die sensorische, das heißt die sinnlich wahrnehmbare Stimulierung. Diese kann, wie ich weiter oben ausgeführt habe, in Wohlgefühl und Schmerz unterteilt werden. Die sensorische Stimulierung betrachtet der Körper als die oberste Autorität, die sein Lernen und Erinnern motiviert. Diese Beobachtung erklärt auch den Einfluss der Lernparameter Intensität und Wiederholung. Aber wie kommt es dann, dass das Lernen und Erinnern durch die Meinung anderer Menschen beeinflusst wird? Warum kaufen die Menschen ein bestimmtes Deodorant, wenn ein berühmter Sportler dafür in der Werbung erscheint? Warum werden Menschen krank oder gesund, je nachdem, welche Diagnose ein Arzt ihnen eröffnet? Warum ahmen manche Menschen das Verhalten von berühmten Filmstars nach? Wo liegt da die Motivation der Sinne?

Ich glaube nicht, dass die Menschen zu sich sagen: »Ja, wenn dieser Sportler das Deodorant verwendet, dann muss es ja gut sein.« oder »Ja, der Arzt ist eine Koryphäe auf diesem Gebiet – also werde ich wohl sterben.« oder »Wenn ich mich wie der Filmstar benehme, werden die Leute denken, ich sei genauso gut.« Es gibt gewiss Menschen, die so denken, aber ich glaube, dass die Ursachen für solch ein Verhalten sehr viel tiefer liegen. Soweit es unseren Körper betrifft, sind wir Tiere – zwar ungewöhnliche Tiere, aber eben doch Tiere. Nicht nur das, wir sind Herdentiere oder Gruppenwesen, so wie die anderen Primaten auch. Für ein Herdentier besteht die schlimmste Strafe in der Ausgrenzung oder Verbannung aus der Gemeinschaft. Und das Angenehmste ist die Anerkennung durch die Gruppe. Das Alphatier besitzt die Macht, Gruppen- oder Herdenmitglieder zu akzeptieren oder zu verstoßen. Das heißt, dass sein Befehl, der potenziell Wohlbefinden oder Schmerz herbeiführen kann, als Autorität akzeptiert wird, die auf erinnerter oder zu erwartender sensorischer Stimulierung beruht.

In der modernen Gesellschaft sind aus den Stämmen Kleinfamilien, Jugendbanden, Vereine, Mannschaften, politische Parteien, Kirchen, Netzwerke und noch andere Zusammenschlüsse geworden. Heutzutage können wir gleichzeitig zu mehreren »Stammesverbindungen« gehören, in denen jeweils andere Gesetze beachtet und unterschiedliche Vorstellungen gepflegt werden. In unübersichtlichen Lebenslagen, in denen keine klaren Strukturen zu erkennen sind, passen wir uns am ehesten der Person an, die am glaubwürdigsten als Autorität auftritt. Es bedarf schon eines außergewöhnlichen Formats, um für sich selbst als Autorität zu gelten; aber wenn so etwas existiert und wenn der Körper überzeugt werden kann, dann wird er die eigene Person bereitwilligst als Führer akzeptieren.

Energie und Körper

Das Lernen fällt viel leichter und ist auf Dauer auch erfolgreicher, wenn gleichzeitig eine körperliche, emotionale oder subtile energetische Stimulierung stattfindet. Alles, was die Zellen anregt, verbessert auch die Lernfähigkeit. Der Körper wird immer solche Erinnerungen am besten reaktivieren, die physisch am intensivsten erfahren wurden (zum Beispiel Radfahren), die emotional am stärksten aufgeladen sind (die erste Liebe), die zu den energetisch beeindruckendsten Erfahrungen gehören (eine Sturmflut, ein zerstörerischer Wirbelsturm oder ein riesiger Wasserfall) oder die am häufigsten sind und immer wiederkehren (wie persönliche Angewohnheiten und Eigenarten). Am liebsten und am leichtesten erinnert sich der Körper an die Dinge, die mit intensiven und/oder wiederkehrenden Sinnesreizen verbunden sind. Natürlich wird zum Erinnern Energie benötigt.

Energie wird auch für den Heilprozess benötigt. Die dem Körper zur Verfügung stehende Energie entscheidet in hohem Maße über die eigenen Heilkräfte und die Fortschritte der Genesung. Die für die vielen Aufgaben (Stressbewältigung, Wachstum und Nachwachsen, Reparatur und Pflege sowie die gesamten physischen Aktivitäten) benötigten Energiemengen hängen von einer komplexen Mischung aus Glukose, Sauerstoff, Wasser, Vitaminen, Hormonen und weiteren

Stoffen und Verbindungen ab. Ernährungsfehler, Bewegungsmangel und extreme Stressbelastung können die körperlichen Energiereserven im Nu erschöpfen; gleichwohl schaffen es doch manche Menschen, trotz aller Fehler erstaunlich gut davonzukommen. Außerdem scheint der Körper auf externe Energiequellen zurückgreifen zu können, die mit den eben genannten nichts zu tun haben. Einige Leute wollen sich mit so einer Vorstellung nicht anfreunden; aber die Energiefelder von Menschen, Orten und Gegenständen sind sehr wohl in der Lage, den individuellen Energiepegel signifikant zu verstärken, anzuregen oder zu erhöhen.

Stress und Körper

Stress führt im Körper zu Verspannung, und körperliche Verspannung wiederum führt zu Behinderung der zellulären Aktivitäten. Die Behinderung der Zellaktivität ihrerseits behindert den Zugang zu gespeicherten Erinnerungen; das kann Organfunktionen, den Abruf erlernter Fertigkeiten und den Zugang zu kodierten Informationen betreffen. Mit zunehmender körperlicher Spannung verschlechtert sich die Erinnerungsfähigkeit. Dieser Prozess kann sich über längere Zeit erstrecken und so unmerklich verlaufen, dass man leicht geneigt ist, es als »natürlichen« Alterungsprozess hinzunehmen. Aber wenn der Körper langsam die Kontrolle über sich selbst verliert, so ist daran nichts, was zu Recht die Bezeichnung »natürlich« verdiente.

Betrachten Sie zum Beispiel mich: Mit mehr als sechzig Jahren müsste ich eigentlich eine Brille tragen; so würde man es zumindest als natürlich empfinden. Tatsächlich trage ich aber zu 99 Prozent meiner Zeit keine Brille, weil ich sie nicht brauche. In der restlichen Zeit benutze ich ohne Rezept erhältliche Lesehilfen oder für das Sehtraining entwickelte Spezialbrillen, und das auch nur, weil ich meinen Augenmuskeln nicht genügend Entspannung geboten habe. Eines der deutlichsten Zeichen, dass der Körper, und speziell die Augen, unter Stress stehen, ist die nachlassende Sehkraft. (In Kapitel 7 im Abschnitt über *Mentale Energie* beschreibe ich Ihnen meine Augenübungen.) Zusammenfassend lässt sich sagen, dass sich viele körperliche Probleme als Einschränkung der Erinnerung erklären lassen, die durch überhöhte Spannung verursacht wird.

Plötzlich auftretende Spannung, die durch überraschenden Stress oder Schock entsteht, bewirkt klare und eindeutige körperliche Symptome. Im gleichen Moment, in dem die Muskeln sich anspannen, wird Glukose ins Blut abgegeben, die Gefäße erweitern sich und Flüssigkeit strömt in das umgebende Muskelgewebe (und verursacht unter anderem Dehydration), die Pulsfrequenz steigt, die Thymusdrüse kontrahiert (und unterdrückt die Produktion weißer Blutkörperchen), Vitamine und Mineralien werden rasch aufgezehrt und die Erinnerung wird stark beeinträchtigt; zusätzlich treten noch weitere, weniger wichtige Wirkungen auf. Je nach Stress- oder Schockstärke kann eine Person den eigenen Namen vergessen (bis zur Unzurechnungsfähigkeit erschrecken), die Sprache verlieren (bis zur Sprachlosigkeit erschrecken), die Atmung vergessen (bis zur Reaktionslosigkeit erstarren), totale Amnesie erleiden, leichenblass werden, weil der Blutfluss nachlässt, oder in Ohnmacht fallen (entweder als Folge von mangelnder Hirnversorgung oder als mögliche Konsequenz eines Fluchtreflexes). Im Allgemeinen verschwinden alle diese Symptome, wenn der Körper wieder zur Entspannung findet.

Die natürliche Reaktion des Körpers auf Stress besteht darin, mit Stress gegenzuhalten. Können Sie sich noch an die zwischen zwei Gegenständen wirkende Kraft erinnern, von der ich in Kapitel 1 gesprochen habe? Wenn der Körper Druck verspürt, tendiert er dazu, mit Gegendruck zu antworten; nach diesem Prinzip werden beim Bodybuilding die Muskeln aufgebaut. Wenn der Körper Zug verspürt, reagiert er mit Gegenzug; jetzt wird verständlich, warum Dehnübungen so nützlich sind. Wenn Körperpartien verdreht werden, antwortet der Körper mit Gegendrehung; aus diesem Grunde können auch Körpertherapien so hilfreich sein.

Wenn es dem Körper an irgendetwas fehlt, versucht er den Mangel zu kompensieren. Er strebt immer danach, das Fehlende durch Gleichartiges zu ersetzen. Aber wenn das nicht erhältlich ist, wird er zu Ersatz greifen: entweder zu einer konkreten oder einer symbolischen Alternative. Jetzt werden Sie vielleicht auch verstehen, warum der Körper einem Knochen Kalk entzieht, um einen anderen Knochen mit Kalk zu versorgen, warum manche Menschen einen Heißhunger auf Erde oder Farbe verspüren, oder warum andere, die sich nach Liebe sehnen, viel zu viel essen. Wenn der Körper oder ein Körperteil in unmittelbarer Verletzungsgefahr schwebt, wird er versuchen, diesen zurückzuziehen oder die gefährdete Stelle zumindest mit einer schützenden oder abweisenden Schicht zu versehen; aus diesem Grund kommt es zu Blasen und Schwielen oder Fettanlagerungen und Muskelspannung. Auf Angriffe von innen reagiert der Körper mit speziellen Schutzmaßnahmen, wie zum Beispiel weißen Blutkörperchen oder Fresszellen.

Gleichgültig, ob der Stress durch eine Verletzung oder einen Virus ausgelöst wird – die sich einstellenden Symptome, die wir als Krankheit bezeichnen, werden vom Körper selbst produziert. Das wird daran sichtbar, dass verschiedene Menschen, die der gleichen Stressquelle ausgesetzt werden, entweder mit unterschiedlichen Symptomen reagieren oder unter Umständen überhaupt keine Wirkung zeigen. Nicht jeder, der krebserregenden Einflüssen ausgesetzt ist, erkrankt an Krebs. Nicht jeder, der mit einer erkälteten Person zusammentrifft, bekommt anschließend auch eine Erkältung. Nicht jeder, der mit Aids in Berührung kommt, erkrankt auch daran. Nicht jeder, der mit einem Messer geschnitten wird, trägt eine Narbe davon. Und nicht jede Brandberührung führt zu Verbrennungen. Wie kommt es aber zu solchen unterschiedlichen Reaktionen?

Wenn Ihr Körper auf Stress trifft, dann muss er bekanntlich reagieren. Wie weiß er, was zu tun ist? Die Lösung liegt wohl in den früheren Begegnungen mit ähnlichem Stress. Und wo werden diese Erinnerungen gespeichert?

Stress und genetische Erinnerung

Die zuerst angesteuerte Erinnerungsquelle für die Stressabwehr ist die genetische Erinnerung. Im Wesentlichen fragt der Körper nur: »Was haben meine Vorfahren in einer Situation wie dieser getan?« Dann fragt er die Gene ab, bis er ein angemessenes Verhaltensmuster findet, und wendet es sogleich an. Von den Vorfahren vererbte oder genetische Erinnerung legt ein Individuum auf eine bestimmte Stressreaktion fest. Das wird zum Beispiel bei Krankheiten mit vielfältigen Symptomen deutlich. Bei Grippe bekommen manche Menschen Fieber, andere leiden unter Magenverstimmung oder verstopfter Nase, wieder andere quälen sich mit Schüttelfrost, Kopfschmerzen und Gliederreißen oder gar mit allem zusammen. Die genetische Erinnerung spielt besonders dann eine Rolle, wenn es um emotionalen Stress geht. Je nach Veranlagung äußert sich der Körper in vergleichbaren Situationen mit Bronchialasthma, Lungenentzündung, Herzschmerzen oder Lungenkrebs.

Stress und existenzielle Erinnerung

Die zweite Erinnerungsquelle zur Stressbewältigung speist sich aus der persönlichen Erfahrung. »Was habe ich beim letzten Mal getan, als ich so einem Stress ausgesetzt war?« Mit dieser Fragestellung sucht das Körperbewusstsein die persönlichen Erinnerungen nach einem passenden Reaktionsmuster ab. Viele Arten von Kopfschmerz passen in dieses Reaktionsschema. Je größer die verborgenen Vorteile eines Symptoms sind, umso eher wird es aus dem Erinnerungsschatz abgerufen und wiederverwendet. Die existenzielle Erinnerungsquelle schließt erlernte und geübte Fertigkeiten gleichermaßen ein. Manche lernen, wie man sich in Stresssituationen mit Meditation oder Hathayoga behilft, andere lernen, dass man zur Apotheke geht oder die Arztpraxis aufsucht.

Stress und übernommene Erinnerung

Die dritte Erinnerungsquelle beruht auf den Erfahrungen der Mitmenschen. Die entsprechende Frage lautet: »Was tun andere bei dieser Art von Stress?« Nachdem der Körper seine Erinnerungen an die Verhaltensweisen anderer Menschen in einer vergleichbaren Stresssituation durchforstet hat, ahmt er ihre Reaktion nach. Normalerweise übernimmt der Körper erst dann Verhaltensweisen von anderen Menschen, wenn er weder in seinem genetischen noch in seinem existenziellen Erinnerungsschatz fündig geworden ist. Das erklärt auch, warum der Körper zuweilen dem Verhalten der Masse folgt oder aus

Mitgefühl Krankheitssymptome produziert, wie zum Beispiel der Ehemann, der unter Wehen leidet, solange seine Frau im Kreißsaal liegt. Mein Eindruck ist, dass das größte Gesundheitsproblem in der modernen Welt die »telegenen« Krankheiten sind, die durch Fernsehwerbung für Medikamente gegen Erkältungen, Kopfschmerz, Grippe und Frauenleiden hervorgerufen werden. Allerdings ist es auch so, dass die Volkswirtschaft zu einem guten Teil davon profitiert.

Obgleich man Krankheit als verzerrte Reaktion auf Stress betrachten kann, ist es doch die optimalste Stressreaktion, die dem Körper angesichts von Zeitdruck zur Verfügung steht. Deshalb kann man wohl unwidersprochen sagen, dass Krankheit ein Lösungsansatz des Körpers ist, ein mit Stress verbundenes Problem zu meistern. Und das Heilen ist ein Versuch, dem Körper zu helfen, dieses Problem besser zu bewältigen.

Kapitel 3

Vorstellungskraft, Geist und Heilung

Der Geist ist eine immaterielle, mit den Sinnen nicht fassbare Entität. Selbstverständlich wissen Sie, dass er vorhanden ist, weil Sie ja seine Wirkungen beobachten können; aber Sie können ihn weder anfassen noch irgendwie riechen oder sehen. Für manche behavioristischen Psychologen entsteht der Geist aufgrund physischer Prozesse, die im Körperinneren ablaufen. Nach ihrer Anschauung sieht es nicht so aus, dass Körper und Geist interagieren, sondern dass der Geist eine Konsequenz des Körpers ist. Wenn das zutrifft, dann ist aber auch das, was sie zu Körper und Geist sagen, nur die Konsequenz eines körperlichen Prozesses, und wir brauchen das nicht weiter ernst zu nehmen. Es ist wahrscheinlich sinnvoller, den Geist metaphorisch zu beschreiben, zum Beispiel als Ozean, der viele Schichten, Strömungen, verborgene Orte und frei zugängliche Stellen besitzt und dazu noch mit einer Unmenge nützlicher und absonderlicher Dinge ausgestattet ist.

Viele Menschen haben schon festzustellen versucht, worin die wesentlichen Merkmale des Geistes liegen, und auch ich habe mich an diese Aufgabe herangetraut. Ich glaube, dass das wesentliche Kennzeichen des Geistes seine Vorstellungskraft ist. Alle Fähigkeiten, die mit dem Geist zusammenhängen, also Analyse, Synthese, logisches Denken, Entschlusskraft, Entscheidungsfähigkeit und Kreativität, ergeben sich aus der Vorstellungskraft. Der Geist kann sich vorstellen, was schon war, was gerade ist und was sein wird. Und noch beeindruckender ist, dass er sich vorstellen kann, was nicht war, was nicht ist und was nicht sein wird – und manchmal hat er große Schwierigkeiten, zwischen diesen Kategorien korrekt zu unterscheiden.

Alles, was der Körper erfahren kann, kann der Geist in der Vorstellung nachvollziehen und noch mehr. Es scheint, als ob der Geist die Erinnerung als Ausgangsbasis für neue Erfahrungen benutzt, die zunächst als Gedanken, anschließend als Tagträume, dann als Pläne und schließlich als gezielte Aktionen auftreten, in allen Phasen von der Vorstellungskraft begleitet. In Wahrheit ist das sogenannte Dritte Auge, das in vielen spirituellen Lehren vorkommt, das Auge der Vorstellungskraft, das innere oder geistige Auge. Es ist also nicht die Zirbeldrüse, obgleich diese beim Vorstellungsprozess eine wichtige Rolle spielen kann. Traditionell wird das Dritte Auge mitten auf der Stirn angesiedelt; diese Stelle entspricht etwa der Lage der beiden Stirnlappen des Großhirns. Die Zirbeldrüse liegt tiefer, etwa auf Höhe der Nasenspitze, und im Inneren des Schädels. Es ist schon überraschend, dass durch Beschädigung oder Zerstörung der Stirnlappen, wie es zum Beispiel bei der unrühmlichen Lobotomie [bzw. Leukotomie, ein inzwischen obsoleter gehirnchirurgischer Eingriff mit großen Risiken] geschieht, die Vorstellungskraft entscheidend behindert oder gar ausgeschaltet wird – ein weiteres Beispiel für die gegenseitige Beeinflussung von Körper und Geist.

Motivation und Geist

Genauso wie der Körper, ist auch der Geist auf das Angenehme, Positive eingestellt und versucht, alles Unangenehme, Negative zu vermeiden. Positiv und negativ bedeuten für den Geist jedoch etwas anderes als für den Körper, denn für ihn sind diese Klassifizierungen nicht direkt mit sinnlichen Wahrnehmungen verbunden. Auf der Ebene des Geistes äußert sich das Angenehme als das »Wahre, Rechte«, während das Negative als das «Falsche, Unrechte« empfunden wird. Die besonderen Merkmale von »Wahrem« und »Falschem« sind eher subjektive Kriterien, auf die ich gleich noch näher eingehen will; aber grundsätzlich steht fest, dass der Geist dazu tendiert, das »Rechte« anzustreben und das »Unrechte« zu vermeiden. Diese beiden Merkmale scheinen keine absoluten, unveränderlichen Wertkriterien zu sein. In jeder menschlichen Gesellschaft existieren unterschiedliche Maßstäbe für Recht und Unrecht, und darüber hinaus hegt jedes menschliche Mitglied einer Gesellschaft seine ganz persönliche Version davon. Insgesamt ist das »Rechte« mit Übereinstimmung, Allgemeingültigkeit, Bedeutung, Autorität und Wissen verbunden, während dem »Unrechten« eher Positionen wie Außenseitertum, Wirkungslosigkeit, Nihilismus, Einflusslosigkeit und Unwissen zugeordnet werden. Der Geist ist allerdings sehr flexibel. Die Distanzierung gegenüber einer Person kann gleichzeitig Akzeptanz oder gar Anpassung gegenüber den Zielen und Absichten einer anderen Person bedeuten. Was eine Person als ungültig oder nicht allgemein verpflichtend ansieht, kann einem anderen Menschen mit unterschiedlichen Zielen als allgemein gültig erscheinen. Nihilismus kann dem als wichtig erscheinen, der sich intensiv mit solchen Strömungen beschäftigt. Einflusslosigkeit kann sich als hilfreich erweisen, wenn man Stress vermeiden möchte, und Unwissen oder Nichtwissen kann sich in gewissen Zeiten oder Situationen gar als Gnade erweisen.

Problemlösung und Geist

Das Vergnügen, das viele Menschen beim Lösen von Problemen empfinden, kann sich äußerst intensiv äußern, gelegentlich sogar zu einem konkreten Orgasmus führen. Solche Erfahrungen werden von Mathematikern berichtet, die eine äußerst schwierige Gleichung gelöst hatten. Um ein Problem zu lösen, muss zunächst das Wissen vorhanden sein, dass ein Problem existiert. Körperliche Probleme sind von relativ einfacher Natur; meistens kreisen sie um zeitlose, immer interessierende Fragen: »Gibt es genügend Nahrung, Wasser, Unterkunft oder Sex, um meine augenblicklichen Ansprüche zu befriedigen? Wenn ja, dann ist es gut. Wenn nein, dann muss ich mich um Abhilfe bemühen.« Dank seiner Vorstellungskraft ist der Geist jedoch auch in der Lage, selbst erst Probleme zu schaffen, die anschließend gelöst werden müssen. Das Bedürfnis nach Nahrung wird zu einem Problem der Bodennutzung; der Atemluftbedarf führt zu Problemen der Umweltverschmutzung; die Nachfrage nach Wasser korrespondiert mit Staudammprojekten; die Notwendigkeit, Menschen unterzubringen, produziert Auseinandersetzungen mit der Bauwirtschaft; und der Sexualtrieb endet schließlich in Moralproblemen. Und als gäbe es nicht schon genügend Probleme zu lösen, schafft der Geist auch noch Situationen, in denen Probleme der Lösung harren, die nichts mit körperlichen Bedürfnissen zu tun haben, wie zum Beispiel Fußball, Schach, wissenschaftliche Theorien und Computerspiele.

Ein ungelöstes Problem bildet für den Geist eine permanente Frustrationsquelle. Er hält dieses für einen Lapsus, der korrigiert werden muss, selbst wenn es nur ein eingebildeter Lapsus ist. Viele Menschen verbringen schlaflose Nächte damit, große Probleme zu wälzen, wie sie zum Beispiel einen Krieg verhindern können, oder quälen sich mit Bagatellen, wie der Name des Professors in der amerikanischen Fernsehserie *Gilligan's Island* lautet. Wenn so eine Schwierigkeit sich partout nicht überwinden lässt, dann versucht der Geist das Problem zu verlagern. Das bedeutet, dass er sich stattdessen einem anderen, leichteren Problem zuwendet, das er mit allem Eifer löst und gleichzeitig so tut, als existiere das erste überhaupt nicht. So ein Verhalten erinnert stark an die Situation, in der jemand Kreuzworträtsel löst statt die Steuererklärung auszufüllen. Allerdings führen manche Verdrängungsarten (Ausreden und Vorwürfe, Neurosen und Zwangsvorstellungen) häufig zu ernsteren Folgen.

Das, was viele Menschen als »Geisteskrankheit« bezeichnen, ist ebenfalls ein Versuch des Geistes, ein Problem zu lösen. Wenn die gebräuchlichen Methoden in schwierigen Lebensumständen nicht weiterhelfen und keine akzeptablen Alternativen zur Verfügung stehen, dann muss der Geist andere Strategien entwickeln. Wer mit seiner Alltagspersönlichkeit eine Situation nicht meistern kann, der schafft es vielleicht mit einer Ersatzpersönlichkeit, die er oder sie sich aus der Literatur, aus der Erinnerung oder aus unterschiedlichen Versatzstücken zurechtbastelt. Wenn die Selbstkritik zu bedrückend wird, versinken manche Menschen so tief in Depressionen, dass fast die ganze Persönlichkeit gefährdet ist, anschließend kompensieren sie das Tief mit einem manischen Gegenschwung, fallen nach der manischen Phase wieder in Depressionen, und so geht es immer weiter, immer auf und ab. Wenn die Kritik von außen zu unerträglich wird, flüchten sich manche Menschen in eine innere Welt, in der sie für niemanden zu erreichen sind. Jede Form von Geisteskrankheit kann als Strategie der Problemlösung betrachtet werden, und einige funktionieren manchmal sogar.

Neugier und Geist

Eng verwandt mit dem Problemlösen als Quelle der geistigen Befriedigung ist die Neugier. Viele Tiere besitzen diese Eigenschaft ebenfalls. Man kann sie ohne weiteres an Hunden, Katzen, Kühen und Vögeln beobachten, und das beweist, dass auch Tiere einen Geist besitzen. Da sich aber dieses Buch mit Menschen beschäftigt, überlassen wir das Thema des tierischen Geistes lieber jemand anderem.

Neugier setzt Vorstellung und Vorstellungskraft voraus; denn um neugierig zu sein, bedarf es der Vorstellung, die etwas als interessant und einer näheren Untersuchung wert erachtet. Die Lust liegt nicht in der Neugier selbst, sondern ergibt sich, wie könnte es anders sein, aus der Befriedigung der Neugier oder zumindest aus der Aussicht auf Befriedigung. Diese besondere Eigenschaft des Geistes ist eine sehr starke Antriebskraft, die schon viele berühmte Abenteurer, Forscher, Erfinder, Philosophen, Wissenschaftler und Schriftsteller motiviert hat, denen ihrerseits die Problemlöser auf dem Fuße folgten. Pierre und Marie Curie interessierten sich für die radioaktive Strahlung und entdeckten das Radium; anschließend musste jemand herausfinden, was man damit machen könnte. Nicolas Tesla interessierte sich für elektrische Phänomene und entdeckte dabei den Wechselstrom; nach ihm musste sich jemand darüber Gedanken machen, wie man ihn weltweit nutzen könnte. Jules Verne interessierte sich für menschliche Abenteuer und schrieb über einen Flug zum Mond; nachfolgende Generationen mussten klären, wie man tatsächlich dorthin gelangen kann. James Cook wollte wissen, was hinter dem Horizont liegt und entdeckte Hawaii; später erkannte dann jemand, wie man den Ureinwohnern ihre Insel abspenstig machen konnte. Im Falle von Neugier bezieht sich das Fehlende oder »Nichtrechte« auf das Unbekannte oder Unerforschte, während das Wahre oder »Rechte« dem Erkennen oder Erforschen entspricht.

Glaubensmuster und der Geist

Es gibt Menschen, die das logische oder rationale Denken für die höchste Form mentaler Aktivität halten. Sie glauben das, weil sie den Gebrauch des Verstandes nicht verstehen. Der Verstand dient dazu, Dinge zu erklären oder in einen logischen Zusammenhang zu stellen, und »rational« weist darauf hin, wie der Verstand zu benutzen ist. Aber am Anfang muss eine Annahme stehen, auf die sich die Erklärung oder die Logik stützen kann. Das heißt, dass man sich über etwas eine Meinung bilden und diese als wahr bezeichnen muss; und damit erhält man einen Glaubenssatz. Man kann auch die Meinung eines Mitmenschen übernehmen und sie als wahr bezeichnen; das hieße dann, dass man die übernommene Meinung in das eigene Glaubenssystem integriert. Wenn Sie einen Glaubenssatz nicht länger in Frage stellen, dann wird er zur Tatsache.

Auf der Welt gibt es verhältnismäßig wenig schlüssige Tatsachen, die von allen auf Grund eigener Erfahrungen anerkannt werden und die nicht nur von Erfahrungen abgeleitet sind. Die aus der Physik bekannte gegenseitige Massenanziehung ist eine jener (auch von uns) selbst erfahrenen Tatsachen, während die sich darauf beziehenden Erklärungen nur den Status von Meinungen erreichen. Schmerz ist eine Tatsache, während die Theorien seiner Entstehung nur als Meinungen gelten. Krankheit ist eine Tatsache, aber die Ursachenerklärungen und Therapievorschläge gehören in den Glaubensbereich und müssen damit als Ansichten hingenommen werden. Und selbst hieb- und stichfeste Tatsachen können wie Glaubenssätze hinterfragt werden. Sie können keine einzige Tatsache nennen, die nicht doch irgendjemand in Frage stellen würde. Und das wiederum ist eine Tatsache.

Wenn der Geist eine Meinung produziert und sie dadurch zu einem Glaubenssatz macht, sie also nicht weiter in Frage stellt, so nimmt der Körper diesen in seinen Erfahrungsschatz auf und speichert ihn als Grundsatz, der hinfort alle damit verbundenen Verhaltenssituationen bestimmt. Wenn Ihre Mutter Ihnen einmal erklärt hat, dass Sie sich durch kalte Füße in durchnässten Schuhen erkälten würden, und wenn Sie das als Tatsache anerkannt haben, dann wird Ihr Körper das als Tatsache registrieren und jedes Mal, wenn Sie kalte Füße und nasse Schuhe haben, garantiert mit Erkältungssymptomen reagieren. Wenn Sie sich im Unterschied dazu entschließen, keine Erkältung mehr zu bekommen, wenn Sie kalte Füße in nassen Schuhen – zum Beispiel in Segeltuchschuhen – haben, und wenn Sie das zum unwidersprochenen Glaubenssatz machen, dann wird Ihr Körper die ursprünglich registrierte Verhaltensregel korrigieren und Sie können anschließend mit Ihren dünnen Schuhen tatsächlich überall im Wasser herumwaten, ohne sich zu erkälten. Vom Geist produzierte Glaubensmuster können sogar genetisch vererbte Glaubensmuster überstimmen; das lässt sich bei vielen so genannten Wunderheilungen beobachten.

Doch zurück zum rationalen Denken: In dem Moment, in dem der Geist eine Annahme akzeptiert oder aufstellt, leitet er mit größtem Vergnügen daraus logische Schlüsse ab, mit denen sich die Dinge der Welt erklären lassen. Diese Schlüsse scheinen mit der akzeptierten, ursprünglichen Annahme in Einklang zu stehen. Ein gutes Beispiel für eine gegenwärtig allgemein anerkannte Annahme ist die so genannte Urknalltheorie. Sie ist schon ziemlich gewagt, denn eigentlich war ja niemand bei diesem Ereignis zugegen. Wissenschaftler und Journalisten schreiben darüber, als handelte es sich dabei um eine unwiderlegbare Tatsache, und die unterschiedlichsten, höchst spekulativen Schlussfolgerungen werden daraus abgeleitet.

Wenn Sie sich noch Ihren Humor bewahrt haben, dann sollten Sie mit Genuss zuschauen, wenn beobachtbare Phänomene im Widerspruch zu den Naturgesetzen stehen. Da herrscht große Konfusion, diese Phänomene mit den Naturgesetzen in Übereinstimmung zu bringen; wenn das nicht klappt, wird versucht, die Naturgesetze so abzuändern, dass sie mit den beobachteten Phänomenen harmonieren, oder, wenn auch das nicht weiterhilft, bleibt nur als letzte

Konsequenz, die Phänomene zu ignorieren. Ein aktuelles Beispiel ist die zur Zeit allgemein akzeptierte Annahme, dass Krebs nur durch operative Entfernung, Bestrahlung und Chemotherapie erfolgreich behandelt werden kann, obwohl ausreichend gegenteilige Beweise existieren. Einige Ärzte, die von alternativen Heilverfahren überzeugt sind, versuchen herauszufinden, welche physischen Faktoren es sind, die so ungewöhnlichen Heilmethoden wie dem Gebet oder moralischer Unterstützung zum Erfolg verhelfen. Manche schließen dabei die Beobachtung des Placeboeffekts mit ein, während andere darauf beharren, dass die Krebsbehandlung mit alternativen Methoden auf eine ursprüngliche Fehldiagnose hinweist.

Zum logischen Denken gehört auch die Deduktion, das heißt die Ableitung des Besonderen oder Einzelnen aus einer allgemeinen Annahme. Ein Beispiel sieht so aus: »Da der Kontakt mit Grippeviren die Grippe verursacht, folgt daraus, dass ein Mensch, der sich Grippeviren aussetzt, auch Grippe bekommt.« Ebenso gehört die induktive Methode zum logischen Denken, also das Schließen vom Besonderen auf das Allgemeine, Gesetzmäßige: »Sie haben Grippe, also müssen Sie Kontakt mit Grippeviren gehabt haben.« Oder: »Der Kontakt mit Grippeviren führt zur Grippe.« Beide Methoden des logischen Schließens helfen den Menschen, im Leben einen Sinn zu finden, zu verstehen, dass alles eine begründete Ursache hat, ja dass es überhaupt Bedeutung hat. Das ist sehr wichtig, denn Sinnlosigkeit ist kaum zu ertragen. Das logische Denken ist eine wertvolle Fertigkeit, besonders wenn Sie Ihre Grundannahmen mit größter Sorgfalt wählen. Der Geist räumt einer wohlbegründeten Logik höchste Autorität ein. Absurde Annahmen, die in tadellos logische Sätze gekleidet sind, können für sehr lange Zeit akzeptiert werden, bevor die meisten Menschen den Fehlschluss bemerken.

Abstraktion und Geist

Unter Abstraktion versteht man die Fähigkeit, ein Ereignis von unwichtigen, äußerlichen Attributen zu befreien und seinen essentiellen Gehalt so zu betrachten, als wäre er ebenso bzw. immer noch real und nicht durch Abstraktion verändert worden. Das geschieht so häufig, dass wir es in den meisten Fällen nicht einmal bemerken.

Gesundheit ist solch ein abstrakter Begriff. Absolute Gesundheit gibt es gar nicht, nicht einmal gute Gesundheit, wohl aber gesunde und nicht gesunde Menschen. Wenn wir anfangen, über Gesundheit an sich zu sprechen, dann befinden wir uns schon in der Welt der Vorstellung, weil Gesundheit, mit Ausnahme eines beobachteten oder festgestellten Zustands, nur als Idee existiert. Das ist gar nichts Schlechtes. Sexualität ist zum Beispiel auch nur ein abstrakter Begriff, wenn sie Gesprächsgegenstand oder Forschungsobjekt ist. Natürlich gibt es das sexuelle Verhalten und männliche und weibliche Sexualität, aber isoliert betrachtet ist Sexualität lediglich eine Vorstellung. Krankheit ist ebenso eine nur vorgestellte Idee. Einzelne, konkrete Krankheiten verursachen bei einzelnen Menschen Leiden, aber Krankheit an sich ist eigentlich nur existent – ohne etwas zu tun; es sei denn, wir machten sie zu einem Gesprächsgegenstand.

Der Wert eines abstrakten Begriffs liegt darin, dass er uns erlaubt, in einfachen Worten über komplexe Sachverhalte zu sprechen – zum Beispiel: »Was können wir für die Gesundheitsreform tun?« Epochale Themen erfordern epochales Denken, und das abstrakte Denken hilft uns dabei. Die Gefahr des abstrakten Denkens liegt darin, dass wir dabei manchmal vor lauter Bäumen den Wald nicht mehr sehen – weil wir zu sehr auf die Bäume fixiert sind. Die hier angesprochenen Bäume sind auch nur Abstraktionen. Mit diesem bildhaften Vergleich soll ausgedrückt werden, dass der Geist mit einem eng definierten Teil der Umgebung besser zurechtkommt als mit der eher verwirrenden Gesamtheit. In vergleichbarer Weise ist es für den Geist auch einfacher, sich mit dem überschaubar abstrakten Begriff »Gesundheit« zu beschäftigen, statt mit den vielen möglichen Faktoren, wie Gesellschaft, Familie und Umgebung, die für den Gesundheitszustand einer bestimmten Person eine Rolle spielen können. Wenn wir uns aber zu intensiv auf den abstrakten Begriff einlassen, besteht die Gefahr, dass wir mehr auf die Gesundheit achten denn auf die Heilung.

Konzentration und Geist

Unter Konzentration versteht man die Fähigkeit, die Aufmerksamkeit ausschließlich auf einen Gegenstand oder Vorgang zu richten, ohne Rücksicht darauf, ob er gegenwärtig ist oder nicht. Länger anhaltende Konzentration kann als Meditation, Kontemplation oder Zielbewusstsein bezeichnet werden. Viele Menschen sind über die offensichtliche Unfähigkeit von Kindern und Erwachsenen besorgt, sich auf ihre Aufgaben oder auf ihre Arbeit zu konzentrieren, und sie versuchen mit allen möglichen Methoden, diese Kinder und Erwachsene zu motivieren, so dass sie sich einer bestimmten Sache konzentriert zuwenden können. Während die Lösung des Problems äußerst simpel ist, ist die praktische Ausführung dagegen längst nicht so einfach. Man muss, um diesen Leuten zur Konzentration zu verhelfen, die jeweiligen Dinge oder Themen als für sie besonders wichtig oder interessant herausstreichen. Als ich im westafrikanischen Staat Senegal tätig war, erhielt eine italienische Entwicklungshilfegesellschaft von der Regierung die Genehmigung für ein Pilotprojekt mit Erdnussbauern, um herauszufinden, wie schnell man aus den ungebildeten Arbeitskräften qualifiziertes Personal machen könnte. Es war schon überraschend, dass die Bauern das Niveau der fünften Gymnasialklasse (nach dem französischen Bildungssystem) in nur drei Monaten erreichten. Und worin bestand das Geheimnis? Der gesamte Unterricht spielte sich im thematischen Rahmen von Erdnussanbau und -verkauf ab. Wenn Sie Kinder unterrichten, dann müssen Sie den Unterricht wichtig und interessant gestalten – aus der Perspektive der Kinder heraus. Und auch aus der Sicht von Erwachsenen muss eine Ausbildung wichtig und interessant gestaltet sein.

Auf dem Heilsektor lassen sich immer dann bessere Resultate erreichen, wenn der Heilprozess für den betroffenen Patienten interessant und der Nutzen besonders groß erscheint. Vor längerer Zeit hatte ich einmal die Aufgabe, Raucher durch Hypnose von ihrer Sucht zu befreien. Diese Methode ist allerdings nur dann erfolgreich, wenn man den Betroffenen verständlich machen kann, dass der Nutzen beim Nichtrauchen deutlich größer ist, als wenn sie das Rauchen fortsetzten. All die Leute, denen ich helfen konnte, ließen sich nur äußerst schwach durch die Aussicht auf bessere Gesundheit überzeugen, weil diese Vorgabe zu abstrakt klang. Seltsamerweise konnten sie sich am erfolgreichsten auf den Verzicht konzentrieren, wenn man Ihnen versicherte, dass sie dann besser riechen würden und dass dies besonders von ihren Partnern und Bekannten geschätzt würde. Besonders auffällig war, dass es niemanden gab, der das Rauchen wegen physischer Abhängigkeit nicht hätte aufgeben können – selbst in allerschwersten Fällen von Nikotinsucht. Wenn die Patienten sich erst einmal auf ein anderes Zielverhalten konzentriert hatten, gab es mit dem Entzug keine Probleme mehr. Die betreffende Methode werde ich in Kapitel 4 im Abschnitt über das *Geheimnis der Selbsthypnose* eingehend behandeln.

Man kann die Konzentration erweitern oder vermindern; und das schließt die Konzentrationslenkung und -verlagerung von den sprichwörtlichen Bäumen hin zum Wald und wieder zurück mit ein. Die Fähigkeit zur Verlagerung der Konzentration oder der Aufmerksamkeit kann sich beim Heilen als äußerst nützlich erweisen, und es gibt auch ein paar außergewöhnlich wirksame Heiltechniken, die auf dieser Grundlage entwickelt wurden. Wenn Sie Ihre Aufmerksamkeit auf einen eng begrenzten Körperabschnitt konzentrieren, reagiert der Körper auf diese mentale Konzentration mit verstärktem Blutzufluss, zunehmender Erwärmung und Ausdehnung des Gewebes, höherer Zellaktivität und taktiler Empfindsamkeit. Das sind häufig hilfreiche Heilfaktoren. (Übungen für die Heilung durch Lenkung der Aufmerksamkeit finden Sie in den *pikopiko*-Techniken in Kapitel 7.) Es kommt aber auch vor, dass körperliche Spannungen und Schmerzen durch gelenkte Aufmerksamkeit noch größer werden, weil die lokalen Zellen selbst unter starkem Stress stehen oder weil sie angewiesen werden, die Sinneswahrnehmung einzuschränken oder ihre Funktion einzustellen – zum Beispiel, um die Erinnerungstätigkeit zu unterdrücken. In solch einem Fall empfiehlt es sich, die Aufmerksamkeit auf eine andere Körperpartie umzulenken.

Durch die Kraft der konzentrierten Vorstellung können Sie Ihre Erinnerungen ordnen und eine Geschichte erzählen oder einen Roman schreiben, dessen Handlung für alle Leser überzeugend und nachvollziehbar ist. Noch wichtiger ist, insbesondere für die Heilkunst, dass Sie durch Konzentration der Vorstellung das Verständnis oder die Deutung von Ereignissen verändern können. Vergleichbares gilt für den Inhalt oder die Struktur von Erinnerungen, die sich ebenfalls korrigieren und modifizieren lassen; ja Sie können sogar Erinnerungen erschaffen und damit den Grundstein für neue körperliche oder geistige Gewohnheiten legen. (Schlagen Sie in Kapitel 5 im Abschnitt über *Innere Neugestaltung* nach, dort finden sich Übungen zur Neuordnung der Erinnerung.)

Energie und Geist

Wie der Körper, so lässt sich auch der Geist sehr stark durch Energie beeinflussen. Tatsächlich regt jede Energiequelle, die auf den Körper einwirkt, auch den Geist an – Nahrung, Drogen, Umwelt und der ganze Krempel. Allerdings können die Wirkungen auf den Geist ganz anders aussehen als jene auf den Körper. Dinge, die den Körper abstumpfen lassen, können den Geist anregen, oder umgekehrt. Auf einer Pazifikinsel gibt es einen traditionellen Trunk, der genau diese Wirkung hat: Er dämpft die körperliche Verfassung und klärt den Geist. Wenn Sie den Abend mit Freunden verbringen und diesem Getränk kräftig zusprechen, werden Sie äußerst schlagfertig und geistreich sein; wenn Sie sich dann entscheiden, endlich heimzugehen, werden Sie es nicht schaffen, weil Sie sich nicht mehr erheben können. Ihr Geist wird den Körper mit aller Macht zum Gehen auffordern, aber der Körper bleibt völlig unbeeindruckt.

Mit Ausnahme von Drogen wird im Normalfall alles, was den Körper anregt, auch den Geist anregen und dazu beitragen, das Denken klarer und die Vorstellung deutlicher zu machen. Zu viel dieser Energie kann allerdings schnell dazu führen, dass alles durcheinander gerät. Gewöhnlich verursachen nur Alkohol und Drogen solche Folgen, aber andere Energieformen können ähnliche Wirkungen haben. Beispielsweise können positive Ionen in der Luft stimulierend wirken, aber ein zu hoher Anteil (das heißt zu viele für ein Individuum zu einem bestimmten Zeitpunkt) kann die unangenehmste Stressreaktion hervorrufen: körperlich als Kopfschmerzen oder Grippesymptome und geistig als paranoide oder aggressive Symptome. Die Folgen von umweltbedingten, chemischen und anderen Energieformen können je nach aktuellem Stresspegel positiv oder negativ wirken.

Stress und Geist

Abgesehen von jenem Stress, der durch körpereigene oder körperfremde chemische Substanzen und durch übermäßige Energieeinflüsse aus der Umwelt verursacht wird, kann der Geist sich durch selbst erzeugten Stress überfordern und überbelasten. Die am häufigsten wirksamen Faktoren eines solchen selbst erzeugten Stresses sind Obsessionen und innere Widersprüche.

Der obsessive Geist

Obsessionen oder Zwangsvorstellungen verhaken sich im Geist wie Endlosschleifen, zum Beispiel wie eine Filmschleife, die eine Szene immer wieder vorspielt. Eine mentale Endlosschleife besteht dagegen aus eingebildetem Material, das andere Gedanken, die als gefährlich, zu problematisch oder zu quälend erkannt wurden, ausblenden hilft. Häufig wird sie von Zwangsverhalten begleitet, und dabei entsteht viel Stress, der die körperlichen und geistigen Funktionen massiv behindert. Ich hatte einmal einen Freund, der an Ordnungssucht litt. Wo wir auch hingingen, immer musste er Sachen glatt streichen und sie korrekt und mit gleichem Abstand anordnen. Es war schon schlimm genug, dass er so mit seinen eigenen Sachen verfahren musste, aber schließlich begann er, auch die Angelegenheiten anderer Menschen in gleicher Manier in Ordnung zu bringen. Können Sie sich vorstellen, wie störend es wäre, in einem Restaurant zu speisen, und ein anderer Gast käme dauernd an Ihren Tisch, um das Besteck zurechtzulegen und die Salz- und Pfefferstreuer in eine bestimmte Ordnung zu rücken? Das Problem meines Freundes bestand darin, dass er einige sehr schmerzhafte existenzielle Entscheidungen zu treffen hatte, oder wenn Sie so wollen, auch in seinem Leben etwas glatt zu streichen und zurechtzurücken hatte, und sein zwanghaftes Verhalten half ihm, die überfälligen Entscheidungen vor sich herzuschieben.

Der Geist in Konflikt

In Konfliktsituationen verhält sich der Geist so, als hätte er beschlossen, eine Entscheidung über etwas als wichtig Erkanntes nicht zu treffen. Ein einfaches Beispiel: ein Student steht vor zwei sich gegenseitig ausschließenden Möglichkeiten: Soll er sich für ein medizinisches Propädeutikum oder für ein Dramenseminar entscheiden? Und obgleich er genau weiß, dass er sich sofort entscheiden muss, schiebt er seinen Entschluss immer weiter vor sich her. So eine Situation ist mit beträchtlichem Stress verbunden. Ich kannte einmal einen Mann, der eine einzigartige Strategie für solche Zwangslagen gefunden hatte. Als er an mehreren einander ausschließenden Berufen interessiert war und sich nicht auf ein Metier festlegen konnte, machte er fleißig weiter Pläne für alle Tätigkeiten, während er gleichzeitig einer anderen, völlig unterschiedlichen Arbeit nachging.

Belastendere und länger dauernde Formen der Entscheidungsschwäche entstehen dadurch, dass man sich unaufhörlich Fragen zu Themen stellt, die man für äußerst wichtig hält, obwohl sie keine existenzielle Bedeutung haben und sich, zu allem Überfluss, auch nicht beantworten lassen. In meiner Beratungspraxis habe ich häufig mit solchen Fällen zu tun. Die Menschen kommen mit dem ganz offensichtlichen Bedarf nach Therapie und beschäftigen sich gleichwohl weiter mit völlig zusammenhangslosen Problemen. Die zwei am häufigsten vorkommenden Fragen aus dieser Kategorie lauten: »Warum bin ich eigentlich hier?« (häufig vom Zusatz begleitet: »Warum passiert gerade mir das?«) und »Wer bin ich?« (mit der Abwandlung: »Wer stellt denn die Frage?«). Während beide Themen sich hervorragend eignen, anstehende Probleme auf die lange Bank zu schieben, verursachen sie im Laufe eines Lebens doch eine Menge Stress. Als Therapeut bevorzuge ich die Strategie, die Patienten mit sehr logischen, auf ihrer Lebensphilosophie beruhenden Antworten zu konfrontieren, so dass sie sich sicher genug fühlen und wir ihre Heilung ungestört weiter vorantreiben können.

Hier folgen ein paar bewährte Antworten, die schon vielen Menschen geholfen haben. Auf die Frage: »Warum bin ich eigentlich hier?« lässt sich erwidern: »Um die anstehenden Probleme zu lösen, mit jeder Form von Unterstützung, die sich Ihnen bietet.« Fragt jemand: »Warum passiert gerade mir das?«, kann man antworten: »Weil Sie noch nicht herausgefunden haben, wie man die Situation ändern kann.« Will jemand wissen: »Wer bin ich?«, ließe sich entgegnen: »Das müssen Sie schon selbst entscheiden, wer Sie sein wollen.« Und wenn schließlich noch gefragt wird: »Wer stellt denn diese Frage?«, helfen Sie dem Klienten mit der Antwort: »Wenn das Universum unendlich ist, dann kann sein Mittelpunkt überall sein und deshalb kann jeder so eine Frage stellen.« Als guter Therapeut müssen Sie sogleich weiterfragen: »So, und was wollen Sie denn nun wirklich?«

Geist und Körper im Einklang – oder doch nicht?

Geist und Körper kooperieren immerzu und ununterbrochen. Eigentlich wäre es präziser zu sagen, dass sie immer miteinander interagieren, weil die beiden sich nicht immer so verhalten, als bildeten sie eine Einheit. In den vorangegangenen Abschnitten habe ich Hinweise auf viele Interaktionen bewusst weggelassen, damit ich sie an dieser Stelle umso eingehender behandeln kann.

Wenn der Geist einen Gedanken produziert, reagiert der Körper darauf. Jeder Gedanke initiiert neurochemische Prozesse, die jeweils dem Wesen des Gedankens entsprechen. Machen wir einmal einen einfachen Versuch: Stellen Sie sich für einen Augenblick vor, dass Sie ein Bettler im mittelalterlichen London wären. Da Sie kein Geld besitzen, müssen Sie das Wasser mit einer Schale aus dem Rinnstein schöpfen und trinken. Also los, riechen und schmecken Sie das Wasser. Halt, das reicht! Ich möchte nicht, dass Sie das ganze Buch lang an Brechreiz leiden. Wahrscheinlich haben Sie es sowieso nicht bis zur bitteren Neige ausgehalten. Aber allein schon der Gedanke daran hätte zu neurologischen, chemischen und sogar muskulären Reaktionen in Ihrem Körper geführt – selbst wenn Sie das Buch voller Abscheu beiseite gelegt hätten. Hätten Sie dagegen das Experiment durchgestanden, dann hätten Sie sicher einen fauligen Geschmack im Munde gehabt und gespürt, wie Ihr Körper sich auflehnt und sich ganz elend gefühlt.

Jetzt stellen Sie sich bitte vor, dass Sie König oder Königin von Atlantis wären. Sie sitzen auf einem kostbaren Thron aus Samt und Elfenbein, während der Botschafter aus Lemurien Ihnen eine Schatulle aus Bernstein überreicht, die mit Rubinen, Diamanten und Smaragden angefüllt ist. Halten Sie die Schatulle und berühren Sie die Juwelen, während der gesamte Hofstaat ihre diplomatische Weisheit bejubelt. Sie können einhalten, wann Sie wollen, aber vergessen Sie bitte nicht, dass Sie nur ein Buch lesen. Egal ob diese kleine Geschichte Sie nun erregt, belustigt oder gelangweilt hat, sie wird auf jeden Fall zu körperlichen Reaktionen geführt haben. Vielleicht haben Sie die Oberfläche der Juwelen gespürt, ein angenehmes Gefühl gehabt, Leichtigkeit empfunden oder andere sinnlich wahrnehmbare Effekte registriert.

Wenn Sie sich einbilden, Sie würden krank, dann wird Ihr Körper das Gedächtnis absuchen und anfangen, die notwendigen körperlichen Reaktionen und Substanzen zu produzieren, um die entsprechenden Symptome zu präsentieren. Und wenn Sie sich einbilden, wieder gesund zu werden, wird der Körper umgehend mit den nötigen Vorbereitungen für den Heilprozess beginnen. Wenn Sie sich aber nicht lange genug konzentrieren können, dann werden Sie nur Teilresultate erlangen.

Der Körper erkennt den Geist als Autorität an, aber er respektiert ebenso die Erinnerung, die Energie und die Meinung anderer Leute. Ich habe in meiner Praxis schon viele ältere Menschen erlebt, die sich immer noch den Wünschen ihrer längst verstorbenen Eltern unterwerfen, und auch viele Menschen mit sehr geringer Selbstachtung, die es nicht schaffen, ihrem Körper zu sagen, wie er sich verhalten soll.

Die emotionale Verbindung

Die Verbindung zwischen Geist und Körper wird durch Emotionen hergestellt. Emotionen sind Energiewellen, die Botschaften transportieren. Wenn der Geist mit dem Körper kommuniziert, wird letzterer in dem Maße reagieren, in dem die Emotionen von einem Gedanken angeregt worden sind; dabei transportieren die Emotionen Elemente des Gedankens, so wie etwa eine Radiowelle Informationen übermittelt. Wenn dagegen der Körper mit dem Geist kommuniziert, bedient er sich der Erinnerung, um vergleichbare Wirkungen zu erzielen.

Emotionen existieren nur in dem Maße, in dem sie verspürt werden. Sie werden nicht gespeichert; darin gleichen sie den Wellen des Ozeans, die sich ebenfalls nicht speichern lassen. Wenn Sie einen fröhlichen Gedanken haben oder eine Erfahrung regt eine fröhliche Erinnerung an, so produziert der Körper eine fröhliche Emotion. Wenn Sie einen beängstigenden Gedanken haben oder die Erfahrung regt eine beängstigende Erinnerung an, dann produziert auch der Körper eine beängstigende Emotion. Die Emotionen erscheinen immer zeitgleich mit den Auslösern. Wenn der stimulierende Gedanke oder die anregende Erinnerung verschwinden, vergeht auch die Emotion. Emotionen werden weder gespeichert noch unterdrückt. Kein Mensch ist ein umherwandelndes Arsenal voll alter Emotionen, genauso wie auch niemand die Luft von gestern atmet oder auf den Wellen des Vortags surft.

Nun, wenn Sie keine unterdrückten Emotionen mit sich herumschleppen, warum brechen dann in einer Krise Emotionen, die auf vergangenen Ereignissen beruhen, so übermächtig aus? Die Antwort hat mit einer Kombination aus Reiz-Reaktion und Spannungsenergie zu tun. Spannungen benutzt der Körper, um die Ideen zu unterdrücken, die er vom Geist erfahren hat und die, falls sie anerkannt würden, unangenehme Emotionen hervorrufen würden. Für sich allein drückt der Körper die Emotionen so aus, wie sie kommen – ohne Rücksicht auf etwaige Konsequenzen. Aber wenn der Geist zu der Ansicht gelangt, dass gewisse Emotionen nicht ausgedrückt oder gewisse Vorstellungen oder Erinnerungen nicht anerkannt werden sollten, weil sie qualvoll oder gefährlich sind, dann unterdrückt der Körper sie auf die einzige ihm zur Verfügung stehende Methode, nämlich durch Muskelanspannung – und das bedeutet, dass die Muskeln sich nicht bewegen können. Wenn die Zellen nicht agieren können, können auch die Erinnerungen nichts bewirken und die Emotionen werden nicht existieren. Stellen Sie sich diese Abläufe so vor wie die Errichtung eines Damms, der bewirken soll, dass Wellen erst gar nicht entstehen können, oder wie die Schutzfunktion eines Berges, der den Nordwind zurückhält und das südliche Meer so abschirmt, dass seine Oberfläche still und ungetrübt bleibt. Allerdings erodieren die Hänge der abweisenden Berge unter dem konstanten Einfluss des Windes und auch der Körper gibt unter dem permanenten Einfluss der Spannung nach. Wenn die Einwirkung zusätzlicher, verwandter Ideen oder Erfahrungen in einem Maße zunimmt, dass der Körper nicht mehr damit nachkommt, die zur Unterdrückung der Reaktionen benötigte zusätzliche Spannung zu erzeugen, oder wenn die Gesamtspannung absolut nicht mehr auszuhalten ist, dann kommt es unweigerlich zu einer emotionalen Explosion, die durch die bei dieser Katastrophe entfesselte Spannung noch weiter verschlimmert wird.

Emotionen sind das Medium, mit dessen Hilfe Geist und Körper miteinander kommunizieren. Wenn der Geist Freude oder Leid erfährt, findet im Körper eine emotionale Reaktion statt. Wenn der Körper Lust oder Schmerz empfindet, findet im Geist ebenfalls eine emotionale Reaktion statt.

Jeder Gedanke verursacht eine physiologische Störung oder Erregung. Gedanken, die mit den beiden Grundkonditionen Schmerz oder Lust wenig zu tun haben, verursachen nur sehr wenig Störung oder Erregung und machen sich auch als Verhaltensänderung kaum bemerkbar. Die Amtszeiten von US-Präsidenten gehen den meisten Studenten zum einen Ohr hinein und zum anderen hinaus. Ganz anders sieht es aus, wenn sie diese Daten für eine Prüfung beherrschen müssen; aber schon kurz nach der Prüfung haben sie alles wieder vergessen. Gedanken, die direkt mit mentalem oder körperlichem Schmerz- oder Lustempfinden zu tun haben, können dagegen signifikante Störungen oder Erregungen hervorrufen. Die aktuelle Stärke hängt vom Ausmaß der jeweiligen Grundkonditionen Schmerz oder

Lust ab. Gedanken an einen Einbrecher im Haus oder an die Entgegennahme eines Verdienstordens führen zu massiven energetischen und psychischen Veränderungen.

In vergleichbarer Weise bewirkt jede körperliche Veränderung, wie auch immer sie initiiert worden ist, eine Störung oder Erregung der im Geist ablaufenden Denkprozesse. Erinnern Sie sich nur einmal daran, was sich während der Pubertät alles im Kopf abspielt. Dementsprechend verlaufen physiologische Prozesse, die bei den meisten Menschen mental mit Lust oder Schmerz nichts zu tun haben (zum Beispiel Zellteilungen), vom Geist fast unbemerkt ab. Andererseits können selbstempfundene oder bei anderen beobachtete Verhaltensweisen die geistige Aktivität enorm anregen. Dazu kommt es zum Beispiel, wenn jemand etwas gegen seinen Willen tun muss oder mit politisch diametral entgegengesetzten Vorstellungen konfrontiert wird.

Zusammenfassend lässt sich sagen, dass man den Geist dazu einsetzen kann, dem Körper Lust oder Schmerz zu bereiten, und dass man den Körper dazu verwenden kann, dem Geist Freude oder Leid zu bringen. Das heißt aber auch, dass man beide daran beteiligen kann, den jeweils anderen zu heilen. Der Rest dieses Buches wird sich genau mit diesem Thema beschäftigen.

Teil II
PRINZIPIEN UND METHODEN DES INSTANT HEALING

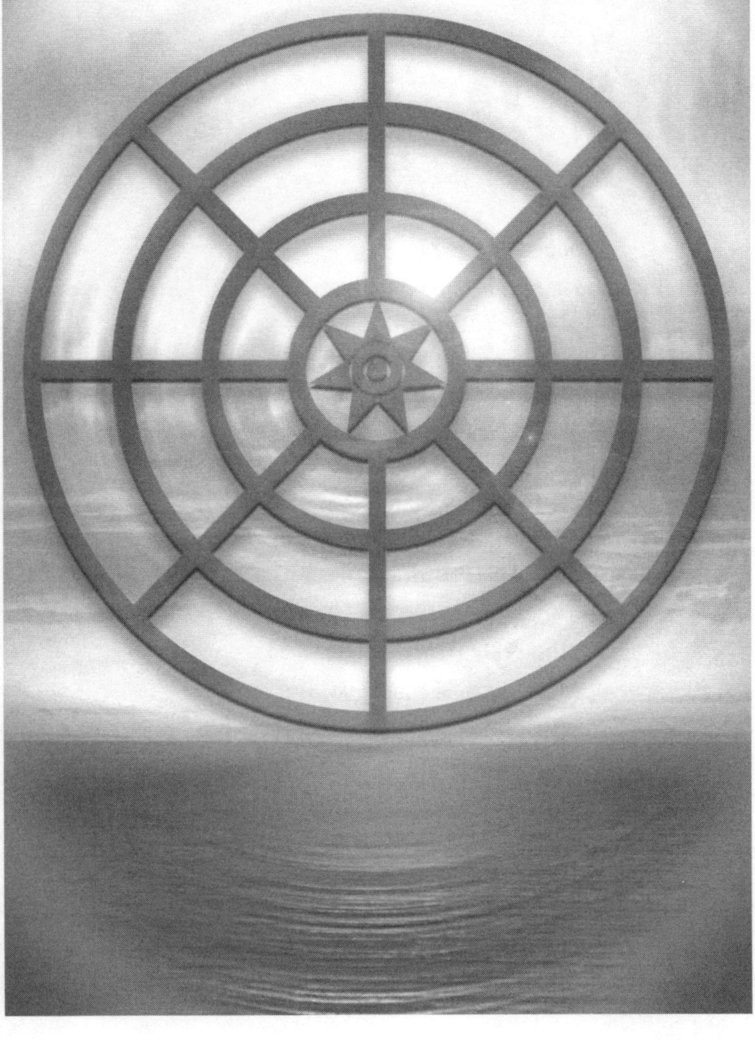

Kapitel 4

INSTANT HEALING mit der Kraft des Wortes

Abracadabra! Das ist das wahrscheinlich bekannteste Zauberwort der Welt. Es beruht auf den ersten vier Buchstaben des Alphabets, die zusammen mit dem Laut »r« zu fünf rhythmischen Silben kombiniert werden. Das Zauberwort soll die gewünschten Resultate augenblicklich herbeiführen. Warum glauben die Menschen an Zauberworte und Zaubersprüche? Warum funktionieren sie manchmal, aber nicht immer? Wie können wir Worte so benutzen, dass sich augenblicklich Heileffekte einstellen? In diesem Kapitel erhalten Sie Antworten auf diese Fragen.

Zauberworte

Wenn Sie Märchen lieben, gerne Rittersagen und Zaubergeschichten lesen oder sich Filme und Fernsehserien über Zauberer und Hexen anschauen, dann wissen Sie, wie wichtig Zauberworte sind. Sie bilden die Hauptbestandteile von Zaubersprüchen. Sicher, es ist nicht sehr schwer, sich magische Zutaten wie Krötenaugen und Echsenzungen zu besorgen, aber wenn man nicht die passenden Worte beherrscht, dann nützt alles Drumherum gar nichts. Ist es nicht merkwürdig, dass im Englischen das Wort für Zauber, Bann oder Zauberspruch [*spell*] identisch ist mit dem Wort für Buchstabieren? Es gehört auch zur Zaubertradition, dass Zaubersprüche auswendig gelernt oder aus

Büchern vorgetragen werden. Zumindest in der abendländischen Tradition gehören sie nicht zur mündlichen Überlieferung.

In vorgeschichtlichen Zeiten waren Höhlenmalereien und Felszeichnungen Symbole mit magischer Bedeutung, die nur wenigen Eingeweihten bekannt waren. Als sie mit der Zeit immer unverständlicher wurden und ihren bildhaften Charakter verloren, schienen sie noch mehr Zauberkraft zu gewinnen. Ein Mensch, der die geheimnisumwitterte Fähigkeit des Lesens beherrschte, brauchte nur die Zeichen auf einer Tafel, einem Papyrus oder einem Stück Papier zu betrachten und er konnte über eine Schlacht der Vergangenheit berichten, konnte »sehen«, was sich im Laderaum eines Schiffes verbarg, konnte das Kommen der Jahreszeiten vorhersagen und sogar eine Sonnenfinsternis voraussehen. Das war pure Hellseherei! Wieder andere Papiere voller magischer Zeichen und Siegel konnten Menschen dazu bringen, Befehle auszuführen. So etwas galt als Psychokinese oder Einflussnahme über weite Entfernungen. Andere Dokumente teilten den Willen der Götter mit oder offenbarten das Wort Gottes. Das war Zauber der höchsten Stufe. Kein Wunder, dass dem geschriebenen Wort oder dem von ihm hergeleiteten gesprochenen Wort Zauberkräfte zugesprochen wurden. Der Zauber erwuchs aus dem Geheimnis.

Als das Schreiben immer mehr verbreitet wurde, verloren die Schriftzeichen viel von ihrem Geheimnis und damit auch von ihrem Zauber, obwohl manche Dichter und eine kleine Schar von Schriftstellern ihn immer noch beschwören können. Aber wo es Geheimnisse gibt, da gibt es auch noch Zauber. Je weniger eine Sprache bekannt ist, umso mehr Zauberkräfte schreibt man ihr zu. Stellen Sie sich einen Zauberer mit einem Spitzbart und einem schwarzrot gestreiften Umhang vor. Er hebt die Arme, lässt aus seinen Fingern Blitze zucken und spricht in befehlendem Ton: »Tu, was ich dir sage!« Das klingt nicht sehr beeindruckend. Wenn er aber sagt: »Alakazam!«, so klingt das doch viel imposanter!

Wie an diesen Beispielen zu erkennen ist, verleiht das Geheimnisvolle auch Autorität. Wenn jemand Gobbledygook spricht, sind alle, die nicht wissen, was Gobbledygook ist, tief beeindruckt. Ein Freund gab mir einmal eine Tonbandaufnahme von einem Mann, der über ein esoterisches Thema gesprochen hatte. Mein Freund meinte, ich sollte mir das anhören, weil es besonders gut war. Nun, ich muss gestehen, dass mein Wortschatz recht groß ist und ich am College Logik studiert habe. Der Mann auf dem Tonband war ein guter und sicherer Sprecher, aber was er sagte, war schierer Unsinn. Es lag nicht daran, dass ich mit ihm nicht übereinstimmte. Es gab auch keinen Anlass, mit ihm übereinzustimmen oder ihn abzulehnen. Die meisten seiner Worte waren wild wuchernder, unzusammenhängender Unsinn, zwischen die er hier und da wohlklingende, aber nichts sagende Begriffe einfügte. So einfühlsam wie möglich brachte ich meinem Freund den wahren Inhalt des Vortrags nahe, und er war über seine eigene Leichtgläubigkeit doch sehr verblüfft.

Wenn Worte mit einer bestimmten Betonung oder in einem besonderen Zusammenhang ausgesprochen werden, kann ihnen das viel mehr Gewicht verleihen als unter regulären Umständen. Die Worte eines Gebets oder einer politischen Rede, die Worte eines Arztes oder eines Hypnotiseurs können eine weit über ihren normalen Gehalt hinausreichende Bedeutung erlangen, weil diese Bedeutung sehr stark davon abhängt, wann, wo und von wem die Worte ausgesprochen werden.

Im Prinzip sind Worte nichts anderes als Lautgebilde oder subjektive Zeichen, denen wir eine Bedeutung zuordnen. Sprachen sind aus Lauten und Zeichen bestehende Systeme, die von bestimmten Menschengruppen gesprochen werden. Mehr lässt sich dazu nicht sagen. Jegliche Macht, die Worte haben können, wird ihnen von Menschen verliehen. Je mehr Macht den Worten verliehen wird, umso größer wird ihr Einfluss auf die Menschen; aber es ist so und bleibt dabei, dass ihnen die Macht von außen zugesprochen wird und nicht in ihnen angelegt ist. Sprechen Sie einem zwölf Jahre alten chinesischen Jungen die stärkste Zauberformel in klassischem Hebräisch vor – sie werden nichts als Unverständnis beobachten, auf keinen Fall aber Ehrfurcht oder Ergriffenheit. Und in einen Frosch werden Sie ihn auch nicht verwandeln können.

Trotz allem, was bis jetzt gesagt worden ist, bleiben Worte doch immer noch äußerst nützliche Hilfsmittel für die Heilprozedur. Unter der Voraussetzung, dass Sie ihre Bedeutung verstehen und ihnen

Autorität verleihen können, sind sie am wirksamsten, um Ihre Aufmerksamkeit zielgerichtet einzusetzen und um die eigene Konzentration zu intensivieren. Je besser Sie sich auf einen heilenden Gedanken oder Vorsatz konzentrieren können, umso rascher und gründlicher wird der Körper bei der Heilung reagieren. Also sehen wir uns einmal an, wie man mit einfachen Worten magische Resultate erzielt.

Heilung durch Interpretation

Als ich vor ein paar Jahren eine Lerngruppe unterrichtete, kam eine Teilnehmerin zu spät, völlig außer Atem und ganz aufgelöst. Nach kurzer Zeit hatte sie sich wieder beruhigt und konnte uns erzählen, dass sie auf dem Herweg mit knapper Not einem Unfall entronnen war. Mit erstaunlicher Detailgenauigkeit beschrieb sie, wie ein Auto aus einer Nebenstraße herausgekommen war und fast in sie hineingerast wäre. Wenn sie nicht so geistesgegenwärtig reagiert und sofort gebremst hätte, wäre sie auf der Stelle totgefahren worden. Sie konnte gar nicht mehr aufhören zu erzählen, dass sie fast getötet worden wäre, und sie befand sich tatsächlich in einem ernsten Zustand, voller Furcht und Stress. Da unterbrach ich sie abrupt und sagte: »Aber Sie sind doch jetzt hier und wohlauf, nicht wahr?« »Was??« erwiderte sie ganz verblüfft. Ich wiederholte meine Bemerkung und fügte hinzu: »Ich sagte, dass Sie noch einmal davongekommen sind. Jetzt sind Sie hier bei uns, und das ist wunderbar, nicht wahr?« Nach kurzer Betroffenheit entspannte sich ihr Körper und sie blickte lächelnd um sich. Dann sagte sie: »Ja, Sie haben Recht.« Und für den Rest des Abends machte sie einen glücklichen Eindruck.

Diese Frau war auf eine Interpretation oder Verständnisweise des Vorfalls fixiert, die ihn wie ein Nahtod-Erlebnis erscheinen ließ. Die von ihr verwendeten Worte sorgten dafür, dass diese Interpretation fortlaufend verstärkt wurde, und die daraus resultierende verengte Sichtweise erhielt und vergrößerte sogar noch ihre Furcht- und Stressempfindungen. Anstelle eines Beruhigungsmittels benötigte sie jedoch nur einen Anstoß, der ihre Sichtweise veränderte. Einige wenige Worte, die sich aus der aktuellen Situation ableiten ließen, lenkten sie von den eingebildeten Schmerzen und Verletzungen ab und ihre Aufmerksamkeit zum aktuellen Zustand hin – nämlich, dass sie noch lebte und sich bester Gesundheit erfreute. Ihr emotionales Trauma wurde in weniger als einer Minute geheilt.

Suche das Gute in einem vergangenen Geschehen oder in seinem gegenwärtigen Resultat, und stelle sodann dieses Gute in das Zentrum deiner Aufmerksamkeit.

Die Re-Interpretation einer Erfahrung gehört zu den wirkungsvollsten Heilprinzipien. Damit lassen sich emotionale Verletzungen genauso gut heilen wie körperliche Wunden. Und alles beruht nur darauf, die richtigen Worte zu wählen. Ich möchte jetzt noch einige Varianten dieser Methode näher beschreiben. Sie alle basieren auf folgendem Prinzip:

Die positive Formulierung

Die positive Formulierung ist die einfachste Variante. Bei dem eben geschilderten Fall habe ich mich ihrer bedient. Alles, was Sie machen müssen, ist nach dem Positiven in den Erlebnissen der Vergangenheit oder in ihren gegenwärtigen Resultaten zu suchen und die Aufmerksamkeit darauf zu lenken. Dabei ist es nicht so, dass Sie die negativen Erlebnisse ignorieren, sondern dass Sie einfach die positiven Aspekte viel deutlicher hervorheben. In dem Maße, in dem Sie diese Methode beherrschen, können Sie jede Menge Stress lindern oder auflösen, der sich durch zu lange Beschäftigung mit negativen Erfahrungen aufgestaut hat. Je schneller derartiger Stress eliminiert werden kann, umso schneller erfolgt die Heilung. Sogar körperliche Symptome, die durch solchen Stress verursacht worden sind, verschwinden mit verblüffender Geschwindigkeit.

Beschreibung der nackten Tatsachen

Es geschieht sehr häufig, dass negative Nachwirkungen bei der Beschreibung der auslösenden, unangenehmen Erlebnisse durch wiederholte und sich verstärkende Verwendung von »belasteten« Worten erhalten und verschlimmert werden.

Ein »belastetes« Wort zeichnet sich dadurch aus, dass es eine emotional heftige und negative Reaktion hervorruft. Häufig sind solche Begriffe abstrakt, das heißt, dass sie nichts Konkretes oder Typisches beschreiben, sondern lediglich Gefühle verstärken.

In zahlreichen Fällen bin ich schon von Patienten konsultiert worden, die während ihrer Kindheit in unterschiedlicher Form sexuell missbraucht wurden. Oft besteht das einzig Positive in der Tatsache, dass sie den skandalösen Vorfall überlebt haben. Das reicht aber nur selten aus, daraus eine positive Sicht zu gewinnen und den Heilungsprozess zu initiieren. Wenn es Ihnen nicht gelingt, einen genügend starken positiven Gesichtspunkt herauszufiltern, dann müssen Sie dazu übergehen, die negativen Elemente abzuschwächen oder zurückzudrängen. In allen Fällen von Kindesmissbrauch, in denen die belastende Erinnerung weiterhin stört und quält, existieren noch emotional belastende Erinnerungen an den auslösenden Vorfall und an das dabei Erlebte. Es spielt überhaupt keine Rolle, ob Sie es für gerecht halten oder nicht, aber wenn solche Erfahrungen einen Menschen nicht glücklicher oder gesünder machen, dann sollten sie auf keinen Fall erhalten bleiben.

In einem für Kindesmissbrauch typischen Fall beschrieb eine Patientin ihr Erlebnis in folgender Weise: »Mein Vater hat mich vergewaltigt. Erst hat er meine Selbstachtung durch seinen Missbrauch zerstört, und dann hat er mich auch noch allein gelassen.« Die objektive Darstellung sah so aus: »Mein Vater hat mich da am Körper berührt, wo ich das nicht wünschte. Das gefiel mir nicht. Dann ging er fort und ich habe ihn nie wiedergesehen.« Die Fakten sind die gleichen wie zuvor, aber sie sind auf das Wesentliche reduziert und ohne belastete Worte wiedergegeben worden. Der neuen Beschreibung mangelt es vielleicht an gerechtfertigter Wut, aber andererseits verschärft sie die Spannung nicht noch weiter. Durch konsequenten Gebrauch dieser neuen Version gelang es der betroffenen Frau (in weniger als einer Woche) viele Verhaltensweisen abzulegen, die sie bisher daran gehindert hatten, alle ihr in ihrem jetzigen Leben zustehenden Erfolgs- und Glückserfahrungen zu genießen.

Die Tatsachen sind die gleichen, aber ihre Beschreibung wird auf das Allerwesentlichste reduziert, und dies unter Verzicht auf belastete Wörter.

Um einen Vorgang oder Sachverhalt auf die objektiven Fakten zu reduzieren, müssen Sie zunächst alle Eigenschaftswörter eliminieren. Anschließend ersetzen Sie alle emotional geladenen Wörter durch neutrale Synonyme. Selbstverständlich müssen bei alledem die objektiven Tatsachen unangetastet bleiben.

Kreative Interpretation

Meine bevorzugte Definition für Wahrheit ist: »Wahrheit ist.« Wenn Sie für sich davon ausgehen, dass das Universum unendlich ist, dann wird alles, was Sie dieser grundlegenden Feststellung hinzufügen, einschließlich irgendwelcher Erfindungen und Phantasien, auch wahr sein. Folglich entscheidet jeder Mensch darüber, was wahr und was nicht wahr ist, und dabei bezieht er sich auf den persönlichen Hintergrund, einschließlich aller Erlebnisse, Gewohnheiten, Ansichten und Neigungen. Eine so genannte Tatsache ist jeweils an anderer Stelle als Meinung, auf die sich zwei oder mehr Personen einigen, definiert worden. Wann immer irgendetwas geschieht, wird es interpretiert; und häufig wird die Interpretation selbst als Tatsache behandelt. Sie können zum Beispiel sagen: »Der Himmel ist blau.« Auf den ersten Blick erscheint das offensichtlich; aber ein Naturwissenschaftler könnte einwenden: »Nein, der Himmel ist farblos. Was Sie sehen, ist der blaue Bereich des gebrochenen Sonnenlichts.« Und ein Mystiker könnte behaupten: »Es gibt keinen Himmel. Das ist eine Sinnestäuschung.« So kann alles auf die Weise interpretiert werden, die man wünscht.

Wenn es um Heilung geht, dann kann Interpretation problematisch werden, weil die Behandlung eines Symptoms gewöhnlich von der Interpretation seiner Ursache bestimmt wird. Der Wert einer Interpretation misst sich einzig und allein an ihrem Beitrag zur Heilung. Sie können Symptome und Krankheitsbilder in jeder gewünschten Weise interpretieren, oder Sie können sich der Interpretation einer vertrauenswürdigen Autorität anschließen. Allerdings habe ich von einem sehr pragmatischen Standpunkt aus festgestellt, dass die nützlichsten Interpretationen von Krankheitssymptomen und Krankheitsbildern sich auf die vier Ebenen von innerem Stress zurückführen lassen – auf körperlichen, emotionalen, mentalen und spirituellen Stress. Der Vorteil dieser Interpretation liegt darin, dass Sie sofort an die Arbeit gehen können, gleichgültig welche Mittel oder Hilfen Ihnen zur Verfügung stehen. Dazu kommt, dass die vierdimensionale Interpretation Sie von mancher Furcht und Hilflosigkeit befreit und Ihnen gestattet, jegliche Behandlungsform in den Heilungsprozess zu integrieren. Ob Sie sich dieser Ansicht anschließen oder nicht, bleibt Ihnen überlassen. Sie sollten aber immer daran denken, dass Sie zwischen einer Interpretation wählen können, bei der Sie sich hilflos fühlen, oder einer anderen, die Ihre Erfolgschancen vergrößert.

Der Wert einer Interpretation zu Heilzwecken besteht darin, wie gut sie die Heilung unterstützt. Sie können Symptome und Zustände nach Belieben interpretieren …

Lassen Sie mich ein konkretes Beispiel anführen. Vor einigen Jahren wurde ich krank und der Arzt stellte Lungenentzündung in fortgeschrittenem Stadium fest. Ich entschied mich, sie auf extremen inneren Stress zurückzuführen. Gleichwohl nahm ich die Antibiotika, die er verschrieben hatte, weil ich wusste, sie würden mir helfen, den Stress zurückzudrängen. Außerdem wandte ich viele weitere Methoden und Techniken an, alle mit dem Ziel, den Stress zu eliminieren. Das Resultat all dieser Bemühungen war, dass die Symptome der Lungenentzündung in drei Wochen vollständig verschwunden waren und ich mich so wohl wie nie zuvor fühlte.

Heilung durch Affirmation

Affirmationen sind Feststellungen, die wie Tatsachen klingen, allerdings mit der Einschränkung, dass sie zum aktuellen Zeitpunkt zutreffen können oder auch nicht. Das Ziel besteht darin, sie so auszusprechen, dass sie zu Fakten werden oder dass sie Fakten, die nur wenig glaubwürdig scheinen, untermauern. Affirmationen werden des Öfteren wie Zaubersprüche behandelt, aber sie haben nicht mehr Kraft als andere Wörter auch – das bedeutet, dass sie die Aufmerksamkeit auf ein gewünschtes Ziel fixieren sollen.

Eine effiziente Affirmation erkennt man daran, dass sie vom Körper als glaubhaft angenommen wird. Eine sehr effiziente Affirmation zeichnet sich dadurch aus, dass sie dem Köper dabei hilft, das zu tun, was er im Grunde schon sicher beherrscht. Die Affirmationen, für die wir uns in diesem Buch besonders interessieren, sind jene, die den Körper bei der Selbstheilung unterstützen.

Viele Affirmationen bleiben erfolglos, weil sie zu abstrakt oder zu intellektuell klingen. Der Körper kann sich einfach nicht auf sie einstellen. Beachten Sie bitte den riesigen Unterschied zwischen einer affirmativen Aussage wie »Die universelle Energie durchströmt mich im Augenblick und mein Körper befindet sich in einem mustergültigen Zustand« und der folgenden »Tag für Tag fühle ich mich spürbar besser«. »Universelle Energie« und »in einem mustergültigen Zustand« gehören nicht zum normalen Erfahrungs- und Wortschatz. Der Körper kann mit einer Aussage wie »sich besser fühlen« sehr viel mehr anfangen.

Eine gute Affirmation wendet sich an die Erinnerung des Körpers, um vorhandene Fähigkeiten abzurufen und zu verstärken. »Ich bin gesund« erscheint viel zu abstrakt, es sei denn, das Wort »gesund« ist schon mit einer positiven Erinnerung verknüpft. »Ich fühle mich so gut wie früher, als ich noch regelmäßig Basketball spielte« ist sehr gut, insbesondere, wenn Sie sich beim Basketballspielen tatsächlich sehr wohl gefühlt haben. Sie können auch verstärkende Affirmationen verwenden: »Mein Körper weiß, wie man mit Krebszellen fertig wird, und er tut es auch gerade.« Oder: »Mein Körper weiß, wie man diesen Arm zu bewegen hat, und er tut es ganz hervorragend.«

Affirmationen haben dieselbe Kraft wie andere Wörter – sie helfen uns, die Aufmerksamkeit besser auf das zu konzentrieren, was wir wollen.

Wie oft soll oder kann man Affirmationen einsetzen? Die Antwort ist ganz einfach: So oft, wie eine Affirmation benötigt wird. Eine Affirmation ist nicht wie ein täglicher, regelmäßiger Vitamintrunk. Sie gleicht eher der Entwicklung einer neuen geistigen Angewohnheit, die vom Körper übernommen wird. Je schneller Sie Resultate wünschen, umso häufiger müssen Sie sich auf die gewünschten Effekte konzentrieren. In der Folge stelle ich Ihnen einige der wichtigsten Affirmationen vor.

Affirmative Vergleiche

Verblüffende Heilerfolge lassen sich mit Vergleichen erzielen, die auf vertraute Erinnerungen anspielen: »Mein Geist ist so still und friedlich wie ein Bergsee.« »Mein Körper kann sich entspannen wie eine ruhende Katze.« Oder: »Meine Haut ist so rein wie Mutters gläserne Tischplatte.« Solche gezielten Vergleiche mit Erinnerungen bewirken, dass der Körper reagiert und die angesprochenen Effekte zum Vorbild nimmt. Wenn Sie sich mit einer ruhenden Katze vergleichen, versucht auch der Körper sich so zu entspannen wie eine Katze. Je besser, stärker oder angenehmer eine Erinnerung ist, umso besser wird die körperliche Reaktion ausfallen.

Affirmative Metaphern

Der Körper reagiert sehr intensiv auf plastische Bilder und Worte, und diese eignen sich also hervorragend, um heilkräftige Bilder zu vermitteln. Eine Metapher ist eine Redewendung, mit der ein Symbol beschrieben wird. Am wirkungsvollsten geschieht das in Form von Erinnerungen, die durch Phantasie verstärkt werden und dadurch einen Inhalt mit einem anderen verknüpfen. Ein metaphorischer Ausdruck wie »Ich bin ein Baum, voller Leben und Kraft. Meine Wurzeln empfangen Nahrung aus der Erde, meine Blätter beziehen Energie von der Sonne. Ich bin ein Baum, voller Leben und Kraft.« kann den Körper dazu bringen, selbst so zu werden wie ein starker und gesunder Baum. Alle Eigenschaften und Zustandsformen, die Sie bewundern, eignen sich für die Heilung mit Metaphern.

»Ich bin ein Baum voller Leben und Kraft.«

Affirmative Schnellformeln

Eine affirmative Schnellformel ist ein prägnanter Ausdruck oder ein kurzer Satz, der schnell und so lange wiederholt wird, bis sich eine Änderung einstellt. Zum ersten Mal habe ich diese Form von Affirmation benutzt, als ich auf den Skilift wartete und meine Finger vor Kälte ganz starr geworden waren. Ich stellte mir ein Feuer in einem Kamin vor und sprach vor mich hin: »MeineHändesindwarm – meineHändesindwarm – meineHändesindwarm – meineHändesindwarm.« Nach etwa fünf Minuten wurden meine Hände tatsächlich angenehm warm. Seit dieser Zeit habe ich affirmative Schnellformeln schon häufig bei leichten Beschwerden eingesetzt; auch für emotionale Anlässe und mentale Aufmunterungen sind sie sehr gut geeignet. Auf Seminaren bitte ich die Teilnehmer eine Minute lang still die Schnellformel »Ichfühlemichwohl.« zu wiederholen. Die Leute sind immer wieder von der Wirkung überrascht. Ich weiß nicht, wie gut affirmative Schnellformeln bei schwereren Krankheiten funktionieren. Theoretisch betrachtet sollten sie helfen, zumindest werden sie keinen Schaden anrichten.

Radikale Affirmation

Radikale Affirmationen setzen viel Mut voraus, weil sie etwas aussprechen, was offensichtlich nicht wahr ist. Diese Form der Affirmation habe ich von einem Mann gelernt, der sie gegen sein Asthma einsetzte. Er hatte schon alle möglichen konventionellen und alternativen Heilmethoden ausprobiert und keine einzige hatte ihm geholfen. Zu guter Letzt war er so frustriert, dass er eindringlich zu sich sprach: »Ich habe kein Asthma! Ich habe nie Asthma gehabt! Ich werde nie Asthma haben!« Damit verstieß er gegen alle Grundsätze der »guten Affirmationen«. Aber er wiederholte seinen Vers mehrfach täglich, über sechs Monate, und danach war sein Asthma verschwunden. Sie werden sicher bemerkt haben, dass er in jedem Einzelsatz eine Verneinung verwendete. Manche Experten behaupten, dass das Unterbewusstsein Verneinungen nicht hört, aber das ist Unsinn, weil es grundsätzlich alles hört. Was diese Leute wahrscheinlich meinen, ist, dass ein Satz wie »Ich habe kein Asthma.« etwa so wirkt wie »Denke nicht an einen rosa Elefanten.« Damit man an den rosa Elefanten nicht-denkt, muss man zunächst aber an ihn denken. Vielleicht hat es deshalb auch sechs Monate gedauert, bis der Körper die Botschaft endlich verstand. Selbst wenn es so gewesen wäre, bleibt doch die wichtige Erkenntnis, dass durch intensives Wiederholen eine »Lüge« zur Wahrheit wurde.

Diese Erkenntnis sollten wir etwas näher betrachten. Manchen Menschen bereiten Affirmationen deshalb Schwierigkeiten, weil sie den Eindruck haben, sich selbst zu belügen, selbst bei den einfachsten und sinnfälligsten Anliegen. Sie stellen sich wahrscheinlich die Frage: »Wie kann ich sagen, dass es mir gut geht, wenn das doch gar nicht stimmt.« Das ist ein Problem der Interpretation und der Intention. Wenn Sie eine Affirmation als Lüge verstehen und meinen, Ihren Körper mit krummen Tricks zur Gesundheit zurückzubringen, dann ist das tatsächlich »schlecht« und wird kaum zum Erfolg führen. Wenn Sie aber heilende Affirmationen als Leitlinien verstehen und fest daran glauben, Ihrem Körper etwas Gutes zu tun, dann ist das »gut« und es wird auch helfen.

Durch intensive Wiederholung kann eine »Lüge« zu einer »Wahrheit« werden.

Heilung auf Anweisung

Anweisungen sind Befehle, Anordnungen und Belehrungen, die Sie Ihrem Körper erteilen. In diesem Fall präsentieren Sie Ihrem Körper keine Aussage, sondern sagen ihm stattdessen, was er tun soll, oder in manchen Fällen, wie er es tun soll. Sie werden dieses Prinzip schon kennen, wenn Sie sich schon einmal gesagt haben: »Entspanne!« oder »Bleib ruhig!« Genauso gut können Sie zu sich sagen: »Werde gesund!« oder »Fühle dich wohl!« Erstaunlich ist an dieser Methode, dass Ihr Körper auch um so schneller reagiert, je überzeugter und frühzeitiger Sie ihm die Anweisungen erteilen. Wie oft schon hat mein Körper Erkältungssymptome, Rückenschmerzen, Muskelkrämpfe oder -zerrungen, Übelkeit oder Kopfschmerzen produziert, und alles, was ich sagen musste, war: »Schluss damit!« oder »Aufhören!«, und die Symptome verschwanden umgehend. Meine Frau stellte einmal erste Anzeichen von Grippe an sich fest und reagierte sofort: »Körper, hör

Anweisungen funktionieren besser, wenn sie mit Bildern arbeiten. »Okay, Korpus, ich möchte, dass du das Immunsystem auf Vordermann bringst. Lass die Lymphozyten los ... und mach klar Schiff.

damit auf! Ich habe keine Zeit dafür; also bleib gesund!« Und auch hier vergingen die Symptome im Nu.

Knappe Anweisungen sind sehr gut, aber Sie können auch ruhig etwas kreativer sein. Ähnlich wie Affirmationen funktionieren auch Anweisungen besser, wenn sie mit Bildern arbeiten. »Okay, Korpus, ich möchte, dass du das Immunsystem auf Vordermann bringst. Lass die Lymphozyten los (Sie können sich diese speziellen weißen Blutkörperchen als Staubsauger oder ähnlich wirksame Helfer vorstellen) und mach klar Schiff! Sorg dafür, dass die Antikörper kräftig aufräumen und uns vor allen Eindringlingen schützen. Ich möchte ein Immunsystem, das ordentlich funktioniert. Du weißt, was zu tun ist. Wenn du Hilfe brauchst, fordere sie einfach an. Wende dich ans Gehirn, falls du allein nicht klarkommst. Sieh zu, dass du das schaffst. Das wär's – danke, Kumpel!« Wenn Sie mit Ihrem Körper sprechen, brauchen Sie nicht so formal zu sein.

Indirekte Anweisungen

Indirekte Anweisungen bestehen aus Wortpaaren, welche die Aufmerksamkeit Ihres Körpers auf Erinnerungen oder Bilder lenken und damit positive Sinneswahrnehmungen oder Gefühle hervorrufen. Beispiele sehen wie folgt aus:

- fließendes Wasser
- tropfender Regen
- kühlender Wind
- wärmender Sonnenschein
- schmelzendes Eis
- rieselnder Schnee
- singende Vögel
- brüllende Löwen

Diese Wortpaare wirken am besten, wenn Sie sie langsam und bedächtig aussprechen und anschließend eine kleine Pause machen. Dann hat das Bild genügend Zeit, sich aufzubauen und zu stabilisieren. Wenn Sie wollen, können Sie noch weitere bildhafte Elemente hinzufügen: »Vögel singen im Garten, wenn die Sonne nach dem Regen wieder hervorkommt.« Es handelt sich dabei um kurze Beschreibungen inhaltsschwerer Momente, und der Körper reagiert darauf mit den entsprechenden Gefühlen und Sinneswahrnehmungen. Für noch speziellere Resultate müssen Sie beim Aussprechen der indirekten Anweisungen die bewusste Aufmerksamkeit auf einen bestimmten Körperteil konzentrieren. Denken Sie zum Beispiel an »schmelzendes Eis«, während Sie Ihr Bewusstsein auf eine verspannte Körperregion lenken.

Heilung durch Segnen

Segenssprüche bestehen aus Worten, welche die eigene Aufmerksamkeit oder Absicht verstärken helfen. Auf den ersten Blick mögen sie wie Affirmationen oder wie Anweisungen erscheinen, aber sie unterscheiden sich ganz eindeutig von diesen beiden.

Affirmatives Segnen

Affirmative Segenssprüche wirken wie Komplimente. Sie können anerkennend (»Dankeschön.«), lobend (»Sehr gut gemacht!«) und bewundernd (»Du bist ja ganz schön clever.«) gemeint sein. Sie und Ihr Körper sind bekanntlich immer daran interessiert, Verhaltensweisen zu wiederholen und zu intensivieren, die Sie als angenehm empfinden. Und Komplimente tun allemal gut. Sie können Ihren Körper dafür segnen, dass er Zellen wieder wachsen lässt, Wunden heilt, atmet, das Blut zirkulieren lässt, sich selber rein hält, mit Medikamenten oder anderen Eingriffen von außen kooperiert und für alle weiteren Aktionen, die Sie ihm hoch anrechnen. Auf den ersten Blick mag es etwas seltsam ausschauen, dem Körper für Dinge zu danken, die eigentlich als selbstverständlich vorausgesetzt werden. Die Erfahrung von vielen Menschen hat jedoch gezeigt, dass der Körper umso mehr für Sie tut und das auch noch viel besser, je mehr Sie ihn für sein Wirken loben. Im Grunde

> *Je mehr Sie bewusst loben, was Ihr Körper für Sie tut, desto mehr und umso besser tut er, was Sie loben.*

genommen erkennen Sie so gutes Benehmen an; und das ist immer auch schon der erfolgreichste Weg gewesen, um Tiere und Kinder zu erziehen – und für den Körper trifft das ebenfalls zu.

Wenn Sie Ihren Körper loben, sei es in Gedanken oder Worten, dann tun Sie das ruhig auch einmal mit überschwänglichen Worten. »Mensch! Du hast ja zwei Pfund abgenommen! Das ist ja sagenhaft! Mach weiter so!« Anerkennung ist allein schon eine Belohnung. Ich weiß, dass es ungewöhnlich klingt, aber Ihr Körper hört Lob außerordentlich gern. Beim Heilen müssen Sie daher darauf achten, dass Sie jede, auch die unscheinbarste Regung in die gewünschte Richtung würdigend hervorheben und niemals ein Wörtchen der Unzufriedenheit oder gar der Kritik fallen lassen. Die Resultate mögen nicht immer gleich sichtbar werden, aber früher oder später (je nachdem, wie oft Sie ihren Körper loben) werden Sie deutliche Verbesserungen beobachten können.

Der Anwendungsbereich des Segnens beschränkt sich aber nicht nur auf Ihren Körper. So wie Ihr Körper auf eine ihm zugedachte affirmative Metapher reagiert, so reagiert er auch auf Segenssprüche oder Komplimente, die Sie anderen Menschen oder Dingen zueignen. Es scheint ganz so, als ob der Körper jedes von Ihnen ausgesprochene Kompliment mithört, auf sich bezieht und sich deshalb anschließend besser fühlt und verhält. In einer abgewandelten Form, die ich als »summarisches Segnen« bezeichne, segnet man (ohne Unterbrechung und so lange man es aushält) alles Gute, an das man sich erinnern kann, und alles Gute in der persönlichen Umgebung. Sollten Sie beim Segnen dennoch eine Pause machen, beginnen Sie so schnell wie möglich wieder damit. Ein Mann, dem ich diese Heilmethode nahe gebracht habe, konnte sich in weniger als einer Woche von chronischem Asthma befreien. Und ich habe damit innerhalb von knapp fünfzehn Minuten mein Knie kuriert.

Kann man den Segen auch für das emotionale Heilen einsetzen? Die Antwort lautet eindeutig »ja«, aber in diesem Fall gilt die Anerkennung Ihrem eigenen Geist. Sie loben ihn dafür, dass er alles Gute bei Ihnen, in der Welt und bei anderen Menschen wahrnimmt; außerdem würdigen Sie all seine positiven mentalen Aktionen und Fähigkeiten. Beispiele wären: »Hallo, Geist, diese Aufgabe hast du aber sehr gut erledigt.« »Vielen Dank, dass du mich auf die schönen Blumen aufmerksam gemacht hast.« »Gut, dass du jener Person zumindest ein wenig vergeben konntest.« Mit solchen Ansprachen gelingt es Ihnen, den mentalen Stress zu reduzieren und emotionale Konflikte leichter zu lösen. Das mag noch seltsamer scheinen als die verbalen Anweisungen an den Körper, aber es funktioniert, selbst wenn Sie nie herausfinden sollten, von wem der Segen eigentlich stammt.

Segnen mit Anweisung

Segnen mit Anweisung kann man mit einem Glückwunsch vergleichen. »Gute Reise!« ist ebenso ein Segen mit Anweisung wie »Guten Appetit!« und »Viel Spaß!«. Der alte irische Segen »Auf dass du immer Rückenwind haben mögest!« soll für eine Reise Glück verheißen, und Karten, die gute Besserung wünschen, sind gleichfalls als Segen mit Anweisung zu verstehen.

Damit Sie diese Art von Segen so wirksam wie möglich bei der Selbstheilung einsetzen, müssen Sie ihn folgendermaßen formulieren: »Mach dies ..., so dass ...« Ihren Körper können Sie am besten so ansprechen: »Jetzt nimm diese Medizin und verwende sie, um das Immunsystem zu stärken, so dass wir uns wieder kräftig fühlen und einen Waldspaziergang genießen können.« Gegenüber Ihrem Geist sollten Sie es vielleicht wie folgt probieren: »Immer mit der Ruhe und konzentriere dich auf die Gegenwart, so dass wir nicht aus dem Gleichgewicht geraten und klarer überlegen können.« Wie Sie diese Segen formulieren, bleibt ganz und gar Ihnen überlassen, aber es ist äußerst wichtig, dass Sie Ihrem Körper oder Geist sagen, was Sie wollen, und dass Sie ihm auch gute Gründe dafür nennen.

> *Sagen Sie Ihrem Körper, was er für Sie tun soll, und nennen Sie ihm auch gute Gründe dafür.*

Das Geheimnis der Selbsthypnose

Der namhafte Hypnotherapeut T. X. Barber hat einmal behauptet, dass es so etwas wie Hypnose gar nicht gäbe. Als schlüssigen Grund führte er an, dass die Gehirnwellen während der Hypnose sich in nichts von denen des normalen Wachzustands unterscheiden. Wie kann man dann aber die sonderbaren Dinge erklären, die ein Hypnotiseur bei einer Bühnenvorführung mit seinen Teilnehmern anstellt? Besitzt er denn nicht eine geheimnisvolle Kraft?

Lassen Sie mich zunächst einmal erklären, was bei solch einer Hypnoseshow geschieht, denn das wird Ihnen helfen, die Wirkung der Selbsthypnose zu verstehen. Erstens wollen alle Anwesenden, vielleicht mit Ausnahme derer, die von ihren Ehepartnern mitgebracht wurden, die Show sehen. Das heißt, dass sich ein Publikum mit deutlich erkennbaren Interessen eingefunden hat. Im Normalfall bittet der Hypnotiseur ein paar Freiwillige auf die Bühne – je nach Zahl der Anwesenden 10 oder 12 Personen. Die Menschen, die sich auf diese Aufforderung einlassen, bilden eine noch enger definierbare Gruppe. Dann bewegt der Hypnotiseur seine Hände und spricht von Entspannung, um sie in eine »leichte Trance« zu versetzen. Eigentlich braucht er seine Hände gar nicht zu bewegen, aber das sieht gut aus und hilft ihm, die Aufmerksamkeit seiner Bühnengäste zu gewinnen. »Leichte Trance« bedeutet, dass die Augen geschlossen sind und der Körper ruhiggestellt ist. Anschließend wird er mit ihnen ein kleines Experiment anstellen, um festzustellen, wie tief sie »hypnotisiert« sind. Gewöhnlich fordert er sie auf, die Arme vor dem Körper anzuheben; dabei sollen sie sich vorstellen, dass ein Arm an einem Ballon befestigt ist und der andere an einem schweren Gewicht. Es ist immer wieder überraschend und amüsant zu beobachten, wie einige Arme nach oben gezogen werden und andere nach unten, und ein paar bewegen sich überhaupt nicht. Dieses Experiment sowie vergleichbare Übungen können auch ohne jegliche Vorbereitung ablaufen; aber weil die Präliminarien so ungewöhnlich wirken, gewinnen die Zuschauer den Eindruck, etwas Besonderem beizuwohnen. Nach ein paar Sekunden wird der Hypnotiseur die Freiwilligen durch ein Signal aufwecken, indem er in die Hände klatscht oder mit den Fingern schnippt. In Wirklichkeit waren sie gar nicht eingeschlafen, und er hätte ihnen auch verbal auftragen können, ihre Augen wieder zu öffnen. Aber der Hypnotiseur will eben die Illusion aufrechterhalten, dass er die Situation unter Kontrolle hat.

Nach dieser Eingangsübung – unter Umständen hängt er noch ein paar weitere an – wird er drei bis fünf der sensibleren Kandidaten auf der Bühne behalten und die anderen bitten, wieder an ihre Plätze zurückzukehren. Aus hypnotischer Sicht betrachtet man die auf der Bühne zurückgebliebenen Freiwilligen als »gut beeinflussbar«. Das bedeutet, dass sie eine gute Vorstellungskraft besitzen und leicht auf Autoritäten reagieren. Der Hypnotiseur wird ihnen weitere Entspannungsanweisungen geben und sie damit in eine »mittlere Trance« versetzen, wiederum mit dem Effekt, dass ihre Augen geschlossen und ihre Körper entspannt sind. Nun schließen sich weitere Übungen an, höchstwahrscheinlich auch die sehr eindrucksvolle, bei der ein Teilnehmer mit den Schultern auf einem Stuhl und mit den Füßen auf einer anderen Stuhlfläche so »steif wie ein Brett« liegt. Mit genügend Vorstellungskraft und Entschlossenheit kann man das auch in hellwachem Zustand schaffen; aber so wirkt es auf jeden Fall spektakulärer.

Mit den zusätzlichen Übungen versucht der Hypnotiseur herauszufinden, wer die stärkste Vorstellungskraft besitzt und sich am leichtesten beeinflussen lässt. Im Allgemeinen finden sich in jeder Gruppe ein oder zwei Teilnehmer, die dann zu den Helden des Abends werden. Zu diesem Zeitpunkt befinden sie sich in »tiefer Trance«; das bedeutet, dass die Aufmerksamkeit eng fokussiert, die Vorstellung aufs intensivste gesammelt und der Körper sehr, sehr entspannt ist. Alles was jetzt geschieht ist Resultat einer hervorragenden Vorstellungskraft und des atavistischen Verlangens des Körpers, dem Gruppenleiter oder dem Rudelführer zu Willen zu sein.

Während oder auch zu Ende der Veranstaltung kann der Hypnotiseur noch ein »posthypnotisches Kommando« geben. Darunter versteht man eine Weisung, auf ein bestimmtes Signal des Hypnotiseurs oder auf ein optisches beziehungsweise akustisches, von dritter Seite kommendes Zeichen zu reagieren; gewöhnlich reagiert der Teilnehmer auf recht absurde Weise, zum Beispiel durch lautes Bellen. Wenn die Autorität des Hypnotiseurs gut verankert ist, kann es schon passieren, dass ein Proband das posthypnotische Kommando völlig vergisst und dann wirklich überrascht ist, wenn der Körper sich doch noch daran erinnert. Im Film kommen zuweilen Szenen vor, in denen unbeteiligte Personen hypnotisiert werden und eine besondere posthypnotische Weisung erhalten; zum Beispiel sollen sie auf ein bestimmtes per Telephon übermitteltes Kommando eine Bombe zünden, die vielen Menschen das Leben kosten wird. Anschließend sieht man, wie der Blick leer wird, die Person in Trance versinkt und, einem Zombie gleichend, die Bombe zur Explosion bringt. Die Wirklichkeit sieht dagegen ganz anders aus. Posthypnotische Kommandos wirken im Grunde genommen nicht anders als Knoten, die man ins Taschentuch schlingt, um etwas Wichtiges nicht zu vergessen. Sie unterscheiden sich in nichts von der Anweisung eines Vorgesetzten, zu Arbeitsbeginn die Stechuhr zu bedienen. Wahrscheinlich wird jeder eine derartige Anweisung so lange ausblenden, wie keine Stechuhr zu sehen ist. Wenn eine vom Hypnotiseur leicht zu beeinflussende Person das Kommando zur Zündung einer Bombe erhielte, so könnte ihr Gesichtsausdruck im entscheidenden Moment vielleicht den Eindruck erwecken, sie dächte an etwas derartiges; sie wird aber, wenn sie nicht gerade terroristisch veranlagt ist, so ein Kommando niemals befolgen, genauso wie sie jede andere Weisung ignorieren wird, die gegen ihre persönliche Werteskala verstößt. Viele junge Männer haben schon enttäuscht feststellen müssen, dass junge Frauen durch Hypnose nicht dazu gebracht werden konnten, Dinge zu tun, die sie einfach nicht tun wollen.

Die Wirkung der Hypnose beruht nicht auf irgendeiner vom Hypnotiseur ausgeübten geistigen Kontrolle. Sie ergibt sich aus dem Einfluss von Autorität, Vorstellungskraft und Worten, welche die Aufmerksamkeit einer Versuchsperson lenkend beeinflussen. Nachdem Sie jetzt wissen, was Hypnose ist und was sie kann, möchte ich Sie mit der therapeutischen Hypnose, so wie sie zur Heilung eingesetzt wird, bekannt machen.

Die therapeutische Hypnose

Das Verfahren der therapeutischen Hypnose wurde per Zufall entdeckt. Wiewohl die Grundlagen schon uralt und auf der ganzen Welt bekannt waren, wurden sie erst im 19. Jahrhundert zu einer spezifisch abendländischen Methode weiterentwickelt. Im vorausgehenden Jahrhundert hatte ein Österreicher namens Franz Anton Mesmer mit Heilenergien experimentiert und dabei Magnete und andere Utensilien verwendet. Beim Heilen fand er heraus, dass sich die Wirkung durch Verdunkelung, prächtige Kleider, geheimnisvolle Musik, rätselhafte Gesten und sonore Stimme deutlich steigern ließ. Andere fanden heraus, dass sie die gleichen Heileffekte auch ohne die Energieutensilien erzielen konnten. Weitere Beobachtungen ergaben, dass man nur die Gesten und die Stimme brauchte; und auch die Gesten ließen sich durch jegliches ersetzen, was die Aufmerksamkeit der Patienten fesseln konnte. Da die Praktiker in jener Zeit häufig aus den Kreisen der gut gekleideten Oberschicht stammten, wurde als Objekt der Aufmerksamkeit häufig eine Taschenuhr mit Kette verwendet; daraus hat sich der Gebrauch des Pendels entwickelt. Zunächst wurde diese Heilmethode als »Mesmerismus« bezeichnet. Mesmer regte sich darüber gewaltig auf, denn er wollte eigentlich für seine Energieanwendung gewürdigt werden. Später prägte man in Anlehnung an *Hypnos*, den griechischen Gott des Schlafes, den Begriff »Hypnose«, weil die tief entspannten Patienten mit geschlossenen Augen tatsächlich so aussehen, als ob sie schliefen.

In der Frühzeit der Hypnose berichteten die Ärzte die erstaunlichsten Dinge, wie zum Beispiel von außergewöhnlich korrekten Fällen von Selbstdiagnose, von schmerzlosen Operationen und von unglaublich kurzen Genesungszeiten nach Krankheiten und Verletzungen. Das dürfte aber eigentlich niemanden überraschen, vor allen Dingen, wenn man sich vorstellt, dass die ersten Patienten häufig vom Lande kamen oder nervöse Frauen waren, die durch die gottgleiche Pose der Ärzte und deren mit voller Stimme gesprochene Anweisungen aufs äußerste eingeschüchtert wurden. So wie sie heute angewandt wird, hat sich die therapeutische oder klinische Hypnose zu einer sanfteren Kunst entwickelt, die allen Patienten entscheidende

Hilfen und Vorteile bieten kann. Zu diesen Hilfen zählt eigentlich alles, was Geist und Körper verrichten können.

Manchmal heißt es, dass bestimmte Menschen nicht hypnotisiert werden können. Das stimmt ganz und gar nicht, weil Hypnose nichts anderes als ein Zustand entspannter Aufmerksamkeit ist, in dem die Menschen für viele, die Erfüllung ihrer Wünsche betreffende Suggestionen zugänglich sind. Alles, was Sie tun müssen, um jemanden erfolgreich zu hypnotisieren, ist, seine Aufmerksamkeit auf etwas zu lenken, das ihn sehr interessiert. Ein Mensch, der am Fernseher eine Seifenoper verfolgt, befindet sich genauso in hypnotischer Trance wie ein Patient in der Praxis eines Hypnotherapeuten. Die Hypnose kann entweder geleitet oder selbst gelenkt werden. Der einzige Unterschied zwischen diesen beiden Formen besteht darin, dass bei der Selbsthypnose Therapeut und Patient in einer Person vereinigt sind. Viele Menschen finden es einfach angenehmer, sich von anderen auf Entspannung und Reaktion einstimmen zu lassen, und manche benötigen unbedingt eine Autorität, die ihre Aufmerksamkeit dirigiert und ihnen Anweisungen erteilt. Die Selbsthypnose ist aber mindestens genauso effizient. Sie kann bei einer Vielzahl von Leiden angewandt werden. Probieren Sie es ruhig bei allen möglichen Beschwerden aus.

Sie können eine gute therapeutische Hypnose in weniger als einer Minute durchführen, aber Sie können sich dafür auch beliebig viel Zeit lassen.

Die Schritte der Selbsthypnose

Befreit von allem Überflüssigen sehen die Grundelemente der Selbsthypnose wie folgt aus:

1. den Körper entspannen;
2. die Augen schließen;
3. die Aufmerksamkeit auf etwas richten;
4. den Körper noch weiter entspannen;
5. Suggestionen geben oder empfangen;
6. sich selbst posthypnotische Suggestionen erteilen;
7. die Augen öffnen und die Umgebung wahrnehmen.

Mit diesen Verfahrensschritten können Sie die therapeutische Hypnose in weniger als einer Minute vollständig und fachgerecht ausführen. Zeitlich sind Sie aber keiner Beschränkung unterworfen. In der Folge werde ich die einzelnen Schritte noch näher beschreiben.

1. Für den ersten Schritt brauchen Sie nur einmal tief Luft zu holen und die Muskeln so gut wie möglich zu entspannen. Ich empfehle Ihnen, im Sitzen zu üben, weil Sie im Liegen damit rechnen müssen, schnell einzuschlafen.
2. Zum zweiten Schritt schließen Sie einfach die Augen. Manche Hypnotherapeuten benötigen mitunter bis zu zwanzig Minuten, um Sie soweit zu bringen, die Augen unwillkürlich zu schließen. Das ist eine riesige Zeitverschwendung. Schließen Sie ganz einfach die Augen und dann kann es weitergehen.
3. Der dritte Schritt kann auf unterschiedliche Weisen ausgeführt werden. Die häufigste Methode ist das Rückwärtszählen, das heißt von zehn oder auch einer noch höheren Zahl abwärts. Man tut das, weil man sich dabei stärker konzentrieren muss als beim normalen Vorwärtszählen. Manche Leute stellen sich eine Schultafel vor und schreiben darauf die Zahlen und löschen sie anschließend wieder aus. Andere malen sich aus, wie sie eine Treppe hinauf- oder hinabsteigen. Im dritten Schritt begegnen sich übrigens Hypnose und Meditation; das heißt, dass Sie mit den Anweisungen zur meditativen Sammlung auch in dieser Phase Erfolg haben können. Als Beispiele kommen in Frage: die Wiederholung von Worten oder Sätzen, die Visualisierung einer Kerzenflamme oder einer Blume und die Beobachtung der Atembewegungen. Sie können sich auch mit Ihrer Lieblingserinnerung in konstruktive Stimmung versetzen. Am wichtigsten ist in diesem Abschnitt, dass Ihre Aufmerksamkeit von äußeren Störungen befreit wird und sich auf einen konzentrierten Fokus einstellt, wo alles, was jetzt ins Blickfeld gerät, größere Bedeutung gewinnt.

Geben Sie Ihren Suggestionen die Form von Wörtern und Formeln, die prägnante Bilder hervorrufen, zum Beispiel von angenehmen Erinnerungen, detaillierten Plänen oder phantasievollen Symbolen.

4. In dieser Phase überprüfen Sie den Körper noch einmal auf unerwünschte Spannungszonen. Entweder behalten Sie die Entspannung bei oder Sie weisen Ihren Körper noch einmal auf die Entspannung hin. Sie können sich auch ein friedvolles, entspanntes Erlebnis ins Gedächtnis rufen oder eine derartige Szene in allen Einzelheiten erfinden, beispielsweise einen Aufenthalt am Strand oder eine Frühjahrswanderung durch den Wald.
5. Jetzt sind Sie für das Hauptereignis wohl vorbereitet. Am günstigsten ist es, wenn Sie vor der Übung entscheiden, welche Suggestionen Sie sich erteilen wollen. Geben Sie Ihren Suggestionen die Form von Wörtern und Formeln, die prägnante Bilder hervorrufen, zum Beispiel von angenehmen Erinnerungen, detaillierten Plänen oder phantasievollen Symbolen.

Wenn Sie Ihren Körper beim Kampf gegen Krebs unterstützen wollen, können Sie ihm erzählen, was Sie früher alles vollführen konnten und wie wohl Sie sich damals gefühlt haben. Sie können Ihre Therapievorschläge visualisieren oder vor sich hinsprechen und Ihren Körper zur Mitarbeit auffordern, so dass Sie später wieder viele Dinge tun und sich darüber freuen können. Alternativ bietet sich an, die weißen Blutkörperchen als Bagger oder Bulldozer vor dem inneren Auge auffahren zu lassen und zu beobachten, wie sie den Krebs zerlegen und fortschleppen; und anschließend werden Sie auf einer Siegesfeier von Freunden und Angehörigen beglückwünscht.

Die Worte helfen Ihnen, die Konzentration aufrechtzuerhalten, und die inneren Bilder unterstützen den Körper dabei, sich die suggestiven Formeln zu Eigen zu machen. Als hochwirksame Suggestionen gelten Bilder, die bei Ihnen äußerst intensive positive Gefühle hervorrufen; deshalb sollten diese auch auf Ihren Zustand und Ihre Bedürfnisse besonders zugeschnitten sein. Achten Sie darauf, dass die suggestiven Formeln auch positive Sinneswahrnehmungen einschließen, die den Körper durch Aussicht auf physische oder emotionale Belohnung zur Mitarbeit motivieren. Für solche Verstärkungen kommen Hinweise auf die Lieblingsspeise (allerdings nicht, wenn Sie gerade abnehmen wollen) in Frage, ein besonderer Kinofilm oder eine außergewöhnliche Veranstaltung, die Erfüllung eines lang gehegten Wunsches oder was Sie sonst noch als Belohnung ansehen können. Vor längerer Zeit habe ich meinem Körper einen Besuch im Vergnügungspark versprochen. Obwohl ich dann den Besuch nicht wahrmachen konnte, fiel mir auf, dass mein Körper sich über einen imaginären Besuch einschließlich Karussellfahrten und obligatorischer Zuckerwatte genauso freute.

Sollten sie nicht sicher sein, welche suggestiven Formeln Sie verwenden können, schauen Sie bitte in den vorangegangenen Kapiteln unter den Begriffen »Interpretation«, »Affirmation«, »Anweisung« und »Heilung durch Segnen« nach. Als Bestandteil der Selbsthypnose werden diese Formeln noch zusätzliche Kraft gewinnen. Es gibt Menschen, zu denen ich übrigens auch zähle, die dadurch hervorragende Ergebnisse erzielt haben, dass sie Suggestionen in ein entspanntes Dekor eingefügt haben, wie es in Schritt 4 beschrieben ist. Wenn Sie sich selbst auf dem Strand liegend vorstellen, lassen Sie ein paar Delphine aus dem Wasser auftauchen und die Suggestionen verkünden, oder entdecken Sie die Worte, die jemand in den Sand geschrieben hat. Es könnte auch eine Szene im Wald sein, in der Ihnen Tiere die Losungsworte mitteilen, oder Sie finden sie in Bäume oder Felsen eingeritzt.

6. Posthypnotische Suggestionen sind äußerst nützliche Gedächtnisstützen; sie helfen dem Geist dabei, sich auf ein Ziel zu konzentrieren, und ebenso dem Körper, das Ziel im Gedächtnis zu bewahren. Beziehen Sie die Suggestionen auf Dinge, die so außergewöhnlich sind, dass Sie auf sie aufmerksam werden – denn wenn sie zu gewöhnlich sind, würden Sie sie ja erst gar nicht beachten. Ihr Atem wäre beispielsweise zu alltäglich und regelmäßig, Ihr Geburtstag dagegen wäre ein bisschen zu außergewöhnlich. Versuchen Sie es einmal mit den folgenden Formulierungen: »Jedes Mal, wenn du eine Blume riechst, wirst du an diese Suggestionen denken.« Oder: »Jedes Mal, wenn du dich zum Essen hinsetzt, wirst du dich an diese Suggestionen erinnern.« Sie können die Sitzung aber auch mit einem Hinweis beschließen, dass Sie schnell und problemlos zum Wachzustand zurückkehren wollen. Das hilft besonders beim behutsamen Öffnen der Augen.

7. Wenn Sie die Augen aufmachen, fühlen Sie sich unter Umständen etwas desorientiert, weil der Übergang von intensiver Konzentration und tiefer Entspannung zurück zu den Ablenkungen und Aktivitäten der normalen Alltagswelt zu abrupt und krass erscheint. Als schnellste Methode, wieder heimzufinden, empfehle ich Ihnen, eingehend die Umgebung zu betrachten und gleichzeitig die Hände und Füße zu bewegen.

Auf die Hypnose zu reagieren oder anzusprechen, ist eine erlernbare Fertigkeit, genauso wie man auch zu meditieren lernen kann. Manche Menschen lernen es schnell und profitieren alsbald, während andere erst lange üben müssen. Sie werden erst dann bemerken, wie gut Sie sind, wenn Sie die ersten Resultate erzielen. Ich habe seinerzeit auch lange gebraucht, und heute ist es eine meiner wertvollsten Fertigkeiten. Manchmal stellen sich die Erfolge sofort ein, bisweilen geht es recht schnell und gelegentlich, besonders wenn emotionale Hürden zu überwinden sind, dauert es etwas länger und verlangt beharrliches Üben. Trotzdem ist es eine Kunst, die jede Anstrengung wert ist.

Kapitel 5

INSTANT HEALING mit der Kraft der Vorstellung

Die Vorstellungskraft ist eine unserer wichtigsten Begabungen, denn sie erlaubt es, uns vergangenes, gegenwärtiges und zukünftiges Geschehen ins Bewusstsein zu bringen. In Kapitel 3 habe ich darauf hingewiesen, wie versiert der Geist die Vorstellung beherrscht und wie stark die Vorstellung den Körper beeinflusst. Wenn Sie also Ihre Vorstellungskraft geschickt und überlegt einsetzen, können Sie dem Körper bei der Selbstheilung assistieren. In diesem Kapitel werde ich Ihnen eine ganze Anzahl unterschiedlicher Techniken vorstellen, die mittels Vorstellungskraft zu sofortigen, schnellen oder zügigen Resultaten führen.

Gezieltes Träumen

Der bewusste Einsatz der Erinnerung, um dem Körper Heilreaktionen zu entlocken, ist ein leider stark vernachlässigter Aspekt der Heilkunst. Die Heiler sind auf die Erinnerungsfähigkeit des Körpers angewiesen, gleichgültig ob sie sich dessen bewusst sind oder nicht. Aber viel zu wenige nutzen die körperliche Erinnerung für ihre Zwecke. Wer im Ernstfall das Erinnerungsvermögen nicht berücksichtigt, handelt so unvernünftig wie ein Häuslebauer, der die elementaren Prinzipien der Statik missachtet. Selbstverständlich können auch Sie so vorgehen, aber dann müssen Sie damit rechnen, dass dadurch alles viel verwickelter wird.

Jeder von uns hat schon gesundheitlich gute, aber auch – zumindest in abgeschwächter Form – schlechte Zeiten erlebt. Ich glaube, dass der Körper sich an jede Kleinigkeit aus solchen Lebensabschnitten erinnert, und das bis in die Zellstruktur hinein. Kein Mensch weiß, ob es tatsächlich stimmt, aber ich bin von einem überzeugt: Wenn Sie sich vorstellen können, dass der Körper alles registriert und speichert, dann handelt er auch so, wie es seinen Erfahrungen entspricht.

Als ich noch Hypnotherapie praktizierte, fand ich heraus, dass die Behandlung der unterschiedlichsten Beschwerden dann am erfolgreichsten ist, wenn die Patienten sich an Zeiten erinnern, in denen sie ihre Krankheit noch nicht hatten oder in denen sie kerngesund gewesen waren. Das Geheimnis dieses Heilansatzes besteht darin, die Erinnerung auf plastische Weise wieder aufleben zu lassen. Diese Strategie ist nicht nur auf visuelle Erinnerungen beschränkt, sondern der Körper speichert darüber hinaus alle weiteren sensorischen Informationen. Ich vermute sogar, dass der Körper auch über ein Pheromon-Gedächtnis [*Pheromone* = Drüsenabsonderungsstoffe, die von Rezeptoren anderer Individuen der gleichen Spezies aufgenommen werden und z.B. als Erkennungsstoffe oder Sexuallockstoffe dienen] verfügt, das ihm eine subtile biochemische Kommunikation mit Individuen der gleichen Art ermöglicht.

Ein früherer Patient mit Symptomen, die wir heute als Erschöpfungssyndrom bezeichnen, litt an permanentem Energiedefizit und konnte sich nur unter Aufbietung der allerletzten Kräfte in meine Praxis schleppen. Dort berichtete er mir, dass medizinische Maßnahmen und therapeutische Gespräche nichts bewirkt hätten, so dass er schließlich auch noch meine Hilfe ausprobieren wollte. Nun, es gelang uns, seinen Energiepegel bereits in der ersten Sitzung wieder zu normalisieren. Als er aus seinem Leben erzählte, erwähnte er unter anderem, wie gut er Basketball gespielt hätte. Das nutzten wir als Anlass, sein bestes Spiel vor seinem inneren Auge wieder ablaufen zu lassen. Im ersten Schritt ermunterte ich ihn, sich

> ***Nehmen Sie sich etwas Zeit und rufen Sie sich bewusst alle Details aus jenen Tagen ins Gedächtnis, als Sie die aktuellen Beschwerden noch nicht hatten.***

so intensiv und detailliert wie möglich an alle Bilder, Geräusche, Gerüche, Berührungen, Gefühle und Bewegungen des Warmlaufens, des Spiels, der gewinnentscheidenden Phasen und der Siegesfeier zu erinnern. Zu Ende der Sitzung war er voller Energie und fühlte sich so wohl wie schon lange nicht mehr. Allerdings waren seine eigentlichen Probleme damit nicht behoben. Die Ursachen für den Stress, der sich in der Ermüdung äußerte, erforderten einen längeren Zeit- und Behandlungsaufwand. Aber jedes Mal, wenn sein Energiepegel absank, konnte er seinen Akku mit Hilfe der aktiven Erinnerung an das besagte Spiel im Handumdrehen wieder aufladen.

Wenn Sie diese Technik bei sich selbst anwenden wollen, gehen Sie davon aus, beziehungsweise stellen sie sich vor, dass Ihr Körper sich an alles erinnern kann. Dann rufen Sie sich in aller Ruhe alle erreichbaren Details aus der Zeit ins Gedächtnis, als Sie die aktuellen Beschwerden noch nicht hatten. Sie können sich stattdessen auch an Lebensabschnitte erinnern, in denen es Ihnen ausgezeichnet ging oder in denen Sie eine vergleichbare Krankheit erfolgreich überwunden haben. Achten Sie darauf, alle sinnlichen Erinnerungen zu berücksichtigen – insbesondere körperliche Bewegungen (Gehen, Tanzen, Positionswechsel, Haltungsveränderungen und dergleichen) sowie positive Emotionen. Da das Gedächtnis assoziativ arbeitet, werden zunächst ziemlich unzusammenhängende Einzelheiten und Abschnitte wiederkehren. Diese zählen normalerweise zu den Elementen mit dem stärksten sensorischen und emotionalen Gehalt. Wenn Sie sich diesen Erinnerungsfragmenten intensiv zuwenden, werden Sie automatisch auf weitere Details stoßen. Sie können Ihren Geist dazu einsetzen, die Erinnerungen in eine chronologische Reihenfolge zu bringen; aber das ist nicht unbedingt notwendig. Das Ziel dieser Übungsmethode ist es, Erinnerungen zu aktivieren, die Ihnen helfen, einen aktuellen physischen, emotionalen und mentalen Zustand zu korrigieren und/oder Ihren Körper dabei unterstützen, Immunreaktionen, Entspannungszustände, Kräfte, Energien und sexuelle Bereitschaft zu aktivieren. Dadurch werden in erster Linie die körperlichen Gesundheits- und Heilinstinkte unverzüglich mobilisiert, die der Körper als Erinnerungen gespeichert hat. Setzen Sie diese Übung zumindest so lange fort, bis Sie die ersten Zustandsveränderungen wahrnehmen, so unscheinbar diese auch sein mögen. Anschließend können Sie weitermachen oder auch eine Pause einlegen, um zu einem günstigen Zeitpunkt fortzufahren. Sie sind nicht auf der Suche nach Wundern, obgleich Sie solche bereitwillig akzeptieren sollten, falls diese auftauchen. Sie sind allerdings auf der Suche nach gutartigen Indizien, weil diese die Wendung zum Positiven ankündigen. Es kann sehr wohl sein, dass Sie noch weitere Lebensaspekte berücksichtigen und bearbeiten müssen, um die Stresssituation in den Griff zu bekommen; aber die eben vorgestellte Technik wird Sie erfolgreich dabei unterstützen, die körperlichen Heilressourcen zu mobilisieren.

Innere Neugestaltung

Vor etwa zehn Jahren habe ich ein Buch gelesen, das mich sehr stark beeindruckt hat: *Using Your Brain – For a Change* von Richard Bandler, der als Begründer des NLP-Systems (Neuro-Linguistische Programmierung) weltweit bekannt geworden ist. In vorgenanntem Werk beschreibt Bandler eine Methode, die ich als emotionale Sofortheilung bezeichnen würde. Diese stützt sich darauf, eine Erinnerung zu aktivieren und verschiedene Aspekte wie Klarheit, Farbe, Größe, Lautstärke etc. zu modifizieren, ohne allerdings den Inhalt anzutasten. Die Grundidee geht meiner Ansicht nach davon aus, dass Erinnerungen in Form von Erfahrungsmustern und emotionalen Ladungsmustern gespeichert werden. Die Erfahrungen liefern den Inhalt und die emotionalen Ladungen die »Verpackung«. Wichtige Reminiszenzen, gleichgültig ob es sich um positive oder negative handelt, werden beispielsweise von vielen Menschen als deutlich heller oder größer als die weniger wichtigen empfunden. Bandler fand heraus, dass die bewusste Verdunkelung oder Verkleinerung solcher Erinnerungen die emotionale Reaktion und/oder das Verhalten gegenüber ihnen dauerhaft verändert. Auf unglücklichen Erinnerungen beruhende Reaktionen und Verhaltensweisen konnten nach dieser Erkenntnis im wahrsten Sinne des Wortes in Gedankenschnelle revidiert werden.

Ich habe diese Prozedur in Seminaren an meine Studenten weitergegeben, und sie hat sich hervorragend bewährt. Allerdings mussten wir dabei eine Unzahl von visuellen, auditiven und kinästhetischen Parametern berücksichtigen. Deshalb experimentierte ich mit Variationen und gelangte schließlich zu der Erkenntnis, dass jede atmosphärische Veränderung einer Erinnerung auch die jeweilige Reaktion auf sie verändert. Damit war die Idee der »inneren Neugestaltung« geboren. Einige der wirksamsten Anwendungen dieser Verfahrensweise stelle ich Ihnen anschließend vor. Allerdings sollten Sie immer drei wesentliche Faktoren im Auge behalten:

1. Manche Erinnerungen sind so traumatisch, dass ein Patient nicht darüber sprechen möchte oder unfähig ist, die Veränderungen in Angriff zu nehmen.
2. Manche Patienten haben so viel Persönliches in eine Erinnerung investiert, dass sie den Veränderungsprozess entweder nur vorspiegeln oder ihn strikt ablehnen.
3. Sie können jede Variante austüfteln, die in Ihrem Sinne funktioniert.

Zirkusdekor

Aktivieren Sie eine Erinnerung, in der Sie jemand tatsächlich aus der Fassung gebracht oder Ihre Gefühle verletzt hat. Ohne die Begebenheit zu verändern, setzen Sie der betreffenden Person ein Hirschgeweih auf und ziehen sie wie einen Clown an. Dann lassen Sie ein paar weitere Clowns hinter der Person auftauchen und Faxen machen, während im Hintergrund Zirkusmusik erklingt. Wenn Sie fertig sind, blenden Sie die ursprüngliche Erinnerung für ein paar Augenblicke aus. Anschließend lassen Sie sie mit den soeben getätigten Veränderungen vor Ihrem inneren Auge wieder erscheinen; normalerweise werden sich dann Ihre Gefühle über die Begebenheit abgeschwächt haben. Solange Sie sich diese Erinnerung mit den beschriebenen Veränderungen ins Gedächtnis rufen, wird sie Sie nie mehr so behelligen wie zu Beginn. Und nach kurzer Zeit wollen Sie auch gar nicht mehr daran erinnert werden.

Szenenwechsel

Rufen Sie sich ein unglückliches oder unangenehmes Ereignis ins Gedächtnis. Wandeln Sie, ohne das Ereignis zu verändern, die äußeren Umstände ab, indem Sie alles an einen Ort verlegen, der sich stimmungsmäßig so stark wie möglich von der ursprünglichen Umgebung unterscheidet.

Rufen Sie sich ein unglückliches oder unangenehmes Ereignis ins Gedächtnis. Wandeln Sie, ohne das Ereignis zu verändern, die äußeren Umstände ab, indem Sie alles an einen Ort verlegen, der sich stimmungsmäßig so stark wie möglich von der ursprünglichen Umgebung unterscheidet. Wenn es ein lautes Ereignis ist, platzieren Sie es mitten in die Wüste oder auf eine stille Bergwiese. Handelt es sich um eine stille Angelegenheit, siedeln Sie sie zur Silvesternacht am Times-Square in New York an. Jede friedvolle oder glücklich stimmende Umgebung wirkt grundsätzlich positiv, solange Sie die entsprechende örtliche Atmosphäre innerhalb der Erinnerung beibehalten können.

Schockgefrieren

Denken Sie an eine unglückliche oder unangenehme Begebenheit. Frieren Sie sie in eine dünne Eisschicht ein. Bewaffnen Sie Ihr aktuelles Selbst mit einem schweren Hammer und schlagen Sie das Eisgebilde in kleine Stücke. Fegen Sie diese Eisstückchen in einen Eimer, den Sie zum Verdampfen des Eises in die Sonne oder zum Verkochen auf ein Feuer stellen.

Radikale Erinnerung

Es gibt eine Methode zur bewussten Verarbeitung von Erinnerungen, die sich dramatisch auf die körperliche Heilung auswirken kann. Sie ist zwar leicht auszuführen, kann sich aber auch, je nach Ihrer Beziehung zu der erinnerten Angelegenheit, schwierig gestalten. Ich bezeichne sie als »radikal«, weil Sie dabei den Kern der Begebenheit verändern müssen; das heißt, Sie müssen sie sich ganz anders als tatsächlich geschehen ins Gedächtnis rufen. Auf den ersten Blick mag das wie Verleugnen oder Flucht ausschauen; aber Ziel und Ablauf der modifizierten Reaktivierung sind ganz anders konzipiert.

Heute ist allgemein bekannt, dass die Körperzellen in regelmäßigen Abständen sterben und durch neue Zellen ersetzt werden. So wie ich es verstehe, sterben die Gehirnzellen nicht ab, sondern wechseln nur die Speicherinhalte. Auf jeden Fall steht fest, dass Ihr gegenwärtiger Körper im konkreten und wortwörtlichen Sinne nicht mehr der Körper ist, den Sie vor einem Jahr noch hatten. Gemeinhin wird gesagt, dass der Körper sich etwa alle sieben Monate erneuert. Das ist aber eine irrige Auffassung, denn die verschiedenen Körperteile und Organe erneuern sich in unterschiedlichen Abständen. Von der Haut heißt es, dass sie sich innerhalb von sechs Wochen völlig neu präsentiert. Aber auch diese Darstellung ist irreführend, weil täglich einzelne Zellen oder Zellverbände absterben und durch neue Zellen ersetzt werden. Glücklicherweise werden Hautzellen durch Hautzellen ersetzt, Leberzellen durch Leberzellen, Knochenzellen durch Knochenzellen und so weiter. Die neuen Zellen wissen also immer, welche Zellen sie ersetzen sollen. Und wie können sie das wissen? Natürlich mit Hilfe der Erinnerung. Wenn Körperzellen durch Verletzung oder Krankheit beschädigt sind und die Beschädigung länger anhält, als normalerweise für Absterben und Erneuerung der Zellen vorgesehen ist, kann das heißen, dass die nachfolgenden Zellen in ihrer Erinnerung die Beschädigung perpetuieren. Falls es Ihnen andererseits gelänge, die nachfolgenden Zellen mit einer Erinnerung auszustatten, in der die Beschädigung nicht vermerkt ist, dann werden sie sich auch ohne Beschädigung ausbilden. So stellt es sich also nach der Theorie dar.

Allerdings besitzt diese Theorie eine Schwäche. In der Praxis sieht es so aus, dass die Zellen sich schneller abwechseln können, als nach der Theorie für die Entstehung neuer Zellen benötigt wird. Folglich ist es noch keine perfekte Theorie. Aber ich werde sie noch verbessern.

Zunächst möchte ich Ihnen einige Beispiele von radikalen Erinnerungen geben, mit denen ich persönlich gut vertraut bin. Im ersten

Fall handelt es sich um eine Freundin, die schon drei Monate lang an einer nässenden Wunde laborierte. Beim Absteigen vom Motorrad hatte sie mit dem nackten Bein das heiße Auspuffrohr berührt und sich dabei die Haut verbrannt. Sie probierte verschiedene Medikamente, aber nichts schien zu helfen. Da die Behandlungsmethode der radikalen Erinnerung allemal preiswerter als ein Besuch beim Arzt ist, entschloss sie sich, zunächst diese zu versuchen. So saß sie eines Tages bei mir und erinnerte sich an das Absteigen vom Motorrad, allerdings mit dem Unterschied, dass sie die Erinnerung dahingehend abänderte, dass sie in der therapeutischen Wiederholung das Auspuffrohr nicht berührte. Das war, wie Sie sich vorstellen können, nicht einfach, weil die Erinnerungen an das unglückliche Geschehen noch sehr lebendig waren. Aber sie blieb standhaft, wirklich standhaft. Sie arbeitete die Erinnerung vierzig Mal durch, bis sie die revidierte Szene, in der sie ohne das Auspuffrohr zu berühren vom Motorrad stieg, mühelos wiederholen konnte. Zunächst geschah gar nichts, und sie vergaß den Vorfall sogar. Doch nach drei Tagen war die Wunde vollständig verheilt – damit gehörte die Behandlung in die Kategorie »zügige Heilung«.

Der folgende Fall betrifft einen meiner engen Schüler. Ich habe lange mit mir gerungen, ob ich diesen Kasus überhaupt an die Öffentlichkeit bringen soll, weil er so außergewöhnlich ist. Aber da er nun einmal geschehen ist, soll er auch geschildert werden. Der Patient war Feuerwehrmann in einer amerikanischen Großstadt. Eines Tages wurde sein Löschzug zu einem Feuer in einem Lagerhaus gerufen. Dort spritzte er Wasser in eine Halle, ohne zu bemerken, dass der Strahl eine Lache brennenden Öls traf. Der Wasserdruck war so groß, dass das Öl gegen eine Wand spritzte und sich von dort über den Feuerwehrmann ergoss. Dabei verbrannten sein Gesicht, seine Haare und seine Arme. Die Verbrennungen sahen schlimm aus, besonders an den Armen; aber er lehnte eine Behandlung ab und entschloss sich, direkt nach Hause zu gehen. Als er aufbrach, machten seine Kollegen noch Witze über seine versengten Haare. Zu Hause angekommen wusch er sich, trank etwas Wasser und begann mit der »radikalen Erinnerung«, die er insgesamt vier Mal durchführte. Er stellte sich die Umstände in der Lagerhalle und sein Verhalten detailgetreu vor, allerdings mit dem Unterschied, dass ihn das Öl jetzt überhaupt nicht traf. Anschließend ging er zu Bett. Am anderen Morgen stand er auf und stellte fest, dass seine Arme gut aussahen; nur beim Kämmen fand er ein paar versengte Haare. Dann begab er sich wieder zur Feuerwache. Seine Kollegen empfingen ihn mit Ausrufen der Überraschung und der Verwunderung. Sie hielten ihm einen Spiegel hin und er erkannte, dass seine Haare und sein Gesicht ganz normal aussahen. Hier handelt es sich um einen typischen Fall von schneller Heilung. Die Geschichte klingt etwas spektakulär, aber ich wäre der Erste und Einzige, der behaupten würde, dass diese Person eine überbordende Phantasie besäße und zu Übertreibungen neigte.

Jetzt möchte ich einen Fall aus der eigenen Erfahrung beisteuern. Bei der Gegenüberstellung meiner Körperreaktionen mit zentralen Ereignissen in meinem Leben habe ich einen unmittelbaren Zusammenhang zwischen Gesichtsherpes und unterdrücktem Zorn festgestellt. Besonders, wenn ich wegen einer anderen Person zornig werde und meine Missstimmung weder nach außen noch nach innen manifestiere, bilden sich auf meinen Lippen Bläschen. Es ist mir klar, dass sie der Einwirkung von Viren zuzuschreiben sind; aber vielleicht ist der unterdrückte Zorn so stark, dass der Körper sich allein nicht mehr gegen die Viren schützen kann. Sei's drum. Aber eines weiß ich mit Sicherheit, dass nämlich die Bläschen verschwinden, sobald ich etwas gegen die aufgestaute innere Spannung tue. Wenn ich genau weiß, mit wem ich über Kreuz stehe, gestaltet sich der Heilprozess deutlich leichter. In einem besonders krassen Fall hatte ich wieder einmal Herpes und wusste auch, mit wem das zusammenhing. Ich stellte mich vor den Spiegel und malte mir aus, dass ich den Zorn nicht verdrängt hatte, sondern stattdessen der betreffenden Person sagte, wie erregt ich war und was ich nun von ihr erwartete. Wenn ich mich recht entsinne, habe ich diese Szene drei oder vier Mal durchgespielt. Der Grund, warum ich mich nicht mehr so genau erinnern kann, ist der, dass ich abgelenkt wurde, als ich zuschauen wollte, wie die Bläschen in weniger als einer Minute dahinschwanden. Das ist jetzt ein Fall von *Soforthеilung*.

Die Methode der radikalen Erinnerung verlangt drei Dinge:
1 die Bereitschaft, eine Erinnerung zu verändern;
2. die maximale Verwendung von sinnlich wahrgenommenen Details bei der Reaktivierung des betreffenden Vorfalls;
3. eine hinreichende Zahl von Wiederholungen, damit der Körper die modifizierte Version anerkennt und auf sie reagieren kann.

Die Zahl der Wiederholungen variiert je nach persönlicher Veranlagung und aktueller Betroffenheit, denn es scheint viel davon abzuhängen, wie lebendig, sinnbeladen und emotional stimulierend man die Reaktivierung zu gestalten versteht. Ich habe keine Ahnung, welche Grenzen es bei dieser Methode gibt – also probieren Sie es ruhig einmal aus. Es sind sicher noch viele Experimente und Beobachtungen nötig, um alles besser zu verstehen.

Gesunde Phantasie

Bei einer Übung, die ich früher in meinen Seminaren anzubieten pflegte, mussten die Teilnehmer den Kopf so weit wie möglich nach rechts drehen und sich dann einen markanten Blickpunkt merken, um festzustellen, wie weit sie sich gedreht hatten. Anschließend wandten sie den Kopf wieder nach vorne, schlossen die Augen und stellten sich vor, sie wären eine Eule, die den Kopf ohne Anstrengung um 180 Grad drehen kann. Ich forderte sie auf, sich zunächst so eine weite Drehung vorzustellen, aber ohne sie konkret auszuführen. Danach öffneten sie die Augen und drehten den Kopf noch einmal so weit nach rechts wie möglich. Fast immer stellten hundert Prozent der Teilnehmer fest, dass sie den Kopf beim zweiten Mal viel weiter nach hinten drehen konnten. Was war da geschehen?

Der Körper reagiert ununterbrochen auf den Geist. Alle Gedanken, Ideen, Bilder, Tagträume, Nachtträume, Pläne und Phantasien erzeugen einen der geistigen Aktivität entsprechenden physischen Effekt. Schon der Gedanke, aufzustehen und etwas zu trinken zu holen, aktiviert die involvierten Muskeln und leitet die zu erwartende chemische Reaktion einschließlich Speichelfluss ein, genauso wie sie auch bei der tatsächlich stattfindenden Handlung eintreten. Wenn Ihnen viele belastende und widersprüchliche Gedanken durch den Kopf schießen, kann es passieren, dass der Körper bei dem Versuch, auf jeden einzelnen Gedanken zu reagieren, völlig durchdreht. Wenn Sie den Körper mit Ihren Gedanken durcheinander bringen können, dann sollte es Ihnen allerdings auch gelingen, ihn mit Ihren Gedanken gesund zu machen. In diesem Abschnitt möchte ich Ihnen noch zeigen, wie Sie den erstaunlichsten Aspekt des Körpers zu Ihrem Vorteil nutzen können; und zwar handelt es sich um die Tatsache, dass es dem Körper nicht gelingt, deutlich zwischen Realität und Phantasie zu unterscheiden.

In einer weiteren Übung leitete ich meine Seminarteilnehmer durch eine imaginäre Szene. Meistens sollten sie sich vorstellen, dass sie an Bord eines Segelschiffs waren, das im 19. Jahrhundert in einer Lagune des Pazifiks vor Anker lag. Während dieser etwas weniger als fünf Minuten dauernden Übung ließ ich sie alles detailliert sehen, hören, fühlen, riechen und betasten. Anschließend mussten sie die Augen wieder öffnen und sich im Seminarraum aufs Neue orientieren. Danach bat ich sie, sich an die Ferien, eine Reise oder eine Party zu erinnern, die sie im vorhergehenden Jahr erlebt hatten. Dann sollten sie sich wieder die Lagune vorstellen, danach das Erlebnis des vergangenen Jahres erinnern, dann wieder die Lagune, anschließend wieder das reale Erlebnis. Zum Schluss fragte ich, ob jemand, abgesehen vom Inhalt, beim Reaktivierungsprozess der beiden Erfahrungen einen Unterschied festgestellt hatte. Mit Ausnahme der Fälle, in denen das Erlebnis des Vorjahres oder die Episode an der Lagune emotional besonders intensiv erinnert wurde, hatte niemand eine Differenz bemerkt. Dann sollten die Teilnehmer die Erinnerung an die Lagune mit der Erinnerung an ein Mittagessen, das an einem Dienstag zwei Wochen vorher stattgefunden hatte, vergleichen. In diesem Fall schien, sofern das Mittagessen nicht ausnehmend unerfreulich oder harmonisch verlaufen war, die Szene an der Lagune viel »realer«.

Alle Gedanken, Ideen, Bilder, Tagträume, Nachtträume, Pläne oder Phantasien erzeugen einen der geistigen Tätigkeit entsprechenden physischen Effekt.

Es stellt sich also heraus, dass der Körper die Realität nicht nach den gleichen Kriterien beurteilt wie der Geist. Der Körper evaluiert die

Realität an der erfahrenen sinnlichen Stimulierung, und dabei spielt es keine Rolle, woher diese stammt. Eine hochemotionale Reaktion auf ein ganz normales Ereignis hinterlässt einen größeren Eindruck als eine halbherzige Reaktion auf eine außergewöhnliche Begebenheit. Eine wahrhaft intensive Phantasievorstellung kann sich in einer Weise auf den Körper auswirken, wie es eine alltägliche Erfahrung nie erreichen wird. Aus Erfahrung weiß ich, dass ich den Körper durch anregende Phantasieübungen viel besser in Form halten kann als mit langweiligen Leibesübungen; allerdings müssen die Phantasieübungen ein hohes Maß an sensorischer Stimulation enthalten.

Zu einer gut funktionierenden, gesunden Phantasie gehört die Erfindung von Erlebnissen, die entweder höchst unwahrscheinlich oder, aus Sicht der normalen Realität, völlig unmöglich sind, gleichzeitig aber ein hohes Maß sensorischer, heilungsbezogener Stimulation enthalten. Einige meiner Lieblingsphantasien werde ich Ihnen jetzt vorstellen.

Grossartige Massage

Wenn ich zu Hause bin, verbringe ich viel Zeit am Computer, und manchmal übertreibe ich es, so dass Nacken und Schulter völlig verspannt sind. Eine der schnellsten Behandlungsmethoden besteht darin, sich mit allen Details vorzustellen, wie Nacken und Schultern von einer attraktiven Schauspielerin oder einem Topmodel massiert werden. Auf diese Weise verschwinden alle Verspannungen innerhalb einer Minute. Natürlich kann ich mir auch eine Vollmassage vorstellen, wenn ich das möchte. Obgleich ich die Kunst der real existierenden Masseure aufs höchste schätze, sind meine Phantasiemasseurinnen doch viel besser, weil ich mir in meiner Vorstellung genau ausmalen kann, was ich will und wie ich es haben möchte.

Techno-Phantasie

Vor einiger Zeit hütete ich das Bett wegen eines bösen Bronchialkatarrhs. In dieser Situation zauberte ich mir ein Team von Wissenschaftlern aus der Zukunft herbei, die über meinem Bett ein Heilgerät installierten. Sie bestrahlten meinen Brustkorb mit heilender Energie und sorgten währenddessen für eindrucksvolle Disco-Effekte. Dazu stellte ich mir deutlich vor, wie die Strahlen meinen Brustkorb durchdrangen und das in der Lunge gestaute Blut auflösten. Das Ganze machte nicht nur viel Spaß, sondern war auch so erfolgreich, dass ich nach einer halben Stunde wieder frei atmen und an die Arbeit zurückkehren konnte.

Bei einer anderen Gelegenheit forderte mein Sohn mich zum Armdrücken heraus. Damals betrieb er gerade Krafttraining, während ich in der Hauptsache am Schreibtisch saß. Es bestand kein Zweifel, dass er mich unter regulären Umständen besiegen würde; deshalb musste ich für außergewöhnliche Umstände sorgen. Wie er mir später berichtete, wollte er eine visualisierende Kampfkunsttechnik anwenden, mit der er einen mächtigen Wasserstrahl durch seinen Arm schickte, der seine Kräfte beträchtlich vermehrte. Da ich mit so einem Trick rechnete, stellte ich mir um mein Handgelenk ein Band vor, das an einer in meiner Zugrichtung verankerten Stange befestigt war. Band und Stange waren aus Titan gefertigt und mit einer atombetriebenen Maschine verbunden, die am Ende des Tisches stand. Also, strömendes Wasser hatte keine Chance gegen diese Konstruktion. Als ich die Maschine anstellte und seinen Arm ohne erkennbare Anstrengung auf die Tischplatte drückte, war mein Sohn schockiert und völlig überrascht. Eigentlich hatte das ja nichts mit Heilkunst zu tun. Aber das gleiche Konzept lässt sich anwenden, um Kraft und Ausdauer zu vergrößern, Heilvorgänge zu beschleunigen oder Beschädigungen wiederherzustellen. Alles, was Sie dazu benötigen, ist die Fähigkeit, sich eine Technologie vorzustellen, die alles zu leisten vermag, was Sie wünschen. Ich habe herausgefunden, dass diese Methode dann am besten arbeitet, wenn ich sie für etwas Positives benutze, statt sie gegen etwas zu richten oder mit ihr etwas loswerden zu wollen. Zum Beispiel wurden die heilenden Strahlen in meiner Brust nicht zur Vernichtung der Krankheit eingesetzt. Die atomgetriebene Maschine arbeitete nicht gegen den Arm meines Sohns –

Alles, was Sie dazu brauchen, ist die Fähigkeit, sich eine Technologie vorzustellen, die alles zu leisten vermag, was Sie sich wünschen.

sie zog nur meinen Arm, und der nahm seinen Arm mit. Wenn Sie den Körper mit einer Techno-Phantasie behandeln wollen, konzentrieren Sie Ihre Gedanken auf das erwünschte Resultat, nicht auf die Verletzung oder Krankheit und schon gar nicht auf einen unerwünschten Effekt. So wie mit allen anderen Methoden auch, die ich in diesem Buch vorstelle, kann es auch hier passieren, dass Sie sofort gute Ergebnisse erzielen, unter Umständen aber auch einmal etwas länger üben müssen.

Magische Phantasien

Manche können sich nicht für technische Tricks begeistern und würden lieber mit magischen Phantasien spielen; diese sind genauso erfolgreich, solange für genügend sensorische Reize gesorgt wird. Vor vielen Jahren habe ich schon Rollenspiele für Jugendliche in meiner Nachbarschaft organisiert. Gewöhnlich spielte einer der Jungen die Rolle des Druiden, der magische Kräfte besaß. Zwischendurch musste er einmal wegen Windpocken aussetzen; aber er kehrte viel früher als erwartet zu der Gruppe zurück. Später erzählte er uns, dass er nachts ganz unglücklich im Bett gelegen hatte, als ihm ein Gedanke durchs Gehirn schoss: »Mensch, ich bin doch Druide. Ich kann dafür sorgen, dass dieses lästige Zeug verschwindet – durch Zauberkraft!« Ihm war klar, dass er nur spielte. Aber er dachte sich einen Zauberspruch aus und befahl den Pusteln vom Körper hochzufliegen und an der Zimmerdecke kleben zu bleiben; gleichzeitig malte er sich diese Szene auch vor seinem inneren Auge aus. Dann lächelte er noch einmal vor sich hin und schlief ein. Am nächsten Morgen waren seine Windpocken verschwunden; an der Zimmerdecke klebte allerdings nichts. Für den Erfolg war wohl entscheidend, dass er, obwohl sich des Spiels bewusst, sein Tun weder gering achtete noch daran zweifelte.

Vor ein paar Minuten fühlte ich mich auch noch ganz elend, weil ich in letzter Zeit zu viel Stress und zu wenig Schlaf hatte. Um mit diesem Kapitel voranzukommen, holte ich mir ein Glas Wasser und stellte mir vor, dass ich es mit einem Zauberspruch in einen Heiltrunk verwandelte. Dann sprach ich die magischen Worte: »Abracadabra – schnell, frei, frank – werde zu einem heilenden Trank.« Gleichzeitig bildete ich mir ein, dass das Wasser sprudelte und sich golden verfärbte. Beim Trinken vergegenwärtigte ich mir, wie das Wasser spürbar durch meinen Körper lief und ihn kräftigte. Ja, und jetzt fühle ich mich wieder viel besser.

Symbolische Repräsentation

Eine der erstaunlichsten Sofortheilungstechniken beruht auf der Anwendung von inneren Symbolen. Man kann daraus auch eine hochkomplizierte Angelegenheit machen, aber ich zeige Ihnen die einfache Version, die unter normalen Bedingungen genauso gut funktioniert. Zuerst erkläre ich die Grundidee und den Ablauf; anschließend gibt es noch ein paar Beispiele.

An anderer Stelle habe ich schon darauf hingewiesen, dass der Körper gewöhnlich das als Realität anerkennt, was die intensivsten sensorischen Reize bietet, und sich nicht danach richtet, ob etwas außerhalb des Körpers oder innerhalb der geistigen Sphäre geschieht. Dazu kommt, dass der Körper auf symbolische Repräsentationen genauso intensiv reagiert wie auf die repräsentierten Fakten selbst. Jetzt wird auch verständlich, warum Träume so einen starken Einfluss auf die Gesundheit haben, und ebenfalls, warum der Kontakt mit einem nebensächlichen Begleitumstand zu den gleichen Konsequenzen führt wie der zentrale Faktor. Manche Menschen reagieren mit Allergien, wenn sie das Bild einer Katze sehen. Andere werden melancholisch, sowie sie ein Musikstück hören, dass während eines unglücklichen Vorfalls gespielt wurde. Es gibt Leute, die von alkoholfreien Getränken betrunken werden, weil sie sich einbilden, dass diese Alkohol enthalten. Einige beginnen zu lächeln, wenn sie einen bestimmten Duft schnuppern. In all diesen Beispielen wird etwas, das keinen direkten Bezug zu einem aktuellen Erlebnis hat, zu einem Symbol für diese Erfahrung, und der Körper reagiert auf das Symbol, ohne dass die Erfahrung konkret stattgefunden hätte. Die von mir beschriebenen Reaktionen lassen uns an Pawlows bedingten Reflex denken. Der russische Wissenschaftler hatte jedes Mal, wenn er seinen Hund fütterte, eine Glocke geläutet; und in der Folge lief dem Hund jedes

Mal, wenn er die Glockentöne vernahm, der Speichel im Munde zusammen – ohne dass es Futter gab.

Nun gibt es aber auch einen sehr pfiffigen Weg, den Gebrauch von Symbolen zu einer vollwertigen Heilmethode zu machen. Wenn Sie eine bestimmte Erfahrung reaktivieren, reagiert der Körper darauf, und wenn Sie die Erfahrung verändern, ändert auch der Körper seine Reaktion. Und da der Körper auf ein Symbol bekanntlich so reagiert, als wäre es eine reale Erfahrung, wird der Körper sich bei Veränderung des Symbols genauso verhalten, wie er auf die Veränderung einer Erfahrung reagiert, nämlich ebenfalls durch Änderung der Reaktion. Da es dem Körper völlig gleichgültig ist, ob das Symbol etwas Inneres oder Äußeres ist, vorausgesetzt, es ist auch sensorisch anregend genug, können Sie sich für eine Erfahrung oder ein Krankheitssymptom ein Symbol ausdenken, das Sie anschließend verändern und dadurch eine Heilwirkung erzielen.

Wenn der Körper auf ein Symbol so reagiert, als wäre es eine reale Erfahrung, dann wird sich der Körper bei Veränderung des Symbols in gleicher Weise verhalten, wie er auf die Veränderung einer Erfahrung reagiert, nämlich ebenfalls durch Änderung der Reaktion.

Als meine Mutter noch lebte, litt sie einmal unter schweren Schmerzen in der Brust. Ich bat sie, mir zu sagen, wie sich diese Schmerzen anfühlten, oder besser noch, was ihrer Ansicht nach so schlimme Schmerzen verursachen könnte. Sie erklärte mir sogleich, dass es sich so anfühlte wie eine schwere Bücherkiste, die ihre Brust zusammendrückte. Also empfahl ich ihr, sich eine Gruppe von stämmigen Hawaiianern vorzustellen, die herbeikämen, um sie von der Last auf der Brust zu befreien. Diese Szene musste sie sich dreimal mit allen Einzelheiten vergegenwärtigen. Wenige Minuten nach dem dritten Durchlauf waren die Schmerzen vollständig verschwunden. Einige Tage später vertraute sie mir an, dass der Arzt, bevor ich sie gesehen hatte, in ihrer Brust Tumoren festgestellt hatte. Bei der darauf folgenden Untersuchung waren keine Tumoren mehr zu erkennen.

Immer wieder komme ich mit Menschen zusammen, die unter Kopfschmerzen leiden und mir erzählen, dass sich ihr Kopf anfühlt, als werde er von einem Schraubstock zusammengepresst. Darauf rate ich ihnen, sich vorzustellen, dass da tatsächlich ein Schraubstock sei und dass sie hinauflangen könnten, um ihn aufzudrehen. In fast jedem Fall verschwinden die Kopfschmerzen, nachdem wir das Bild durch drei Wiederholungen im Geist verankert haben. Ähnlich verhält es sich mit Menschen, die über furchtbare Rückenschmerzen klagen, so schlimm, als ob ihnen ein Messer im Rücken stecke. Ich empfehle ihnen, in Gedanken nach hinten zu greifen und das Messer herauszuziehen. Die Schmerzen vergehen im Nu.

Während des Unterrichts klagte einmal eine Frau über Knieschmerzen, die sie schon seit Monaten belästigten und das Gehen zur Qual machten. Ich schlug ihr vor, sich einen Fremdkörper auszumalen, der die Schmerzen verursachte. Auf die Frage nach dessen Aussehen beschrieb sie ihn als keilförmig. Sein Gewicht betrage fünf Pfund und er sei von roter Farbe. Dann ermunterte ich sie, mit der Hand ins Knie hineinzugreifen, den fünfpfündigen, roten Keil herauszuholen und ihn fortzuschleudern. Nachdem sie diese Szene drei Mal in allen Einzelheiten wiederholt hatte, bat ich sie aufzustehen und mir zu sagen, wie sie sich fühlte. Sie konnte sich schmerzfrei erheben und zum ersten Mal nach drei Monaten frei von jeglichen Schmerzen umhergehen.

In all diesen Fällen sind die Schmerzen oder Beschwerden nicht unterdrückt worden. Zur Schmerzunterdrückung muss man die Aufmerksamkeit von den Schmerzen wegdirigieren, beispielsweise durch eine ablenkende Tätigkeit, mentale Beanspruchung oder durch Schmerzmittel; auch starke Muskelanspannung kann helfen, die Schmerzwahrnehmung zu verdrängen. Nichts von all dem kann aber die Ursache erreichen. Wenn Sie dagegen mit symbolischen Vorstellungen agieren, fördern Sie die allgemeine Entspannung, die wiederum dem Körper ermöglicht, den Heilungsprozess erfolgreich fortzusetzen.

Farbige Wolken

Wer sich mit esoterischen Lehren beschäftigt, wird dabei sicher auch auf eine Visualisierungstechnik stoßen, die zuweilen als »schützendes weißes Licht« bezeichnet wird. Darunter hat man sich ein helles

Licht vorzustellen, das den Körper einhüllt; nach anderen Lesarten kann es auch eine weiße Wolke, ein Energieschirm oder ein Spiegel sein. Gemäß der zugrunde liegenden Theorie werden mit dieser Technik hochenergetische Schwingungen zur Abwehr negativer Einflüsse aufgebaut. In der Praxis bedeutet das spürbar weniger Angst und Stress, so dass man sich sicherer fühlt. Allerdings ist der Anwendungsbereich beschränkt, weil diese Methode einzig und allein wie ein Schutzschirm gegen schädliche Energien funktioniert.

Als ich noch sehr jung war, erlernte ich eine hawaiianische Technik, die ich als »farbige Wolken« bezeichne. Anstatt eines Schutzschirms oder Vergleichbarem dienen dabei imaginäre Wolken – die man um die ganze Person oder um einzelne Körperteile bildet – der physischen, emotionalen und mentalen Heilung. Diese Heiltechnik stützt sich auf die zwei Aspekte Farbe und Intention, die jeweils Erinnerungsassoziationen benötigen, um die intendierte Wirkung zu erzielen.

Da es schon eine ganze Reihe von Farbsystemen gibt, möchte ich Ihnen nicht noch ein weiteres vorsetzen. Wenn Sie sich schon in einem speziellen System auskennen, in dem Farben mit besonderen Eigenschaften assoziiert werden und Sie von seiner Wirkung überzeugt sind, dann können Sie es ja auf diese hawaiianische Technik übertragen. Sollten Sie das nicht wollen oder möchten Sie eine alternative Methode erproben, versuchen Sie es ruhig einmal mit neuen Prinzipien, die weder philosophisch noch kulturell festgelegt sind. Farben lassen sich grundsätzlich in zwei Kategorien trennen: warm oder kalt, strahlend oder gedeckt, grell oder mild. Rot, Orange und Gelb wirken eher stimulierend – das gilt für physische, emotionale und mentale Zustände. Grün, Blau und Violett haben in den genannten Bereichen eher einen beruhigenden Einfluss. Strahlende Farben wirken deutlich anregender als gedeckte. Grelle Farben, also reine, leuchtende Farben, stimulieren intensiver als die milden, deren Wirkung durch Hinzufügen von etwas Weiß, Grau oder Schwarz gebrochen wird. Durch Mischen der aufgezählten Eigenschaften ergibt sich eine umfangreiche kombinatorische Palette; aber die Grundbestimmung beschränkt sich hauptsächlich auf Stimulieren und auf Beruhigen. Sowohl konkrete als auch vorgestellte Farben erfüllen diese Aufgaben in gleicher, zufriedenstellender Weise.

Intention bedeutet im Rahmen dieser hawaiianischen Technik, dass Sie sich die speziellen Heilwirkungen, die Sie von einer Farbe erwarten, deutlich vorstellen. Die Visualisierung einer Sie umhüllenden leuchtend orangefarbenen oder gelben Wolke, gepaart mit dem Wunsch nach vermehrter Kraft und Ausdauer, führt dadurch zum erwünschten Resultat, dass bestimmte physische Prozesse im Körper angestoßen und entsprechende Erinnerungen abgerufen werden, die dann Ihr Verhalten ändern. Eine zum Zwecke der Gesundung visualisierte lindgrüne oder babyblaue Wolke in einem oder um einen geschwollenen oder infizierten Körperteil wird die Belastung reduzieren und die Heilkräfte des Körpers mobilisieren. Eine vergleichbare Farbwolken-Strategie zur Beilegung emotionaler Konflikte wirkt gleichfalls erfolgreich, auch wenn Sie deren Funktionsweise nicht ganz verstehen. Sie werden herausfinden, dass manche Farbwolken Wut und andere Angst verringern können. Einige steigern die Toleranz oder helfen Ihnen, unklare Lebenssituationen zu bewältigen. Sie müssen aber immer darauf achten, dass die Zuordnung von Assoziationen zu Farben und Intentionen stimmig ist; dann können Sie die Farben getrost bei allen Anlässen und für alle Zwecke einsetzen.

Die Visualisierung einer Sie umhüllenden leuchtend orangefarbenen oder gelben Wolke, gepaart mit dem Wunsch nach vermehrter Kraft und Ausdauer, trägt zur Erreichung des erwünschten Resultats bei.

Machen Sie Gebrauch von Ihrer Vorstellungskraft

Es spielt keine Rolle, ob Sie eine Erinnerung modifizieren oder sich mit einer Farbwolke umgeben; immer können Sie mit Hilfe der Vorstellungskraft ausgezeichnete Heilergebnisse erzielen. Vergessen Sie bitte nie die mehrfach erwähnte Erfahrung, dass sich die Resultate zwar manchmal sofort einstellen, gelegentlich aber erst nach längerem, beharrlichem Üben.

Kapitel 6

INSTANT HEALING mit der Kraft der Berührung

Berührung ist gut für unsere Gesundheit. Die Berührung durch einen Mitmenschen führt zu mehr physiologischen, emotionalen und mentalen Veränderungen im Körper als jeder andere Sinneseindruck. Solange Sie keine inneren Widerstände gegen eine Berührung haben, sind die Wirkungen stets wohltuend. Selbst bei oberflächlich leichter Berührung können die Reaktionen durchaus deutlich ausfallen.

In dem Buch *Healers on Healing* [»Heiler über Heilung«] berichtet der bekannte amerikanische Arzt Dr. Bernie Siegel von einem Kollegen, der jahrelang versucht hatte, die psychologischen Folgen einer schweren Verbrennung bei einer Klientin mit Gesprächstherapie zu behandeln. Nachdem dieser nun Dr. Siegel über Liebe sprechen gehört hatte, begann er die nächste Therapiesitzung damit, dass er seine Klientin in die Arme nahm. Später erzählte er, dass diese eine Umarmung bei der Frau mehr Gutes bewirkte als alle anderen Sitzungen zusammen.

Bei einer Untersuchung an einer Universität in Florida wurden Freiwillige dazu angeleitet, die Haut frühgeborener Babys zehn Minuten am Tag sanft zu streicheln, während die Säuglinge der Kontrollgruppe nicht berührt wurden. Das Resultat zeigte, dass die gestreichelten Babys schneller zunahmen und früher entlassen werden konnten als die Babys der Kontrollgruppe.

Bei einem anderen Experiment, das von Forschern der *University of California* in Los Angeles (UCLA) an der Bibliothek von Santa

Monica in Südkalifornien durchgeführt wurde, sollten es die Angestellten an der Bücherausleihe irgendwie fertig bringen, mit den ersten hundert Besuchern einen – und wenn auch noch so leichten – Handkontakt herzustellen. Bei den nächsten hundert Besuchern hingegen sollten sie diesen körperlichen Kontakt auf jeden Fall vermeiden. Um herauszufinden, was sie vom Service in dieser Institution hielten, wurden schließlich alle, die die Bibliothek wieder verlassen wollten, am Ausgang von Studenten entsprechend interviewt. Dabei war die generelle Zufriedenheit der hundert Leute, die mit der Hand berührt worden waren, deutlich höher, als jene der Leute, die man nicht angefasst hatte. Und dies, obwohl die Berührung ganz unauffällig erfolgte und mit den Dienstleistungen der Bibliothek überhaupt nichts zu tun hatte. Dieser schwache menschliche Kontakt reichte aus, um die Wahrnehmung in einem wesentlich umfassenderen Bereich zu verändern.

Eine starke Reaktionsbereitschaft für Berührung ist bei Menschen ganz normal, aber aus verschiedenen Gründen entwickeln manche Leute Widerwillen oder Angst davor. Zum Teil hängt die individuelle Reaktion auf Berührung mit dem kulturellen Hintergrund zusammen. Menschen aus Skandinavien und Nordasien neigen dazu, Berührung streng auf die Familiengruppe zu begrenzen und sie bei Außenstehenden möglichst zu vermeiden. Wenn sie – wie zum Beispiel in überfüllten Verkehrsmitteln – unvermeidlich ist, wird sie möglichst ignoriert. Einige Volksgruppen, z.B. die Briten und die Franzosen, tauschen rituelle Berührungen aus (Händeschütteln, der leichte Schultergriff mit einem schnellen flüchtigen Kuss oder Beinahe-Kuss auf die Wangen).

Andere Völker, wie zum Beispiel die Japaner, vermeiden sogar das, ersetzen es durch förmliche Verbeugungen (außer wenn sie es mit Abendländern zu tun haben). Doch obwohl die Japaner sich nicht für Berührung in der Öffentlichkeit begeistern können, gibt es bei ihnen eine weit verbreitete Tradition der Massage, die ihnen in Sachen Berührung einen großen Vorsprung vor den Briten gibt. Im Vergleich zu den Briten benehmen sich die Amerikaner beim Anfassen und im Ausdruck ihrer Gefühle ziemlich unzivilisiert, was sich in Verhaltensweisen wie Rückenklopfen, Armpacken und kräftigen Umarmungen äußert, aber im Vergleich zu den Italienern sind Amerikaner doch recht steif und zurückhaltend.

Außer Menschen mit schweren psychischen Störungen reagieren alle Leute unter den richtigen Bedingungen auch in der Öffentlichkeit positiv auf Berührung. Unter Sportlern scheinen auch recht intime Berührungen akzeptabel zu sein; so ist es zum Beispiel beim Tanzen normal, eine völlig fremde Person zu berühren, und gemeinschaftliches Singen führt oft zu stärkerem Körperkontakt, als in einer Menschenmenge gemeinhin üblich ist. Ich erinnere mich an einen Workshop in Japan, bei dem mich die Reaktion der Teilnehmer wirklich überraschte. Gewöhnlich bilden die Teilnehmer meiner Workshops am Ende einen Kreis und halten sich an den Händen, und zuletzt »darf« jeder die links und rechts von ihm stehenden Personen umarmen. Auch diesen Workshop in Japan beendete ich mit einem Kreis, aber ich wollte ihn aus Respekt vor den japanischen Sitten und Gebräuchen ohne die Umarmungen abschließen. Meine Frau gab mir jedoch zu verstehen, dass ich nicht darauf verzichten sollte, und ich weiß aus Erfahrung, dass ich ihre Intuition nicht ignorieren darf. Deshalb erklärte ich der Gruppe, dass es sich hierbei um eine hawaiianische Gepflogenheit handelte und dies zum Programm des Workshops gehörte. Tatsächlich umarmten sich daraufhin alle mit unglaublicher Leidenschaftlichkeit und Erregung. Es war, als würde die von mir ausgesprochene »Erlaubnis«, sich zu berühren, die gewaltige Kraft unterdrückten Verlangens freisetzen. Alle umarmten sich nach links und nach rechts, sie umarmten sich quer durch den Raum, und immer wieder stürzten sie sich auch auf mich.

Außer dem kulturbedingten Widerwillen gegen Berühren und Berührtwerden gibt es den Widerstand, der sich aus schlechten Erfahrungen erklärt. Leider scheint es in jedem Kulturbereich Menschen zu geben, die so selbstsüchtig und grausam sind, dass sie ihre Position und Autorität dazu missbrauchen, den natürlichen Impuls anderer Menschen, zu lieben und geliebt zu werden, auszunutzen. Dies tun sie allein zu ihrer eigenen Befriedigung, ohne Rücksicht auf die Folgen für das Leben ihrer Mitmenschen. Solche Menschen finden sich unter Eltern und Geschwistern, unter Verwandten und Freunden, Erziehern und Verwaltern sowie unter all denjenigen, die das Gefühl der Getrenntheit in einem solchen Maße verinnerlicht haben, dass sie überhaupt keine Empathie, kein Mitgefühl oder keinen Respekt für ihre Mitmenschen mehr empfinden. Die schlimmsten Folgen eines solchen Verhaltens zeigen sich dann, wenn die auf solche Weise missbrauchten Menschen versuchen, ihre Gefühle fortlaufend und immer wieder zu unterdrücken, bis sie schließlich unter permanentem Druck stehen und eine regelrechte Zeitbombe in ihrem Körper tragen. Einige dieser »Opfer« verlegen sich darauf, ihrerseits andere auszubeuten, vielleicht aus Rachegefühl oder in der Meinung, dass sie nur auf diese Weise in den Genuss einer Berührung kommen; andere, die ansonsten ruhig und freundlich erscheinen, explodieren irgendwann einmal ohne Vorwarnung und stürzen sich plötzlich wütend auf jeden, der sich in ihrer Nähe befindet; einige verbringen ihr Leben in unglücklicher Isolierung und in Angst vor dem geringsten menschlichen Kontakt; einige werden von mitfühlenden Therapeuten geheilt; und einigen gelingt es sogar, sich selbst zu heilen. Wenn es in unserer Gesellschaft mehr sichere und akzeptable Formen des Berührens und des Berührtwerdens geben würde, dann hätten wir weitaus weniger Probleme mit Verzweiflung, Gewalt und Krankheit.

Nun gut, die Techniken, die ich Ihnen in diesem Kapitel vorstellen möchte, bilden einen Teil meines bescheidenen Beitrags zur Lösung dieser Probleme.

Selbstberührung

Massieren Sie Ihre Hände kräftig, so als wollten Sie sie ohne Wasser waschen, und vergessen Sie nicht, dabei jeden einzelnen Finger kräftig zu drücken.

Wenn niemand in Ihrer Nähe ist, der Sie berühren könnte, bleibt Ihnen nichts anderes übrig, als es selbst zu tun. Auch Selbstberührung ist gut für Geist und Körper, weil dabei Endorphine und andere Substanzen ausgeschüttet werden. Obwohl Ihr Körper wahrscheinlich lieber von einem anderen Menschen berührt worden wäre, kann er trotzdem von Selbstberührung profitieren.

Nun folgt eine Selbstberührungs-Übung ohne sexuellen Bezug (ich habe nichts gegen sexuelle Selbstberührung, aber an dieser Stelle will ich einfach keine entsprechenden Übungen vorstellen). Bei jedem Schritt der folgenden Übung können Sie eine Menge Spannung loslassen. Sie können dabei unbekleidet oder leicht bekleidet sein. Die Übung wirkt viel besser, wenn Sie sie mit einem liebevollen Gefühl für sich selbst begleiten.

1. Zu Beginn massieren Sie Ihre Kopfhaut oder ziehen sich an den Haaren – sanft oder kräftig, wie es Ihnen gefällt. Da sich oft erstaunlich viel Spannung in der Kopfhaut ansammelt, finden manche Leute diese Übung sehr angenehm.
2. Setzen Sie die Finger Ihrer beiden Hände auf die Stirnmitte und ziehen Sie sie nach außen und über Ihre Schläfen. Ziehen Sie die Finger an der Nase entlang nach unten, dann nach außen über die Backenknochen und nach unten bis zum Unterkiefer. Ziehen Sie sie zuletzt von der Mitte aus entlang der Ober- und Unterlippe nach außen.
3. Massieren Sie Ihre Ohren.
4. Massieren Sie wiederum Ihre Hände kräftig, so als wollten Sie sie ohne Wasser waschen, und vergessen Sie nicht, jeden einzelnen Finger kräftig zu drücken. Reiben Sie die Mitte der Handfläche und des Handrückens zwischen Daumen und Zeigefinger.
5. Reiben Sie mit Ihren Händen langsam oder schnell über die ganze Vorderseite Ihres Körpers.
6. Reiben Sie die ganze Rückseite Ihres Körpers mit einem Handtuch – auch über der Kleidung, wenn Sie angezogen sein sollten. Wenn Sie einen chinesischen »Rückenkratzer« haben, sollten Sie ihn auch benutzen. Das ist ein wunderbares Werkzeug, um Verspannungen im Rücken zu lösen, auch wenn Sie dort gerade nichts spüren sollten.
7. Massieren Sie Ihre Füße, wenn Sie noch Zeit dazu haben. Waschen Sie zuletzt Ihre Hände, bevor Sie etwas essen oder wieder einen anderen Menschen anfassen.

Wenn Sie für all diese Schritte nicht genug Zeit haben sollten, können Sie eine Schnellmassage der Arme und Hände durchführen und sich abschließend selbst umarmen.

Sich aneinander kuscheln

Sich aneinander kuscheln ist eine gute Sache für zwei oder mehr Menschen. Es führt uns irgendwie zurück zu unseren Ursprüngen. Manche Affenarten tun das stundenlang mit dem größten Vergnügen. So einfach das auch klingen mag, so dürfen Sie dabei doch umwerfende körperliche und geistige Erfahrungen erwarten, vor allem, wenn Sie es über längere Zeit machen. Sie können dabei bekleidet sein (oder nicht) und nach Belieben Musik und aromatische Düfte benutzen (oder auch nicht).

Übung 1 für zwei Personen:
Setzen Sie sich auf den Boden und lehnen Sie sich Rücken an Rücken. Verweilen Sie in dieser Position, solange Sie wollen, aber lassen Sie sich mindestens fünf Minuten Zeit dafür, bis Sie irgendeine Wirkung bemerken. Nach kurzer Zeit verspüren Sie natürlich Wärme und vielleicht ein Kribbeln. Einige Menschen werden dabei schließlich sogar Wellen von Energie, Entspannung und Wohlgefühl empfinden.

Übung 2 für zwei Personen:
Suchen Sie zusammen eine bequeme Position, in der Sie verweilen, auf dem Boden liegend, gegen eine Wand gelehnt oder auf einem Sessel sitzend. Tun Sie dabei nichts weiter, als eng beieinander zu sein. Wenn Sie nach einer gewissen Zeit Ihre Position verändern müssen, um es bequemer zu haben, sollten Sie sich ganz sanft und nur minimal bewegen. Zusätzlich zu den bei Übung 1 erwähnten Wirkungen können Sie diesmal auch das Gefühl haben, mit dem anderen zu verschmelzen und ganz einfach in einen Zustand des Dösens oder Tagträumens einzutreten.

Übung 3 für drei und mehr Personen:
Benutzen Sie beliebige Kombinationen von angenehmen Positionen mit engem Körperkontakt – Rücken an Rücken sitzen, sich festhalten, irgendwelche Körperteile auf andere Personen legen, gegenseitig Beine und Arme verschlingen – und verweilen Sie einfach eine Zeit

lang so. Atmen Sie ruhig, aber sprechen Sie nicht. Wenn nötig dürfen Sie sich langsam und minimal bewegen. Diese Übung geht am besten auf dem Boden, mit oder ohne Kissen. Gehen Sie aber bitte vorher auf die Toilette.

Tauschen Sie anschließend Ihre Erfahrungen aus. Außer Wärme, Kribbeln, Wohlbefinden, Dösen, Tagträumen und Verschmelzen ermöglicht besonders die Gruppenerfahrung phantastische und beseligende Erfahrungen.

Vom Standpunkt dieses Buches aus gesehen besteht der größte Nutzen des Aneinanderkuschelns in emotionaler und körperlicher Heilung.

Oh, ich hätte fast etwas vergessen: Aneinanderkuscheln wirkt bei manchen Leuten sexuell stimulierend. Je nach den Beteiligten und den Umständen müssen Sie selbst entscheiden, welche Art von Verhalten angebracht ist. Vergessen Sie dabei aber nicht, dass Sie sexuelle Regungen empfinden können, ohne darauf aktiv zu reagieren. Am besten bleiben Sie ganz entspannt, lassen diese einfach zu und genießen sie, ohne sich zu irgendetwas verpflichtet zu fühlen. Sexuelle Energie an sich kann sehr heilsam für Ihren Körper sein.

Setzen Sie sich auf den Boden und lehnen Sie sich Rücken an Rücken. Einige Menschen werden dabei schließlich sogar Wellen von Energie, Entspannung und Wohlgefühl empfinden.

Heilende Hände

Manche Leute erzählen mir, dass sie glaubten, über heilende Kräfte zu verfügen und/oder dies von sensitiven Personen bestätigt bekommen zu haben, und sie fragen mich, was sie mit dieser Gabe anfangen sollten. Gewöhnlich antworte ich, dass sie zu heilen anfangen sollten.

Jedermann besitzt heilerische Fähigkeiten. Es ist eine Tatsache, dass der Körper eines jeden Menschen ständig damit beschäftigt ist, sich selbst zu heilen – und dies trotz all der Dinge, welche die Menschen tun, um ihren Körper dabei zu stören. Außerdem hat jeder von uns die Fähigkeit, anderen bei der Selbstheilung zu helfen. Hier und jetzt. In dieser Minute. Ohne ausgefallene Rituale.

Rituale sind gut. Sie verleihen Autorität und können unwissende oder unsichere Menschen davon überzeugen, dass sie die Kraft und das Recht haben, andere Menschen zu heilen. Daran ist nichts auszusetzen. Die Leute haben auch das Recht, nach eigenem Ermessen so viel Geld zu verlangen, wie sie oder ihre heilerischen Dienste wert sind; und sie haben auch das Recht, nach eigenem Ermessen so viel Geld zu bezahlen, wie ihnen eine Person oder deren Dienste wert sind. Das alles ist kein Problem.

Ich reagiere nur dann kritisch, wenn die Leute glauben, sie könnten oder dürften ohne irgendwelche Rituale oder die ausdrückliche Erlaubnis einer anderen Person nicht heilen. Hier geht es natürlich nicht um juristische Fragen, denn das ist eine völlig andere Sache. Tatsache ist, dass Sie heilen und helfen können, wenn Sie ein menschliches Wesen sind. (Nebenbei bemerkt ist dies ein Buch für menschliche Wesen. Wenn Sie ein Tier, eine Pflanze, ein Stein oder ein Stern sein sollten, müssen Sie ein anderes Buch lesen.) Natürlich gilt auch hier wie bei allen anderen Fähigkeiten, dass manche Menschen von Natur aus mehr Talent besitzen, doch jeder besitzt diese Gabe bis zu einem bestimmten Grad.

Reiben Sie Ihre Hände kräftig, bis sie kribbeln, und legen Sie sie eine oder zwei Minuten lang auf die schmerzende Körperpartie einer Person (das wirkt auch durch die Kleidung hindurch).

Wenn Sie das nächste Mal in der Nähe einer Person weilen, die gerade unter Schmerzen oder Beschwerden leidet und bereit ist, Sie an sich »herumexperimentieren« zu lassen, dann sollten Sie Ihre Hände reiben, bis sie kribbeln, und sie eine oder zwei Minuten lang auf die betroffene Körperpartie dieser Person legen (das wirkt auch durch die Kleidung hindurch). Das Resultat wird umso besser sein, je stärker Sie sich auf das konzentrieren, was Sie gerade tun. Ich weiß, einige Systeme lehren, dass Sie die Energie einfach durch sich hindurch fließen und deshalb Ihren Geist frei wandern lassen können. Aber da die Energie dorthin fließt, wohin Sie Ihre Aufmerksamkeit lenken, werden Ihre Hände mehr Energie ausstrahlen, wenn Sie sich konzentrieren. Wenn die behandelte Person irgendwie Erleichterung verspürt, war das Experiment erfolgreich. Und wenn Sie die Techniken aus dem nächsten Abschnitt einsetzen, können Sie die Wirkung dieser Art von heilender Berührung steigern.

Ihr verborgenes Talent

Zu behaupten, dass jeder heilerische Fähigkeiten besitzt, ist einfach. Aber wie soll ich das beweisen? Nun, ich muss es Ihnen nicht beweisen. Sie können es sich selbst mit ein paar einfachen Experimenten beweisen. Wenn Sie viel gelesen haben oder ein Workshop-Süchtiger sind, sind Ihnen die folgenden Ideen wahrscheinlich schon früher begegnet. Deshalb wendet sich dieser Abschnitt an diejenigen, die nicht so genau wissen, wovon ich eigentlich spreche:

1. Reiben Sie die Handflächen und halten Sie Ihre Hände dann in etwa 15 bis 20 Zentimeter Abstand gegenüber. Durch das Reiben sollten Sie ein Kribbeln spüren, aber nun bewegen Sie Ihre Hände in leicht federnder Weise aufeinander zu, als ob Sie in die Hände klatschen wollten, aber unentschlossen wären, es tatsächlich zu tun oder nicht. Achten Sie auf alles, was Sie an Ihren Handflächen spüren. Wenn Sie zur Mehrheit der Menschen gehören, fühlen Sie einen leichten Widerstand, so als ob Sie einen weichen Luftballon zusammendrücken oder die gleichen Pole von zwei Magneten aufeinander zuschieben würden. Das, was Sie da spüren, ist ein Energiefeld, also das, was Heiler (zumindest einige Heiler) zum Heilen benutzen.

2. Stellen Sie drei Gläser mit Orangen-, Grapefruit- oder Apfelsaft oder drei Tassen Kaffee bzw. Tee oder drei Gläser Wein nebeneinander auf den Tisch. Sie können auch nur Wasser nehmen, aber das Experiment liefert überzeugen-

dere Resultate, wenn man dabei ein bisschen zu »beißen« hat. Reiben Sie Ihre Hände, halten Sie dann eine Tasse oder ein Glas von den dreien eine oder zwei Minuten lang zwischen Ihren Händen und prüfen Sie anschließend den Geschmack der Flüssigkeit. Schmecken Sie danach auch die Flüssigkeit in den beiden anderen Gefäßen. Schmecken Sie dann wieder die erste Flüssigkeit. Merken Sie irgendeinen Unterschied? Sie haben gerade den Inhalt des ersten Glases »geheilt« (es kann sein, dass die eine Person keinen Unterschied merkt, die andere aber doch). Deshalb schlage ich zwei Kontrollen vor, damit Sie mit größerer Gewissheit feststellen können, dass es einen wirklichen Unterschied gibt. Im Allgemeinen hat die »geheilte« Flüssigkeit weniger »Biss« oder bitteren Geschmack; das heißt, sie wird milder. Manche Leute haben auch das Gefühl, sie würde süßer schmecken. Einige meinen auch, dass die Veränderung keine geschmackliche Verbesserung bewirkt.

Nützliche Schwingungen

Viele Menschen haben Methoden entwickelt, um Klänge zur Heilung einzusetzen, und zweifellos kann man dadurch wohltuende Wirkungen auf Körper und Seele ausüben. »Musik besänftigt die wild erregte Brust« – sie kann uns in kürzester Zeit beruhigen oder aufmuntern, aber dabei handelt es sich eigentlich nicht wirklich um Heilung durch Berühren. Eine andere Art von Klangtherapie heißt *Toning*: Dabei benutzt man die Stimme, um in Richtung einer anderen Person Töne auszusenden, angeblich mit heilender Wirkung, aber ich habe dabei niemals irgendwelche merklichen, unmittelbaren Heilwirkungen beobachtet oder erfahren.

Summen

Die Kombination von Klang und Berührung funktioniert wirklich gut. Das Einzige, was Sie dabei zu tun haben, ist zu summen, während Ihre Hände sich selbst oder eine andere Person berühren. Das ist schon alles: bei der Berührung einfach summen. Um ein unmittelbares Gefühl für die Wirkung zu bekommen, sollten Sie Ihre Hände so wie in der oben beschriebenen Technik halten, aber ohne sie vorher zu reiben. Summen Sie dann. Zusätzlich zur Schwingung in Ihrem Körper werden Sie ein Kribbeln in Ihren Händen und vielleicht sogar eine Art von sanftem Druck zwischen ihnen spüren.

Auf alle Stellen, an denen Sie Schmerzen oder Beschwerden haben oder Heilung brauchen, können Sie Ihre Hände auflegen und sich gesund summen.

Überall, wo Sie Schmerzen oder Beschwerden oder heilungsbedürftige Stellen haben, können Sie Ihre Hände oder Finger auflegen und sich gesund summen. Tatsächlich bewirkt dies, dass Spannung schneller als allein durch Berührung aufgelöst und der natürliche Heilungsprozess beschleunigt wird. Sie können dabei mit hohen oder tiefen Tönen und sogar mit Ihren Lieblingsmelodien experimentieren. Ich habe herausgefunden, dass die Wirkung stärker ist, wenn Sie Ihre Aufmerksamkeit auf die Stelle richten, die Ihre Hände beim Summen berühren. Die Wirkung ist auch dann stärker, wenn Sie mit geschlossenem Mund summen, denn dadurch entsteht eine stärkere Schwingung in Ihrem Körper, durch die mehr Energie zu Ihren Händen fließen kann.

Murmeln

Murmeln ist eine Variante des Summens. Murmeln bedeutet, mit geschlossenem Mund und mit sich stumm bewegenden Lippen zu sprechen. Es erzeugt eine ähnliche Wirkung wie das Summen; dazu kommt jedoch zusätzlich der Nutzen der subliminalen, unterschwelligen Suggestion. Wenn Sie Ihre Finger oder Hände in heilender Absicht auf einen Körperbereich legen, murmeln Sie Affirmationen,

Segnungen und Anweisungen, anstatt zu summen. Ich machte das einmal im Taxi bei einer Freundin, die plötzlich Magenkrämpfe bekommen hatte – und in etwa drei Minuten ging es ihr wieder gut. Dies ist eine sehr praktische Technik für alle möglichen Situationen.

Ich benutze sie auch an meinem eigenen Hals und an den Schultern, wenn ich zu lang am Computer gearbeitet habe, und oft brauche ich im Anschluss daran meinen Hals nur zu drehen, damit meine Wirbelsäule sich wieder ausrichtet. Diese Technik eignet sich auch bestens, um schmerzende Muskeln nach hartem Training zu lockern und um die eigenen Kopfschmerzen zu lindern. Sie sollten sich jedoch darüber im Klaren sein, dass manche Leute durch das Gemurmel abgelenkt oder irritiert werden und dann nicht gut darauf ansprechen.

Blanko-Vergebung

Blanko-Vergebung ist eine erstaunliche Technik der Sofortheilung, bei der sowohl Berührung als auch Worte benutzt werden.

Sie ist deshalb so erstaunlich, weil sie so schnell wirkt und Sie nicht einmal zu wissen brauchen, wem Sie dabei vergeben sollen, damit sie funktioniert. Sie beruht auf der Annahme, dass alle körperlichen Beschwerden, die mit Schwellungen oder Infektionen einhergehen, auch eine emotionale Komponente von unterdrückter Wut und Schuld enthalten. Beachten Sie bitte, dass ich nicht behauptet habe, diese Beschwerden wären durch derartige Emotionen verursacht, sondern nur, dass es vielleicht nützlich ist, wenn wir einmal annehmen, dass Emotionen zumindest teilweise an der Verursachung des Stresses beteiligt sein könnten, der diese Beschwerden andauern lässt oder sie verschlimmert. Wenn Sie die Auflösung emotionaler Spannungen unterstützen, kann sich der Körper schneller heilen.

Die Durchführung dieser Technik ist sehr einfach. Mit Ihren Händen oder Fingern berühren Sie ganz leicht den Bereich, der Heilung benötigt, während Sie dabei gleichzeitig folgende Worte wiederholen: »Was immer damit zusammenhängen mag, ich vergebe es voll und ganz.« Tun Sie das so lange, wie Sie können oder bis Sie Erleichterung verspüren. Wahrscheinlich haben Sie dabei verschiedene Empfindungen, wie zum Beispiel Kribbeln oder Bewegung oder Entspannung und sogar Schmerzlinderung. Je stärker die Gefühle von Wut oder Schuld mit der Beschwerde zusammenhängen, desto schnellere und dramatischere Heilwirkungen werden Sie registrieren. Selbst wenn jene Emotionen nur einen geringen Teil der Krankheitsursachen ausmachen, wird diese Technik in gewissem Umfang Nutzen bringen. Wie gesagt brauchen Sie dabei nicht zu wissen, auf wen oder was sich diese Emotionen richten. Es reicht, einfach den Gedanken der Vergebung aufrechtzuerhalten, während man die geschwollene oder infizierte Stelle berührt, um unbewusste Veränderungen auszulösen, die eine Menge Stress lindern werden. Dabei sorgt schon die Berührung an sich dafür, dass eine gewisse Energie freigesetzt wird und sich außerdem der Geist besser auf den Gedanken der Vergebung konzentrieren kann.

Mit Ihren Händen oder Fingern berühren Sie ganz leicht den Bereich, der Heilung benötigt, während Sie dabei gleichzeitig die folgenden Worte wiederholen: »Was immer damit zusammenhängen mag, ich vergebe es voll und ganz.«

Wenn Sie wissen, wer oder was die Ursache Ihres Zorns oder Ihrer Schuldgefühle ist, dann kann die Technik natürlich noch besser wirken, wenn Sie dieser Ursache direkt vergeben können. Die verblüffendste Erfahrung mit dieser Technik machte ich selbst, als ich eines Morgens mit einem Abszess im Mundraum und extremer Verspannung im Kiefer erwachte. Meine Zähne waren so empfindlich, dass ich kaum meinen Mund schließen konnte, weil schon die leichteste Berührung zwischen den oberen und den unteren Zähnen Wellen von heftigen Schmerzen auslöste. Offensichtlich erforderte mein Zustand dringend einen Zahnarztbesuch. Doch obwohl ich einen guten Zahnarzt kannte, beschloss ich, zunächst etwas anderes auszuprobieren. Fürs Erste ging ich davon aus, dass bei meinen Beschwerden Ärger im Spiel war. Dann fragte ich mich, auf wen ich wütend war. Sofort kam mir eine Frau in den Sinn, die am Vortag in einer für mich wichtigen Angelegenheit ihr Wort gebrochen hatte. Ich hatte eigentlich gedacht, dass ich diese Sache mit friedlicher Nachsicht hinter mir gelassen hätte, aber mein Körper sagte mir nun, dass ich nichts anderes getan hatte, als meinen Ärger zu unterdrücken. Also legte ich einen Finger sehr sanft auf die Stelle an meinem Kiefer, wo die Schwellung des Abszesses am empfindlichsten war, und begann eine Vergebungs-Affirmation zu wiederholen, die ich auf die betreffende Frau richtete. Wie ich mich erinnere, lautete der Satz etwa wie folgt: »Was immer Frau Soundso getan hat oder nicht, ich vergebe ihr voll und ganz.« Die Reaktion erfolgte so plötzlich, dass ich völlig verblüfft war. Die Schmerzen begannen sofort nachzulassen und ich spürte deutlich, wie auch die Schwellung zurückging. Nach dreißig Minuten war keinerlei Spur von einem Abszess, von Schmerzen oder von Empfindlichkeit zurückgeblieben. Ich fühlte mich so, als hätte ich diese Beschwerden nie gehabt. Also verdiente mein Zahnarzt an jenem Tag nichts an mir, aber später nutzte ich seine Dienste bei anderen Beschwerden.

Obwohl es wirklich nicht notwendig ist zu wissen, wem oder was man vergeben soll, gibt es einen Weg, die Zahl der möglichen »Adressaten« einzugrenzen. Aufgrund tiefer, kulturübergreifender Assoziationen stellen viele Menschen in der ganzen Welt eine bewusste oder unbewusste Beziehung zwischen Frauen und der linken Körperseite und zwischen Männern und der rechten Körperseite her. Vom therapeutischen Standpunkt aus ist es überaus nützlich anzunehmen, dass Probleme auf der linken Körperseite eine emotionale Komponente haben, die mit den Frauen in unserem Leben zusammenhängen, während Probleme der rechten Körperhälfte mit den Männern zu tun haben. Ich habe aber auch herausgefunden, dass emotionale Konflikte mit einer starken Frau einen Teil der Probleme auf der rechten Seite bilden können, während ähnliche Konflikte mit einem schwachen Mann Auswirkungen auf die linke Seite haben. Wenn sie sich mit einem körperlichem Problem auf der einen oder anderen Körperseite befassen, sollten Sie mit dem Gedanken spielen, dass Ihre Beziehung mit einem Mann oder einer Frau auf der entsprechenden Seite beteiligt sein könnte, und dann sehen, was sich daraus entwickelt.

Im Fall meines Zahnabszesses lag das Problem auf der linken Seite. Bei einer mongolischen Schamanin, der ich bei einer Infektion im rechten Auge half, war eine andere Schamanin mit einer sehr starken Persönlichkeit im Spiel. Jedenfalls sollten Sie die Möglichkeit in Betracht ziehen, dass emotionaler Konflikt, gewöhnlich Zorn oder Groll, zumindest teilweise an einem bestimmten Gesundheitsproblem beteiligt ist, und zuerst versuchen, diesen Konflikt aufzulösen, bevor Sie mit anderen Heilmethoden weitermachen. Dies wird mindestens dazu beitragen, dass die von Ihnen benutzten anderen Methoden besser wirken.

Das Wunder der Berührung genießen

Berührung in jeder beliebigen Form – vom einfachen Händeschütteln oder einer Umarmung bis zur vollen Körpermassage – ist eine der kraftvollsten Heilweisen. Das hängt natürlich mit der Wirkung des Energieaustausches zusammen, aber noch wichtiger ist die Tatsache, dass Berührung eine Art Brücke zwischen den Lebewesen bildet. In einer Welt, in der die Vorstellung der Isolierung und des Getrenntseins so weit verbreitet ist, ist Berührung die sicherste Methode, um Verbindungen herzustellen. Eine heilsame Berührung, beseelt von Liebe und Mitgefühl, eröffnet einen Zugang zu erhöhter Bewusstheit und wird so zu einer Quelle der Freude für den Berührenden und den Berührten.

Kapitel 7

INSTANT HEALING mit Energie

Den Kräften von Worten, Vorstellung und Berührung ist eines gemeinsam: Sie alle erzeugen physische, emotionale oder mentale Veränderungen, das heißt, sie alle setzen Energie in Bewegung.

Heilung ist ein Prozess, bei dem es zu Veränderungen im Körper, in den Gefühlen und im Geist kommt. *Instant Healing* ist einfach eine Methode, um diese Veränderungen zu beschleunigen. Wann immer sich etwas verändert, ist Energie im Spiel; und durch Methoden des direkteren Umgangs mit Energie lassen sich solche Veränderungen wirksam hervorrufen. In diesem Kapitel liegt der Schwerpunkt auf der Bewegung von Energie.

Bevor ich mich den spezifischen Anwendungen von Energietechniken bei der Sofortheilung zuwende, dürfte es nützlich sein, das Wesen der Energie etwas genauer zu betrachten.

Was ist Energie?

Menschliche Wesen sind darauf konditioniert, sich Materie als etwas Festes vorzustellen. Deshalb fällt es ihnen manchmal schwer, sich von der Vorstellung zu lösen, dass die kleinsten Teilchen der Materie etwas Festes sein müssten. Noch schwerer erscheint es, sich von der Idee zu trennen, dass Energie ein greifbares Etwas ist. In der Physik wird Energie definiert als die Fähigkeit, Arbeit zu leisten; das heißt, es handelt sich um die Eigenschaft eines bestimmten Systems, ein anderes System zu beeinflussen. Ein Beispiel für Energie in diesem Sinne ist der Regen, der aufgrund der Schwerkraft fällt und einen Abhang erodiert. Ein anderes wäre das Adrenalin, das dafür sorgt, dass Zucker in den Blutkreislauf gelangt und von den Körperzellen dazu genutzt wird, dem Gehirn und dem Körper frischen Schwung zu geben. Trotzdem halten viele Leute hartnäckig an der Vorstellung fest, dass Energie etwas Greifbares wie ein Backstein ist. Wenn Sie einen Backstein in der Hand halten und ihn einer anderen Person übergeben, dann hat der andere nun den Backstein und Sie haben ihn nicht mehr. Aber Energie ist überhaupt nicht mit einem Backstein zu vergleichen.

Energie gleicht eher einer Welle im Ozean, die ihre Energie vom Wind empfängt, der wiederum seine Energie von etwas anderem erhält und so weiter. Wo Energie ist, gibt es Bewegung oder Veränderung, und wo Bewegung oder Veränderung geschieht, gibt es Energie. Weil sich anscheinend alles in Bewegung befindet, kann man unschwer erkennen, dass alles eine potenzielle Quelle von Energie sein muss. Außerdem scheint jede Art von Bewegung in Form von Wellen abzulaufen.

Als menschliche Wesen erfahren wir Leben in erster Linie als Form, Klang und Berührung. Um sehen, hören und fühlen zu können, muss es eine besondere Art von Phänomen geben, das in einem bestimmten Frequenzbereich abläuft und von speziell gebauten Rezeptoren wahrgenommen wird. In anderen Worten, Sehen, Hören und Fühlen erfordern ein Nervensystem, das die von Augen, Ohren und Haut empfangene Information verarbeiten kann. Diese Information erreicht die entsprechenden Rezeptoren in Form von Lichtwellen, Schallwellen und Schwingungen. Natürlich gehört dazu noch mehr als nur das, aber das sind die Grundlagen.

Wenn Energie Bewegung ist und Materie in ständiger Bewegung, dann ist Materie Energie. Wenn Bewegung in Wellen (auch als Frequenzen oder Schwingungen oder Strahlungen bezeichnet) abläuft, dann besteht das, was wir als Materie wahrnehmen, aus verschiedenartigen Wellen. Und wenn die eine Art von Welle das Verhalten einer anderen Art von Welle beeinflusst, so wie zum Beispiel der Wind Wasser oder Feuer den Wind, und wenn Menschen Mittel und Wege finden, selbst Wellen zu erzeugen, die auf das Verhalten von anderen Wellen einwirken, warum sollten sie dann nicht eine solche Fähigkeit zum Zweck der Sofortheilung verwenden können? Auf jeden Fall werde ich beim Thema dieses Kapitels von diesen Annahmen ausgehen.

Woher kommen Wellen?

Wellen werden von anderen Wellen in Bewegung gesetzt. Wenn Sie einmal beobachtet haben, wie der Wind über ein Weizenfeld oder eine Wiese streicht, haben Sie vielleicht auch bemerkt, dass der Winddruck in Wellen über das Feld rollt und nicht die ganze Fläche auf einmal flach legt. Das ist so, weil sich Wind in Form von Wellen bewegt. Auch Erdbeben bewegen sich in Wellen; sogar Sonnenlicht bewegt sich in Wellen. Wir gehen davon aus, dass sich alles in Wellen bewegt und dass Wellen Wellen erzeugen.

In früheren Kapiteln habe ich erklärt, dass Stress Spannung erzeugt und so die Heilung behindert. Stress wurde als Resultat widerstreitender Kräfte definiert. In diesem Zusammenhang würde ich sagen, dass stressbedingte Spannung dann entsteht, wenn zwei Wellen zusammenstoßen. Wenn Sie aber eine weitere Welle einsetzen könnten, um die kollidierenden Wellen umzulenken oder zu modifizieren, so kann der natürliche Heilungsprozess ablaufen. Und je schneller Sie das bewerkstelligen, desto rascher erfolgt die Heilung.

Im praktischen Teil dieses Kapitels werde ich drei Quellen von Energie, die für die Sofortheilung eingesetzt werden können, berücksichtigen: physische, emotionale und mentale Energie.

Physische Energie

Es gibt unzählige Methoden, um physische Energie zu Heilzwecken einzusetzen. Genauso wie bei den folgenden Ausführungen zur emotionalen und mentalen Energie werde ich mich auf einige wenige nützliche Methoden konzentrieren, anstatt einen umfassenden Überblick über alle Möglichkeiten zu geben.

Wasser

Ich weiß wohl, dass sich praktisch jeder darüber im Klaren ist, wie wichtig es ist, mehr Wasser zu trinken, um Dehydrierung zu vermeiden. Auf einer Chinareise hatte ich in jüngster Zeit in allen Städten, die ich besuchte, keinerlei Schwierigkeiten, auf dem Markt Trinkwasser in Flaschen zu finden. Inzwischen gibt es sogar Fluggesellschaften, die dafür sorgen, dass ihre Passagiere reichlich mit Wasser versorgt werden. Dabei vergessen wir leicht, dass es sich hier um ein ganz neues Phänomen handelt. In meinen Klassen und Kursen habe ich jedoch festgestellt, dass viele Teilnehmer, und darunter sogar diejenigen, die ihre Wasserflaschen zu den Kursen mitbringen, noch nicht zu wissen scheinen, welche schnellen Heilwirkungen Wasser haben kann.

Ein oder zwei Glas Wasser haben oft eine sofortige positive Wirkung bei Rücken-, Kopf- oder Gelenkschmerzen, und ebenso bei Angstgefühlen, Übelkeit, Erkältung oder grippeähnlichen Symptomen.

Wenn der Körper dehydriert wird, gerät er in einen Stresszustand und die daraus resultierende Spannung kann Symptome hervorrufen, die scheinbar nichts mit dem Wassermangel zu tun haben. Für mich selbst habe ich Folgendes entdeckt: Wenn ich morgens mit Schmerzen aufwache, genügt fast immer ein Glas Wasser oder zwei, um sie wie durch Magie zum Verschwinden zu bringen. Die Wirkung scheint sich viel schneller einzustellen, als es dauert, bis das Wasser von meinem Magen aus zu den »durstigen« Zellen gelangt. Wenn ich von der Annahme ausgehe, dass Wasser sich wie eine Energiewelle verhält, so könnte ich sagen, dass diese Energie des Wassers eine oder beide der kollidierenden Stresswellen ableitet und diese Auflösung der Spannung es dem Körper somit ermöglicht, sich selbst zu heilen. Ein Physiologe würde wohl über eine derartige Theorie mehr als nur den Kopf schütteln, aber es schadet nicht, mit Ideen zu spielen. Tatsache ist, dass es einfach funktioniert.

Ich habe herausgefunden, dass ein oder zwei Glas Wasser außer bei morgendlichen Schmerzen oft sofortige positive Wirkungen bei Rückenschmerzen, Kopfweh, Gelenkschmerzen, Übelkeit, Erkältung oder grippeähnlichen Symptomen und Angstgefühlen haben.

Eine weitere heilende Eigenschaft von Wasser hängt mit seiner Fähigkeit zusammen, positive elektrische Felder zu neutralisieren. Unter bestimmten Bedingungen kann sich auf der Oberfläche des Körpers und in seiner unmittelbaren Umgebung ein statisches elektrisches Feld aufbauen, das erheblichen Stress verursacht. Dazu kommt es unter anderem bei starken trockenen Winden wie dem Santa Anas in Kalifornien, dem Konas auf Hawaii, dem Harmattan in Westafrika und dem Scirocco in Nordafrika. Ferner entstehen solche Felder, wenn der Wind durch natürliche Schluchten oder Betonschluchten in Großstädten weht und wenn klimatisierte Luft durch Leitungen und Schächte in Gebäuden, Flugzeugen und Fahrzeugen bläst. Solche Felder können sich aber auch während einer Hochdruck-Wetterlage aufbauen, in der die Luft sich überhaupt nicht zu bewegen scheint. Obwohl sich das positive elektrische Feld um den ganzen Körper herum bilden kann, neigt es dazu, sich dort zu konzentrieren, wo sich Metalle in Kontakt mit der Haut befinden (an Ringen, Halsketten, Armbändern, Uhren und dergleichen). Die Entstehung eines solchen elektrischen Feldes kann dazu führen, dass sich einige der oben erwähnten Symptome wie Kopfweh oder Übelkeit melden. Eine Dusche oder ein Bad zu nehmen, die Haut mit einem feuchten Tuch abzuwischen und das auf der Haut aufliegende Metall mit einem nassen Finger zu berühren, sind jedes für sich gute Mittel, um das Feld zu entladen und sofortige Linderung zu bewirken.

Atmung

Selbstverständlich ist es wichtig zu atmen, so wichtig, dass man in den verschiedenen Kulturen spezielle Atemtechniken entwickelt hat, die den Übenden Gesundheit, Reichtum, Weisheit und immense Kraft verleihen sollen. Ich habe jahrelang mit ziemlich vielen Methoden experimentiert – wie yogischer, tantrischer, daoistischer und gnostischer Atmung, mit Rebirthing und auch mit anderen, die zu obskur sind, um sie hier mit Namen zu benennen. Meine Analyse hat ergeben, dass sich ihre nützlichen Wirkungen allesamt aus einer fundamentalen Technik ableiten lassen: der Tiefatmung.

Atmung geschieht in Wellen. Zusätzlich zum Zyklus des Einatmens und Ausatmens gibt es einen Wellenimpuls, der beim Atmen im Rumpf aufwärts und abwärts läuft, manchmal synchron zur Atmung und manchmal auch nicht. Der Hauptzweck der Atmung ist die Sauerstoffversorgung der Zellen; ein wichtiger Nebeneffekt ist die Tatsache, dass Atmung als Pumpe für das Lymphsystem wirkt, das dann Giftstoffe aus dem Körper ausscheiden kann. Wenn die Atemwellen klein sind, das heißt bei flacher Atmung, nimmt der Körper weniger Sauerstoff auf und scheidet weniger Giftstoffe aus.

Das macht uns anfälliger für Krankheiten, senkt die Schmerzschwelle, schwächt den Körper und vernebelt das Gehirn. Durch Tiefatmung (nur tiefer – nicht schneller!) ändert sich das grundlegend. Das Problem dabei ist natürlich, dass wir alle unter Stress zu flacher Atmung neigen und flache Atmung für viele zur Gewohnheit wird. Tiefatmung erfordert oft eine bewusste Anstrengung. Es ist sicher eine gute Idee, sich darin zu üben und sich in Stresssituationen dann daran zu erinnern, tiefer zu atmen – als eine Art von erster Selbsthilfe-Methode. Anstatt ein Schild mit der Aufschrift »Denke!« über Ihren Schreibtisch aufzuhängen, sollten Sie eines nehmen, auf dem »Atme!« steht.

Sicher ist es eine gute Idee, sich darin zu üben und daran zu denken, in Stresssituationen tiefer zu atmen – als eine Art von erster Selbsthilfe-Technik.

Zusätzlich zu richtiger Tiefatmung habe ich eine Atemtechnik gefunden, die äußerst nützlich ist. In manchen yogischen Atemtechniken legt man Wert darauf, den Atem an dem einen oder den beiden Enden des Atemzyklus für ein paar Zähleinheiten anzuhalten. Zum Beispiel würden Sie einatmen und bis vier zählend (oder länger) anhalten, dann ausatmen und ebenfalls bis vier anhalten. Meine Untersuchungen haben ergeben, dass diese Technik von großem physiologischem Wert ist, zumindest wenn man den Atem am Ende des Einatmens anhält. Einfach gesagt, wenn Sie Ihren Atem am Ende des Einatmens ein paar Sekunden anhalten, kommt es zu einer besseren Durchmischung von Sauerstoff und Kohlendioxyd, welche dafür sorgt, dass mehr Sauerstoff von den roten Blutkörperchen aufgenommen werden kann. Die sofortige

Heilwirkung dieser Technik zeigt sich in mehr Energie, schnellerer Schmerzlinderung und klarerem Denken. Nach meiner Erfahrung reicht es, den Atem drei oder vier Sekunden (Zähleinheiten) lang anzuhalten, um die Wirkung zu spüren. Jedoch ist dazu gewöhnlich mehr als ein Atemzyklus nötig.

Seltsame Wellen

Bei der folgenden Idee musste ich lange überlegen, wie ich sie präsentieren sollte. Obwohl einige der Vorstellungen in diesem Buch ziemlich unorthodox sind, wollte ich die Techniken so praktisch und verständlich wie möglich darstellen, ohne dabei esoterisch oder abgehoben zu klingen. Was ich im Folgenden erkläre, ist in der Tat so praktisch und anwendbar, dass ich dafür gerne in Kauf nehme, von manchen vielleicht für etwas sonderbar gehalten zu werden – zumindest von solchen, die mit subtiler Energie nicht allzu vertraut sind.

Um es einfach zu machen, nehme ich an, Sie wissen vielleicht, dass nicht alle Formen von Energie von der orthodoxen Naturwissenschaft verstanden oder anerkannt sind. Doch selbst Dinge, die sich unserem Verständnis entziehen, können praktisch nutzbar gemacht werden, solange ihre Wirkungen sich als segensreich erweisen. Im Folgenden erkläre ich ein paar einfache Methoden, um zum Zweck einer Heilung eine Energiequelle zu nutzen, die aus Sicht konventionellen Wissens keinerlei Sinn macht. Diese Methoden sind von Tausenden von Menschen in der ganzen Welt mit guten Ergebnissen ausprobiert und tatsächlich erfahren worden. Wer mehr über die Hintergründe wissen möchte, sollte mein Buch *Erd-Energien* lesen. Außerdem können Sie dies alles für sich selbst testen. Theoretisch gesehen erzeugen die von mir beschriebenen »Vorrichtungen« Wellen, die Spannungen auflösen und auf diese Weise die natürlichen Heilvorgänge im Körper unterstützen.

Das Wellenkissen

Nehmen Sie ein quadratisches Stück Aluminiumfolie von 30 cm Seitenlänge und bedecken Sie es mit einem genauso großen Stück

Frischhaltefolie (die selbsthaftende Sorte funktioniert am besten). Falten Sie es nun mehrmals zusammen, um ein passendes viereckiges oder rechteckiges »Kissen« zu formen, das Sie auf eine Körperstelle, an der Sie Beschwerden haben, platzieren können. Dabei spielt es keine Rolle, ob die Alufolie innen oder außen ist. Sie können das »Kissen« mit einem Pflaster oder auf beliebige andere Weise befestigen und an der betreffenden Stelle lassen, bis Besserung eintritt. Dies wirkt besonders gut bei Schmerzen, Prellungen und Übelkeit sowie zur Beschleunigung aller möglichen Heilungsprozesse.

Befestigen Sie das »Wellenkissen« mit einem Klebeband oder auf andere Weise und lassen Sie es so lange an dieser Stelle, bis Besserung eintritt.

Die Wellenplatte

Schneiden Sie aus einer Acrylscheibe oder Polystyrolplatte (die für Fensterscheiben oder in Bilderrahmen benutzte Sorte eignet sich am besten) zwei Quadrate von 15 cm Seitenlänge sowie ein genauso großes Quadrat aus Aluminiumfolie aus. Legen Sie die Folie zwischen die Plastikquadrate und kleben Sie diese zusammen. Benutzen Sie diese Platte als Untersetzer für Wasser oder andere Flüssigkeiten. Lassen Sie die Flüssigkeit ungefähr dreißig Sekunden darauf stehen, damit sie mit Energie »aufgeladen« wird. Wenn Sie die »energetisierte« Flüssigkeit trinken, wird Ihr Körper subtile, wohltuende Wirkungen erfahren. Das trägt dazu bei, Spannungen auf einem niedrigen Niveau zu halten. Außerdem kann das »energetisierte« Wasser lokal auf der Haut benutzt werden. Viele Leute werden bemerken, dass Kaffee, Tee oder neuer Wein einen milderen Geschmack bekommen, nachdem sie eine Zeitlang auf der *Wellenplatte* gestanden haben. Sie können auch Wellenplatten von 30 cm Seitenlänge anfertigen und sie als Fußablage am Schreibtisch, vor dem Fernseher oder vor Ihrem Bett benutzen. Viele Menschen werden innerhalb von einer oder zwei Minuten sofort belebende, stärkende Wirkungen verspüren, wenn sie ihre Füße – sei es im Sitzen oder im Stehen – auf die Wellenplatte stellen.

Emotionale Energie

Dieselben Leute, die sich Energie als Backsteine vorstellen, neigen dazu, Emotionen für so etwas wie Hühnerfedern zu halten. Gute Emotionen bedeuten, dass Sie voller weicher, trockener Federn sind, die Ihnen ein warmes, wohliges Gefühl vermitteln, während schlechte Emotionen bedeuten, dass Sie mit feuchten, klumpigen Federn gefüllt sind, die Ihnen ein unangenehmes Gefühl geben. Wenn man diese Vorstellung aufgreift, gilt das Folgende: Wenn Sie sich schlecht fühlen und wieder gut fühlen wollen, müssen Sie die feuchten Federn entfernen (die schlechten Emotionen loslassen oder loswerden) und sie durch trockene Federn ersetzen (mit guten Emotionen füllen). Als eine neue Theorie der Emotionen funktioniert das nicht sehr gut, weil eine Emotion ebenso wenig eine greifbare Sache ist wie Energie. Wenn Sie heilende Wirkungen verspüren, indem Sie Zorn, Kummer, Trauer oder andere Emotionen zum Ausdruck bringen, so geschieht das nicht, weil Sie irgendetwas losgeworden wären. Es geschieht deshalb, weil Sie Ihr Verhalten geändert, Energie in Bewegung gesetzt und Spannungen losgelassen haben, die aus dem Bestreben resultieren, die Emotionen zu ignorieren. Das Potenzial für das Wiederauftreten der gleichen Emotion ist immer noch vorhanden, solange Sie Ihre Einstellung zu der sie auslösenden Erinnerung nicht ändern. Jedoch können sich sofort Heilwirkungen zeigen, wenn man direkt auf eine positive Emotion umschaltet, ohne sich darum zu kümmern, die negative loszulassen.

Bei einer Konferenz in Colorado besuchte ich einen Abendvortrag über das Glücklichsein, der von einem jungen Franzosen gehalten wurde. Seine Botschaft war frappierend einfach: »Wenn du glücklich sein willst, dann sei einfach glücklich.« Der größte Teil der abendlichen Diskussion lief nach folgendem Frage-Antwort-Schema ab: Frage: »Wie kann ich glücklich sein, wenn ich meine Arbeit verloren habe?« Antwort: »Sei glücklich!« Frage: »Wie kann ich glücklich sein, wenn ich allein bin?« Antwort: »Sei glücklich!« Frage: »Wie kann ich glücklich sein, wenn ich krank bin?« Antwort: »Sei glücklich!« Eine Menge Leute verließen diese Diskussion mit Kopfschütteln. Sie konnten nichts mit der Idee anfangen, dass wir unser Glück

»wählen« können. Glück kommt von einer bevorzugten Orientierung auf das, was man liebt, statt auf das, was man nicht liebt. Es sind nicht äußere Geschehnisse oder das Verhalten anderer Menschen, die uns unglücklich machen. Unglück und Elend entstehen aus aktivem oder passivem Widerstand gegen bestimmte Geschehnisse und Verhaltensweisen. Widerstand erzeugt Spannung. Und ein Übermaß an Spannung erzeugt oder verstärkt Krankheit. Glück und andere positive Emotionen lösen Spannungen auf und unterstützen die natürlichen Heilkräfte des Körpers.

In der Theorie hört sich das gut an, aber wie steht es mit der Praxis? Es ist eine Sache, jemanden aufzufordern, glücklich zu sein, aber für die betreffende Person eine ganz andere, das zu realisieren. Es ist so, als würde man jemandem vorschlagen, wohlauf zu sein, wenn er krank ist. Ohne die entsprechenden Mittel und Wege, um das tatsächlich zu sein, ist dieser Rat hohl und leer. Im Folgenden werde ich ein paar Methoden erklären, um positive emotionale Zustände herbeizuführen, die jede Form von *Instant Healing* unterstützen. Wenn Sie sich in schlechter emotionaler Verfassung befinden, werden Sie wohl keine Lust haben, sie anzuwenden. Deshalb könnte es hilfreich sein, diese Methoden als eine Art von emotionaler Medizin zu betrachten, die man »schlucken« sollte, wenn man gesund werden will.

Wenn Sie körperlich oder seelisch leiden, hilft es Ihnen wirklich, sich besser zu fühlen, wenn Sie an Dinge denken, die Sie lieben.

An schöne Dinge denken

Wenn Sie körperlich oder seelisch leiden, verhilft es Ihnen wirklich zu besserem Befinden, wenn Sie an angenehme und schöne Dinge denken, die Sie lieben – ganz gleich, ob es nun Geburtstagspäckchen aus buntem Papier sind oder irgendetwas anderes. Das bewirkt viel mehr, als sich nur abzulenken. Es entspannt die Muskeln, setzt Endorphine frei und regt eine Menge von anderen guten Heilwirkungen an. Der »Trick« dabei ist, sich wirklich Zeit dafür zu nehmen – mindestens eine Minute, jederzeit und überall, um Ihren Geist mit Erinnerungen oder Phantasien von geliebten Dingen zu füllen. Zum

Zweck der Heilung ist es umso besser, je mehr Zeit Sie dafür verwenden, aber versuchen Sie es zumindest für den Anfang in Ein-Minuten-Portionen.

Die Kraft der Liebe

Vor ein paar Jahren erhielt meine Organisation ein unbestelltes Paket voll roter Metallanstecker, auf denen die Worte »Ich werde geliebt« standen. Dazu gehörte die Geschichte eines Mannes, dessen Frau in einem kritischen Zustand im Krankenhaus gelegen hatte. Bei einem seiner Krankenbesuche sagte er zu ihr: »Denke einfach, dass du geliebt wirst.« Als er weggegangen war, griff sie diesen Gedanken auf und konzentrierte sich darauf, so gut sie konnte, besonders, wenn sie von Angst ergriffen wurde. Der Geschichte zufolge verlief ihre Genesung so schnell, dass sie als Wunder bezeichnet wurde. Wir wurden gebeten, die Anstecker weiterzugeben, in der Hoffnung, dass sie anderen Menschen helfen könnten. Das taten wir auch, und sie halfen wirklich. Seither habe ich diese Idee mit äußerst guten Ergebnissen für mich selbst benutzt und an andere weitergegeben. Weil es für viele Menschen nicht so einfach ist, in dieser Weise zu denken, habe ich die folgende Methode entwickelt, um es am Anfang leichter zu machen.

Betrachten Sie in Ruhe Ihr gegenwärtiges Leben, einschließlich Ihrer nächsten Umgebung und der für Sie wichtigen Personen. Notieren Sie dann sorgfältig möglichst alles, was Ihnen irgendeinen Nutzen bringt, und deuten Sie jenen Nutzen als Zeichen dafür, dass Sie von seinem Urheber geliebt werden. Nehmen Sie an, dass der Duft einer Blume ein Geschenk der Liebe ist; nehmen Sie an, dass die Luft, die Sie atmen, ein Geschenk der Liebe ist; nehmen Sie an, dass alles Gute, mit dem Sie das Universum beschenkt, ein Zeichen der Liebe ist; nehmen Sie an, dass alles, was die Menschen für Sie tun, angefangen von den fremden Leuten, die Sie mit Strom versorgen, bis hin zur Hilfe von Freunden und Verwandten, Zeichen dafür sind, dass Sie geliebt werden. In dem Maße, wie Sie den Zeichen der Liebe mehr Bedeutung verleihen können als allen anderen Annahmen über Ihre Welt, werden Sie eine bemerkenswerte Beschleunigung Ihrer Heilung erfahren.

Positive Haltung

Vor kurzem befand ich mich auf einer längeren Reise, die mich körperlich und geistig sehr erschöpfte. Nach zwei Wochen begannen sich die Symptome einer Erkältung zu zeigen, eine ständig tropfende Nase, verstopfte Nebenhöhlen und Niesreiz. Aufgrund meiner Erfahrungen in der Vergangenheit wusste ich, dass es sich hierbei um Stresssymptome und nicht um einen »Bazillus« handelte. Unter allen Techniken, die ich zur Stressreduzierung benutzte, verschaffte mir die Umschaltung meiner Gemütsverfassung in einen Zustand des Vertrauens die schnellste Erleichterung. Dabei geht es nicht darum, zu irgendetwas Bestimmtem Vertrauen zu haben, sondern einfach um ein prinzipielles Gefühl des Vertrauens. Innerhalb von Sekunden nach dieser Umschaltung waren all meine Erkältungssymptome vollständig vergangen – schneller kann es doch wirklich nicht gehen! Meine Nase war trocken, meine Nebenhöhlen waren klar, und der Niesreiz war weg. Weil ich solche Dinge oft praktiziert habe, war es mir möglich, diese Gemütsverfassung herzustellen, indem ich mich einfach darauf konzentrierte. Sobald ich jedoch meine Aufmerksamkeit von diesem Gefühl des Vertrauens abschweifen ließ, meldeten sich alle Erkältungssymptome sofort wieder. Als ich lernte, diese Technik anderen Menschen mitzuteilen, entdeckte ich jedoch zum Glück, dass das Einnehmen einer vertrauensvollen Haltung für die meisten Leute die einfachste Methode ist, um diesen Zustand zu erreichen und zu bewahren. Dadurch erinnert sich der Körper an das Gefühl des Vertrauens, und solange man diese innere Haltung bewahren kann, bleibt das Gefühl – mit all seinen heilsamen Wirkungen.

Unter allen Techniken der Stressverminderung verschafft mir das Umschalten meiner Gemütsverfassung auf eine Haltung des Vertrauens die schnellste Erleichterung. Dabei geht es aber nicht darum, zu irgendetwas Bestimmtem Vertrauen zu haben, sondern einfach um ein prinzipielles Gefühl des Vertrauens.

Mentale Energie

Vielleicht wird es Sie überraschen, dass ich in diesem Abschnitt nicht über Gedanken oder Telepathie schreiben werde, sondern nur über Aufmerksamkeit spreche.

Wenn Sie Ihre Aufmerksamkeit auf etwas richten, geschieht etwas äußerst Wichtiges: Es entsteht eine Welle – eine Energiewelle. Aber ich will hier nicht erörtern, um welche Art von Energie es sich handelt, denn ich weiß es nicht und keiner, den ich kenne, weiß es, obwohl darüber zahlreiche Theorien in Umlauf sind. Der Einfachheit halber nenne ich sie »mentale Energie«, aber bis jetzt lässt sie sich nicht direkt messen oder nachweisen und es gibt auch keine Methode, ihre Existenz wissenschaftlich zu belegen. *Jedoch* – und dieses Jedoch schreibe ich mit besonderem Nachdruck – bildet sich eine Welle, wenn wir unsere Aufmerksamkeit auf eine bestimmte Sache richten, und wir können das auch aus den Wirkungen ablesen.

Wenn wir unsere Aufmerksamkeit auf eine bestimmte Sache richten, verändert sich diese Sache, oft auf eine Art und Weise, die sich wissenschaftlich messen lässt. Vom Standpunkt meiner Wellentheorie aus betrachtet lenkt bloße Aufmerksamkeit eine Welle mentaler Energie auf das Objekt der Aufmerksamkeit, und dies beeinflusst die Wellenenergie eben dieses Objektes. Die Art der Wirkung hängt ab vom Grad und von der Dauer der Aufmerksamkeit sowie von der Information, die durch die Welle mentaler Energie transportiert wird.

Die Kraft Ihres Willens

Hier möchte ich ein paar Experimente erklären, die Sie selbst durchführen können, um die Kraft des Willens zu testen. Sie können dabei Worte, Vorstellung und/oder Berührung einsetzen, um Ihren Willen zu lenken, aber Sie sollten sich darüber im Klaren sein, dass jene nicht die Quelle der Kraft bilden. Die Resultate werden von der Intensität Ihres Wollens bestimmt.

1. Einen Deckel öffnen:
Suchen Sie ein Gefäß mit einem Deckel, der sehr schwer zu öffnen ist. Nach Ihrem ersten, erfolglosen Versuch (wenn Ihr erster Versuch erfolgreich ist, macht es keinen Sinn mehr, weiterzumachen) fordern Sie im Geist den Deckel auf, sich leicht zu öffnen, oder Ihre Hand, ihn leicht zu öffnen, und/oder stellen sich vor, wie Sie sehen und spüren, dass es so geschieht. Gleichzeitig richten Sie Ihren Willen darauf, dass es geschehen möge. Die Stärke des Verschlusses und die Kraft Ihrer Hände sind Faktoren, die dabei selbstverständlich auch zu berücksichtigen sind. Vielleicht brauchen Sie auch mehr als einen Versuch, aber der Unterschied zum ersten Versuch wird in jedem Fall deutlich zu spüren sein.

2. Einen Gegenstand hochheben:
Nehmen Sie einen ziemlich schweren Gegenstand, den Sie mit einer Hand hochheben können, wie zum Beispiel einen großen Stein oder eine volle Flasche oder eine kleine Statue. Setzen Sie dann die Kraft des Willens (wie im vorigen Beispiel beschrieben) ein, um den Gegenstand zum zweiten Mal hochzuheben. Der Unterschied wird sehr deutlich zu spüren sein.

3. Den Mittelfinger wachsen lassen:
Damit Sie nicht ausrasten, möchte ich Ihnen gleich verraten, dass Sie bei diesem Test wirklich nur einen vorübergehenden Effekt hervorrufen. Hier geht es ganz einfach darum zu zeigen, wie die Kraft des Willens den eigenen Körper beeinflussen kann. Nur ganz wenige Menschen scheinen aus unerfindlichen Gründen nicht in der Lage zu sein, diesen Effekt zu erzielen. Möglicherweise wirken ihre Zweifel dabei störend.

Beginnen Sie damit, an Ihren beiden Handgelenken die mehr oder weniger horizontal verlaufende Falte zu finden, die genau unterhalb der Handfläche verläuft. Legen Sie die beiden Handgelenke genau an dieser Falte zusammen und Ihre Hände flach aufeinander, so als ob Sie beten wollten. Achten Sie auf die Mittelfinger, die bei den meisten Menschen gleich hoch stehen – das heißt, gleich lang sein – sollten. In diesem Fall schieben Sie eine Hand etwas nach oben. Wenn einer Ihrer Mittelfinger etwas länger als der andere sein sollte, dann schieben Sie bitte den kürzeren nach oben, so dass der längere Mittelfinger etwas tiefer steht.

Nun richten Sie Ihre volle Aufmerksamkeit auf den Mittelfinger der oberen Hand und lassen Sie ihn mit der Kraft Ihres Willens wachsen. Fordern Sie ihn auf zu wachsen; stellen Sie sich deutlich vor, wie er wächst; und – was am wichtigsten ist – wünschen Sie, dass er länger wird. Machen Sie das eine Minute lang mit aller Intensität. Legen Sie dann wie zu Anfang die beiden Handgelenke wieder an der Falte zusammen und die Handflächen flach aufeinander – eine Überraschung!

Aufmerksamkeit selbst wird von einer der geheimnisvollsten Kräfte des Universums bewegt – vom Willen. Das wesentliche Merkmal des Willens besteht darin, dass er Energie in Bewegung setzt – er erzeugt Wellen. Wir können eine Intention haben, aber es braucht den Willen, um sie auszuführen. Wir können ein Verlangen haben, aber es braucht den Willen, um es zu verwirklichen. Wir können einen Wunsch haben, aber es braucht den Willen, um ihn zu erfüllen. Wir können eine Entscheidung treffen, aber es braucht den Willen, um sie durchzuführen. Und obwohl man all das auf irgendeine Weise rationalisieren oder rechtfertigen könnte, weiß niemand zu sagen, woher dieser Wille eigentlich kommt. Also vergessen Sie diesen Teil des Problems und gehen Sie einfach davon aus, dass die Kraft des Willens existiert. Warum auch nicht!

Anschließend geht es darum, diese Kraft anzuwenden. Dabei muss man zwei wichtige Aspekte beachten. Im Folgenden werde ich Ihnen eines der nützlichsten Geheimnisse Ihres ganzen Lebens verraten:

Der erste Aspekt des Wollens ist die Intention, dass etwas geschehen soll (oder nicht). Das bedeutet jedoch nicht, einfach eine Absicht zu haben oder einen Vorsatz zu hegen. Das sind willensschwache Varianten, die in einem gewissen Zeitraum eine Wirkung haben können (oder nicht); was aber in großem Maße von der Stärke anderer Einflüsse abhängt. Nein, ich meine hier eine aktive Intention, gepaart mit so viel zuversichtlicher Erwartung, wie Sie aufbringen können. Es handelt sich dabei um eine Vorstellung, die mittels einer Sprache wie Englisch oder Deutsch nicht leicht zu vermitteln ist, aber ich hoffe, ich habe mich klar genug ausgedrückt.

Der zweite Aspekt ist ebenso wichtig. Sie richten Ihren Willen auf Kräfte, die bereits existieren oder die Sie nutzen möchten. Viele Menschen geben es auf, ihren Willen zu benutzen, weil sie versuchen, ihn direkt einzusetzen, um etwas zu verändern, aber das ist nicht die Art und Weise, wie der Wille am besten funktioniert. Er funktioniert am besten, indem man Wellen erzeugt, die auf Wellen von bereits vorhandener oder potenzieller Energie einwirken oder diese unterstützen. Statt seine Willenskraft darauf zu richten, dass ein Krebstumor sofort verschwindet, ist es wirkungsvoller, vom eigenen Körper zu fordern, dass er all seine Mittel einsetzt (dazu gehören sein Immunsystem, die verabreichten Medikamente oder sogar mögliche Operationen), um den Tumor zum Verschwinden zu bringen. Zusammen mit dem natürlichen Bestreben des Körpers, sich selbst zu heilen, bildet Ihr Wille so eine sehr effektive Kombination.

Der Wille lenkt die Aufmerksamkeit, und die Aufmerksamkeit beeinflusst das, was geschieht. Die folgenden Techniken zur Steuerung und Stärkung der Aufmerksamkeit haben sich bei der Sofortheilung als sehr wirkungsvoll erwiesen. Ich möchte Ihnen schon im Voraus verraten, dass die letzte wirklich phantastisch ist.

Technik zur Entspannung der Augen

In einem der vorangegangenen Kapitel habe ich erwähnt, dass ich etwas tue, um meine Augen zu entspannen, wenn sie überanstrengt sind, und sich meine Sehschärfe dann wieder normalisiert (bei mir ist das 1,0–1,0). Dank dieser Technik kann ich eine Schrift von 6p Größe aus einer Entfernung von 15 cm ohne Brille, Kontaktlinsen oder Operation lesen, obwohl meine Augen über sechzig Jahre alt sind.

Um meine Augen schnell zu entspannen, drücke ich die Augenlider drei bis fünf Mal hintereinander fest zusammen. Dadurch entstehen entspannende Wellen von Energie, durch welche die Sehkraft verbessert wird, aber das ist nicht die Technik, die ich jetzt erklären will. Um auf Dauer positive Wirkungen zu erzielen, muss man auf andere Art und Weise schauen.

Richten Sie einfach Ihre Aufmerksamkeit auf den Hinterkopf und halten Sie sie dort, während Sie etwas anschauen. Es hilft, wenn Sie dabei tief und langsam atmen.

Eine Menge Leute entwickeln die gewohnheitsmäßige Tendenz, die Dinge mit ihren Augen so erfassen zu wollen, als wollten sie sie festhalten. Die Anstrengung bei dem Bemühen, sich an das Gesehene zu klammern und es sogar irgendwie zu sich herzuziehen, erzeugt eine starke Spannung in den Augenmuskeln. Diese Spannung kann ihrerseits die Sehkraft beeinträchtigen.

In Wirklichkeit ist es aber so, dass alles, was Sie sehen, zu Ihnen kommt. Sie haben nicht mehr zu tun, als es zu empfangen. Sollten Sie jedoch die Gewohnheit des »Festhaltens mit den Augen« entwickelt haben oder Ihre Augen aus irgendwelchen anderen Gründen gestresst oder überanstrengt sein, möchten Sie sicher etwas aktiver handeln, um Ihre Augen zu entspannen und die Sehkraft zu verbessern.

Tatsächlich ist diese Technik in Wirklichkeit gar nicht besonders aktiv. Sie richten dabei einfach Ihre Aufmerksamkeit auf Ihren Hinterkopf und halten sie dort, während Sie etwas anschauen. Es ist gut, dabei tief und langsam zu atmen und sich ferner vorzustellen, dass Ihre Augen sich am hinteren Ende eines langen Tunnels befinden, der zu Ihrem Hinterkopf führt. Sie können auch eine Hand auf Ihren Hinterkopf legen, um die Konzentration besser auf diese Stelle gerichtet zu halten. Die Hauptwirkung dieser Technik kommt jedoch durch die intensive Konzentration auf den Hinterkopf zustande. Zunächst mag es eine Weile dauern, bis Sie eine deutliche Verbesserung Ihrer Sehkraft erzielen. Mit Übung werden Sie aber bemerken, dass Sie rasch besser sehen können. Sozusagen sofort!

Die *Pikopiko*-Technik

Pikopiko ist ein hawaiianisches Wort, das »Zentrum zu Zentrum« bedeutet. Diese Technik, die ich von meinem Onkel gelernt habe, besteht im Prinzip darin, in Verbindung mit Tiefatmung seine Aufmerksamkeit von einer Stelle an eine andere zu verlagern. Die Atmung trägt dazu bei, die Aufmerksamkeit zu wahren und die mentale Energie zu steigern. Es gibt zahlreiche Varianten und Anwendungen dieser Technik. Im Folgenden werde ich vier vorstellen, die für Sofortheilung am nützlichsten sind. Jede davon kann im Sitzen, Stehen, Gehen oder Liegen praktiziert werden.

Verschieben Sie lediglich die Aufmerksamkeit vom Kopf zum Nabel und versuchen Sie nicht, die Energie zu bewegen. Diese Technik ist hilfreich bei schwacher Angst oder geringer Verspannung.

Frischer Schwung mit pikopiko

Atmen Sie ein, während Sie Ihre Aufmerksamkeit auf die Schädeldecke richten; atmen Sie aus und verlagern Sie Ihre Aufmerksamkeit auf den Nabel. Wünschen Sie sich dabei nach Belieben Entspannung oder frische Energie. Viele Leute versuchen, sich vorzustellen, wie die Energie dabei vom Kopf zum Nabel fließt, aber das ist nicht nur unnötig, sondern kann den Ablauf sogar stören. *Pikopiko* funktioniert am besten, wenn Sie aufhören, etwas zu manipulieren und die ganze Sache einfach der Aufmerksamkeit überlassen. Verschieben Sie lediglich die Aufmerksamkeit vom Kopf zum Nabel und versuchen Sie nicht, die Energie zu bewegen. Die Technik ist hilfreich bei schwacher Angst oder geringer Spannung oder wenn Sie einen frischen Energieschub benötigen oder ganz einfach als Training von *pikopiko*.

Ent-Stressung mit pikopiko

Atmen Sie ein, während Sie Ihre Aufmerksamkeit so hoch wie möglich über Ihren Kopf richten (ich benutze dabei oft einen Stern als Brennpunkt, aber die Wolken oder der Himmel tun es auch). Atmen Sie aus und verlagern Sie Ihre Aufmerksamkeit so tief wie möglich unter Ihre Füße (die Mitte der Erde eignet sich gut ebenso wie der Boden unter Ihren Füßen). Wünschen Sie sich Wohlbefinden.

In der Mongolei zeigte ich diese Technik einer dortigen Schamanin, die unter einem plötzlichen Anfall von Kopfschmerz und Übelkeit litt. Nach ihrer Vorstellung hätten diese Beschwerden durch den psychischen Angriff eines Feindes verursacht sein können, aber ich schlug ihr vor, es zunächst mit dieser Technik zu versuchen, bevor sie zu anderen Mitteln greifen würde. Wenn sie einfach unter starkem Stress litt – und das war bei uns beiden der Fall –, würde diese Technik helfen. Wenn ihr Zustand sich dadurch nicht bessern würde, könnte sie immer noch ihre eigenen Mittel benutzen. Da die Technik aber innerhalb von wenigen Minuten wirkte, brauchte sie damals keine Abwehrrituale auszuführen. Ich habe dieses *pikopiko* selbst in vielen extremen Stresssituationen eingesetzt und auch andere Menschen haben das mit sofortigen bis schnellen Heilwirkungen getan.

Harmonisierung mit pikopiko

Atmen Sie ein, während Sie Ihre Aufmerksamkeit auf den Nabel richten; atmen Sie aus und verlagern Sie Ihre Aufmerksamkeit auf den Körperteil, der Entspannung oder Heilung braucht. Weil dies den Kreislauf sofort verbessert, ist es sehr gut anzuwenden bei steifen oder schmerzenden Muskeln, aber es wirkt auch großartig als Sofortheilungstechnik bei eingeschlafenen, tauben Gliedmaßen (durch eine verkrampfte Haltung beim Schlafen oder Sitzen). Wenn ich am Morgen aufwache und merke, dass meine Hand oder mein Arm eingeschlafen ist, sind dreißig Sekunden mit diesem *Pikopiko* alles, was ich brauche, um die Taubheit zum Verschwinden zu bringen – ohne die geringsten Schmerzen oder übermäßiges Kribbeln.

Inkorporieren mit pikopiko

Atmen Sie ein, während Sie Ihre Aufmerksamkeit auf etwas außerhalb Ihres Körpers richten, das für Sie erwünschte Eigenschaften oder Assoziationen hat. Atmen Sie aus und verlagern Sie Ihre Aufmerksamkeit auf einen Körperteil, in dem sich diese Eigenschaften oder Assoziationen manifestieren sollen. Stellen Sie sich dabei das äußere Objekt der Aufmerksamkeit in Miniaturform in diesem Körperteil vor. Wünschen Sie sich die passende Wirkung.

Als ich in London während einer Seminarpause mit ein paar Teilnehmern in einem Park spazieren ging, sagte mir einer von ihnen, dass er einen stark verspannten Rücken hätte und sich ohne stechende Schmerzen nicht mehr als zehn Grad nach vorn beugen könnte. Damals wehte eine Brise und ich deutete auf die Blätter einer Eiche, die im Wind flatterten. Ich erklärte ihm diese Technik und forderte ihn auf, seine Aufmerksamkeit auf die im Wind flatternden Blätter zu richten. Er übte die Technik während unseres fünfzehnminütigen Spaziergangs zurück zum Seminarraum. Als wir dort ankamen, war er in der Lage, sich ohne Schmerzen fast neunzig Grad nach vorn zu beugen. Beim Einatmen hatte er die Aufmerksamkeit auf die flatternden Blätter gerichtet und sich beim Ausatmen vorgestellt, die Blätter würden sich in seinem Rücken bewegen.

Atmen Sie ein, während Sie Ihre Aufmerksamkeit auf den Nabel richten; atmen Sie aus und verlagern Sie Ihre Aufmerksamkeit auf den Körperteil, der Entspannung oder Heilung braucht.

Bei einer anderen Gelegenheit erwachte ich mit einem schmerzhaft steifen Hals, nachdem wir am Vortag Möbel transportiert hatten. Während ich noch im Bett lag, legte ich eine meiner Lieblings-CDs auf und praktizierte diese Technik: Beim Einatmen richtete ich die Aufmerksamkeit auf die Quelle der Musik und beim Ausatmen auf meinen Hals, während ich mir vorstellte, die Musik würde in meinem Körper spielen. In einer halben Stunde war die schmerzhafte Steifheit verschwunden. Zu den Objekten der Aufmerksamkeit, die sich für viele Beschwerden eignen, gehört alles, was sich bewegt, was schmilzt oder sich auflöst, was friedlich oder still oder was energiegeladen oder stark ist.

Die *Wiederholungs*-Technik

Seit neuestem nenne ich diese Technik *mindblower*-Technik, um ihre eindrucksvollen Wirkungen zu veranschaulichen; in der Vergangenheit habe ich diese Technik auch *Repatterning* [Restrukturierung] genannt. Es fällt schwer, eine treffende Bezeichnung für eine Technik zu finden, die Sie in die Lage versetzt, Verbrennungen, Schnittwunden und sogar Knochenbrüche in nur wenigen Minuten zu heilen. Dies wird wahrscheinlich auf größere Skepsis stoßen als alle anderen in diesem Buch vorgestellten Techniken, aber der Beweis liegt in der Praxis. Ich habe schon mehrfach wiederholt, dass der Körper die natürliche Tendenz hat, sich selbst zu heilen. Nun werde ich das anders formulieren: Auf der Grundlage meiner empirischen Untersuchungen bin ich davon überzeugt, dass der Körper die natürliche Tendenz hat, sich selbst *sofort* zu heilen. Leider gilt im Bereich der Heilkunde der Grundsatz, dass der Körper Zeit zur Heilung braucht. Ich bin anderer Meinung. Ich denke, was da Zeit benötigt, sind die Auflösung von Stress und das Umlenken der Energiewellen, damit der Körper die Heilung ungehindert ablaufen lassen kann. Die Erfahrung zeigt, dass der Körper umso rascher heilt, je schneller man den Stress reduziert und die Energie umlenkt. Mit Hilfe dieser Technik lässt sich das mit erstaunlicher Geschwindigkeit erreichen.

Wenn der Körper verletzt wird, mobilisiert er sofort alle verfügbaren Kräfte, um sich zu »reparieren«. Der Körper erhält jedoch seine Information über den gegenwärtigen Zustand aus drei Quellen: aus den unmittelbaren Sinneseindrücken aus der Umgebung, aus seinen eigenen Erinnerungen an Sinneseindrücke und aus den Vorstellungen des Geistes in Bezug auf vergangene, gegenwärtige und zukünftige Sinneseindrücke. Er versucht sodann, die Daten aus diesen drei Quellen zu koordinieren, um angemessen auf eine gegebene Situation zu reagieren. Im Idealfall enthalten die Gedächtnisdaten wertvolle Informationen darüber, wie der Körper in der Vergangenheit mit solchen Situationen fertig geworden ist, und die Vorstellungskraft des Geistes kann vergangene Erfolge verstärken, gegenwärtige Strategien zur Problembewältigung bekräftigen und zukünftigen Fortschritt steuern. So könnte das funktionieren – und manchmal geschieht das sogar, bei seltenen Gelegenheiten und seltenen Individuen.

Zum Glück erledigt der Körper seinen Anteil an der Heilarbeit recht ordentlich, aber leider trifft das nur selten für den Geist zu. Statt dem Körper zu helfen, schafft der Geist bei den meisten Leuten Hindernisse. Ich kann ruhig sagen: »die meisten Leute«, denn sonst wären Gesundheit und Heilung in der Welt in einer ganz anderen Verfassung. In den meisten Fällen geschieht Folgendes: Während der Körper mit der Heilung beschäftigt ist, reproduziert der Geist in der Vorstellung den Unfall aufs Neue. Er reagiert dabei mit Zorn und nimmt schlimme Entwicklungen vorweg; das alles fügt der Situation gewaltigen zusätzlichen Stress hinzu und behindert den Heilungsprozess. Und als ob das nicht schon genug wäre, der Körper muss auch noch mit Erinnerungen an vergangene mentale Reaktionen auf Unfälle und Verletzungen fertig werden.

Eine Lösung dieser Probleme bestände darin, den Geist zu beruhigen und ihn zu veranlassen, dem Körper zu helfen, statt ihn zu stören. Genau das geschieht bei der *Wiederholungs*-Technik. Ich weiß, dass all das nicht sehr umwerfend [engl. *mind-blowing* – unfassbar, unbegreiflich, umwerfend] klingt, und diese amerikanische Bezeichnung ist nur deshalb berechtigt, weil die Wirkungen im Vergleich zu den üblichen Erwartungen wirklich erstaunlich sind. Wenn eine größere Zahl von Menschen mit dieser Technik vertraut werden und sie benutzen, werde ich ihren Namen vielleicht wieder ändern, doch erst möchte ich Ihnen erklären, wie sie funktioniert.

Wenn Sie sich verletzt haben, entspannen Sie Ihre Muskeln soweit wie möglich und führen eine »Quasi-Wiederholung« der Aktion aus, welche die Verletzung verursachte. Dahinter steht der Gedanke, eine neue empirische Erfahrung zu bilden, in der es nicht zu einer Verletzung kommt.

Wenn Sie eine Verletzung erleiden, dann verfahren Sie mit Ihrem Körper folgendermaßen: Sie sollten Ihre Muskeln soweit wie möglich entspannen und dabei eine »Quasi-Wiederholung« des Geschehens, das die Verletzung verursachte, ausführen. Eine »Quasi-Wiederholung« ist ein Handlungsablauf, der so etwas wie eine Kopie der ursprünglichen Aktion darstellt. Der Unterschied besteht darin, dass Sie selbst die Handlung abschließen können, und zwar indem Sie kurz vor dem traumatischen Kontakt einhalten oder diesen Kontakt umgehen.

Wenn Sie zum Beispiel Ihren Finger verbrannt haben, weil Sie etwas Heißes berührt haben, dann wiederholen Sie sofort diesen Handlungsablauf, indem Sie den betreffenden Finger auf die Hitzequelle zu bewegen und kurz vor dem erneuten Kontakt in sicherem Abstand anhalten. Das wiederholen Sie so lange, bis der Schmerz nachlässt, was gewöhnlich weniger als eine Minute dauert – unter der Voraussetzung, dass Sie den Rest der Technik richtig ausführen.

Wurden Ihre Finger in einer Tür eingeklemmt, dann lassen Sie die Finger an der Stelle und wiederholen die Bewegung der Tür bis kurz vor dem Kontakt mit Ihren Fingern. Wenn Sie Ihren Zeh angestoßen haben, dann bewegen Sie immer wieder Ihren Fuß auf das Objekt zu, an dem Sie sich gestoßen haben, um diese Bewegung jedes Mal kurz vor dem Kontakt zu stoppen. Wenn Sie sich mit einem Hammer auf einen Finger geklopft haben, dann schwingen Sie diesen Hammer auf dieselbe Weise immer wieder in Richtung des Fingers, aber natürlich ohne Kontakt. Wenn Sie sich mit einem Messer geschnitten haben, so wiederholen Sie die schneidende Bewegung ohne direkten Kontakt, nachdem Sie notfalls zuerst die Blutung gestoppt haben.

In all diesen und in anderen Fällen sollten Sie mit den Wiederholungen der betreffenden Handlung fortfahren, bis der Schmerz abklingt. Wenn es aus irgendwelchen Gründen unmöglich oder unpraktisch sein sollte, mit dem ursprünglichen Objekt, das die Verletzung verursacht hatte, zu arbeiten, können Sie es durch ein anderes Objekt ersetzen, wie zum Beispiel eine freie Hand, um einen Hammer oder ein Messer darzustellen, oder ein Glasgefäß, um den heißen Topf zu ersetzen.

Da es unser Geist ist, der bei einem Unfall für den meisten Stress sorgt, ist bei dieser Technik die mentale Seite am wichtigsten. Sie setzt sich aus zwei Teilen zusammen, die möglichst gleichzeitig ausgeführt werden sollten.

Der erste Teil besteht darin, die ganze Aufmerksamkeit auf den gegenwärtigen Augenblick zu richten, in dem die alternative, kontaktlose Aktion wiederholt wird. Der Erfolg dieser Technik hängt in erster Linie von Ihrer Fähigkeit ab, den Geist auf das aktuelle Geschehen zu konzentrieren, aber nicht auf das, was geschah, als es zu der Verletzung kam, oder auf das, was infolge der Verletzung noch geschehen könnte. Um das richtig zu machen, braucht es einen Willensakt. Sie müssen sich vornehmen, an nichts anderes zu denken als an die wiederholte, unschädliche Handlung, mit der Sie gerade beschäftigt sind. Ärgern Sie sich nicht, wenn Ihre Gedanken abschweifen sollten. Nehmen Sie sich einfach vor, Ihren Geist so oft wie nötig wieder zurück in die Gegenwart zu lenken.

Im zweiten Teil dieser Technik geht es um den Gebrauch von Worten, die dazu beitragen sollen, Ihre Konzentration auf den gegenwärtigen Augenblick gerichtet zu halten und es dem Körper auf diese Weise zu erleichtern, sich selbst zu heilen. Meine Schüler und ich haben mit einer Menge von Wortkombinationen experimentiert, doch der bisher unübertroffene Favorit ist und bleibt: »Nichts ist passiert! Schau! Nichts ist passiert!« Das wird so lange immer wiederholt, bis der Schmerz vergangen ist. Diese Worte sind zuerst spontan von einer Frau benutzt worden, deren Freund sich eine schlimme Schnittwunde zugezogen hatte, als er beim Wasserskifahren gestürzt war. In diesem Fall war der Verletzte bewusstlos und konnte nichts für sich selbst tun. Deshalb hielt ihn diese Frau mit dem einen Arm über Wasser, während sie mit der anderen Hand wiederholt eine Bewegung auf seinen Kopf zu ausführte, als ob der Arm der Wasserski wäre, der ihn verletzt hatte, und die obigen Worte schrie. Als sie am Strand zurück waren, nachdem sie ein Boot aufgenommen hatte, und das Blut im Gesicht des Mannes abgewischt worden war, war von der Schnittwunde keine Spur mehr zu sehen. Die Tatsache, dass der Mann nicht bei Bewusstsein war, trug offensichtlich zum Erfolg der Technik bei, weil es seinem Geist so nicht möglich war, störend einzugreifen. Natürlich können Sie auch andere Wörter oder Sätze benutzen, die bei Ihnen funktionieren und den gewünschten Effekt erzielen. Sie sollten sich darüber im Klaren sein, dass der Zweck der Worte darin besteht, die Aufmerksamkeit auf den gegenwärtigen Augenblick gerichtet zu halten und Ihrem Körper eine klare Botschaft zu vermitteln, die ihn in seiner Heilarbeit unterstützt.

Sie werden bemerkt haben, dass ich mehrmals erwähnte, dass bei dieser Technik weitergemacht werden sollte, bis der Schmerz nachlässt. In den meisten Fällen ist dies alles, was Sie zu tun brauchen, denn wenn der Schmerz vergangen ist, wendet sich der Geist anderen Dingen zu und der Körper kann den Rest der Heilung selbst erledigen. In sehr kurzer Zeit und in dem Maße, wie Sie Ihren Geist von der Erinnerung an das ursprüngliche Trauma abhalten können, kommt es oft dazu, dass die Rötung bei Verbrennungen verblasst und sich keine Brandblasen bilden, Blutungen aus einer Schnittwunde aufhören und die Wundränder verheilen und bei Prellungen keine Verfärbungen durch Blutergüsse entstehen. Je schwerer die Verletzung ist, desto länger und öfter müssen Sie im Allgemeinen diese Technik anwenden, aus dem einfachen Grund, weil es dann sehr viel schwieriger ist, den Geist von dem Geschehen oder seinen möglichen Folgen fern zu halten.

Vielleicht haben Sie auch bemerkt, dass ich die Heilung von Knochenbrüchen bisher noch nicht erwähnt habe. Dazu muss man wissen, dass der Einsatz dieser Technik bei Knochenbrüchen besondere Vorsicht erfordert. Es wäre verfehlt, sofortige oder auch nur schnelle Ergebnisse bei komplizierten Frakturen zu erwarten (wenn der gebrochene Knochen zum Beispiel die Haut durchstoßen hat), und selbst zügige Heilungen sind in den meisten Fällen wegen der Stärke des Traumas und dem begleitenden generellen Stress unwahrscheinlich. Dennoch würde ich davon ausgehen, dass der Einsatz dieser Technik in dem jeweils möglichen Umfang deutlich dazu beitragen dürfte, den Stress zu reduzieren und die Heilung zu fördern. Die Technik hat sich bei einfachen Frakturen an Beinen, Armen und Fingern als sehr erfolgreich erwiesen. Wenn verfügbar, ist normale medizinische Versorgung in solchen Fällen immer angesagt und die Knochen sollten (bei Bedarf) möglichst immer eingerichtet werden. Trotzdem möchte ich von einem eigenen Erlebnis berichten, bei dem diese Technik das Einzige war, was mir zur Verfügung stand.

Der Unfall ereignete sich bei einer sehr anstrengenden Wanderung entlang des Wailua River auf der Insel Kauai in Hawaii. Auf dem Rückweg beschloss ich gegen Abend wider alle Vernunft, meinen Weg allein durch eine selten begangene Abzweigung des Flusses zu nehmen. Da es in diesem Teil des Flusses keinen Uferpfad gab, musste ich direkt im Flussbett gehen und über die Felsen im Fluss klettern. Ich trug nur Wandersandalen, die sich schon vorher auf den Steinen als rutschig erwiesen hatten. Als ich irgendwann über einen größeren Felsblock stieg, wollte ich mich aufrichten ... und rutschte weg. Als ich nach unten stürzte, streckte ich meine rechte Hand aus, um meinen Sturz abzufangen. Die ersten drei Finger wurden beim

Aufprall zerdrückt. Die Schmerzen waren wahnsinnig und meine Finger waren in alle Richtungen verdreht. Ich setzte mich auf den Boden und begann sofort damit, meine rechte Hand immer wieder nach unten in Richtung des Felsens zu schwingen – natürlich ohne ihn zu berühren. Gleichzeitig schrie ich aus vollem Hals: »Nichts ist passiert!« und bemühte mich nach Kräften, meine Aufmerksamkeit in der Gegenwart zu halten. Es war ein harter Kampf, weil Bilder des Sturzes und Erinnerungen an den Aufschlag sich einzumischen versuchten, aber ich schaffte es, etwa zwanzig Minuten lang damit weiterzumachen. Zuletzt waren fast alle Schmerzen vergangen und die beiden ersten Finger sahen normal aus und fühlten sich gut an. Der dritte Finger war gerade, aber noch geschwollen. Ich machte mich auf den Rückweg nach Hause, arbeitete dabei mit dieser Technik weiter und in drei Tagen war meine Hand wieder völlig normal. Als ich eine Woche nach dem Sturz ein paar Freunden davon erzählte, kam die Schwellung des dritten Fingers merkwürdigerweise sofort wieder zurück. Sofort benutzte ich die Technik wieder und die Schwellung ging zurück. Seither musste ich die Reaktion meines Körpers auf den Sturz umschulen, damit dieser Finger nicht mehr anschwillt, wenn ich den Leuten davon erzähle.

Verschiedene Leute haben mich gefragt, ob Kinder diese Technik erlernen könnten. Darauf antworte ich zuerst mit Ja, und dann erzähle ich die folgende wahre Geschichte, die mir eine hawaiianische Freundin mitgeteilt hat. Eines Tages hatte man ihrem siebenjährigen Enkel im Park gesagt, dass er auf seine kleine Schwester aufpassen sollte, während die Mutter zur Toilette ging. Die Kleine wälzte sich in ihrem Kinderwagen hin und her, aber die Aufmerksamkeit des Jungen war durch etwas anderes abgelenkt. Plötzlich neigte sich der Kinderwagen so stark zur Seite, dass das Baby herausfiel und mit dem Kopf auf den Weg stürzte. Unter den Augen der entsetzten Zuschauer hob der Junge sofort das Baby an den Fußgelenken hoch und bewegte es mit seinem Kopf über dem Beton auf und ab. Als ein paar Leute auf ihn zugerannt kamen, um ihn davon abzuhalten, sagte er ihnen: »Es ist alles in Ordnung; meine Großmutter hat mir gesagt, dass ich das so machen soll!« Und wirklich hörte das Baby auf zu weinen.

Teil III
INSTANT HEALING FÜR FORTGESCHRITTENE

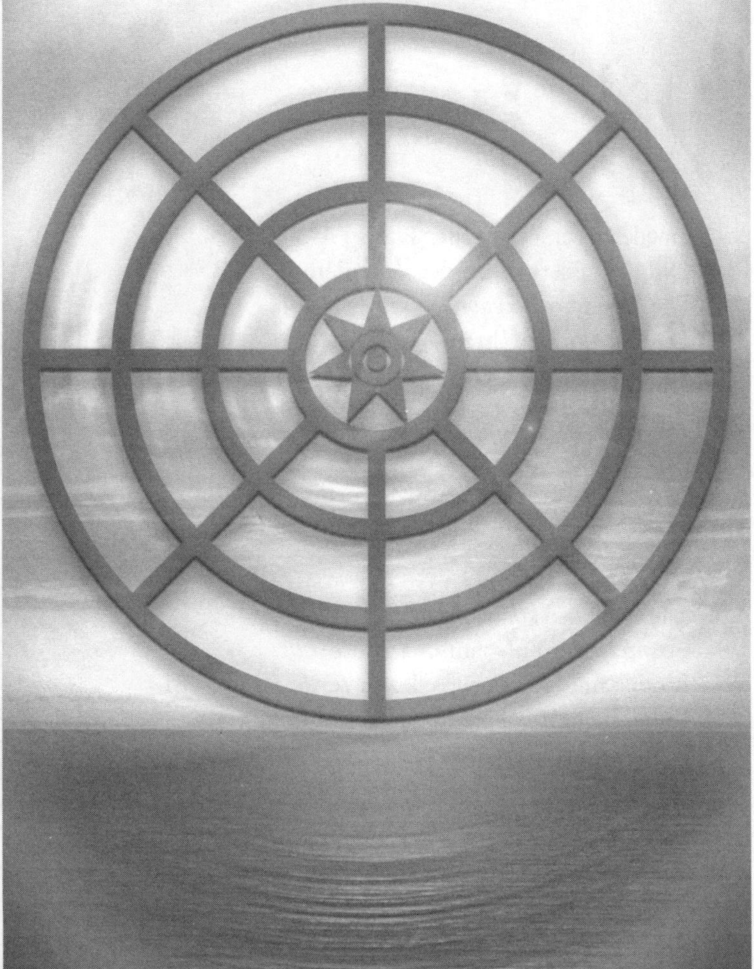

Kapitel 8

Die Kraft der Worte beherrschen

Im alten Hawaii gab es eine Form verbaler Therapie namens *ho'oponopono*; das bedeutet auf Hawaiianisch »die Dinge in Ordnung bringen«. Diese Methode wurde auf vielerlei Weise benutzt, aber sie ist vor allem als eine Art von Gruppen- oder Familientherapie bekannt. In jüngster Zeit hat sie eine gewisse Renaissance erlebt, da sich die Hawaiianer ihrer kulturellen Identität wieder stärker bewusst werden.

Die beste Beschreibung dieser Praxis in der Form, wie sie für Gruppen benutzt wird, stammt aus einem Buch mit dem Titel *Nana I Ke Kumu* (»Schau auf die Quelle«), das vom *Queen Liliuokalani Children's Center* veröffentlicht wurde. Dieses Buch wendet sich an Menschen in therapeutischen und sozialen Berufen, um ihr Verständnis für wichtige Vorstellungen in der hawaiianischen Kultur, die ihre hawaiianischen Klienten bewusst oder unbewusst beeinflussen, zu vertiefen. Die Informationen in diesem Buch stammen hauptsächlich von Mary Kawena Pukui, einer hawaiianischen Dame aus vornehmem Geschlecht mit reichem Wissen über ihr Volk und seine Sitten. *Ho'oponopono* ist ein sehr formalisiertes Verfahren, das nach der Beschreibung von Frau Pukui aus den folgenden Schritten besteht:

1. einem Gebet und/oder dem Grund des Zusammentreffens;
2. einer Erklärung der Regeln;
3. einer Reinigung der Atmosphäre, bei der alle Teilnehmer Gelegenheit erhalten, ihre Klagen, Standpunkte und Stellungnahmen zu

äußern. Dabei spricht der Reihe nach nur eine Person auf einmal, und außer dem Leiter darf kein anderer Teilnehmer etwas sagen, bis die Person, die gerade an der Reihe war, ausgesprochen hat. Außerdem spricht jeder Teilnehmer nur zu dem Leiter, es sei denn, dieser gäbe andere Anweisungen. Dies trägt dazu bei, Gefühlsausbrüche und Konflikte auf ein Minimum zu beschränken;

4. einem Eingeständnis oder einem Bekenntnis, in dem eine Person zugibt, dass sie etwas getan hat, das eine andere Person in der Gruppe verletzte oder beleidigte;
5. einer Wiedergutmachung, bei welcher der Täter etwas tut oder verspricht, um den Schaden wieder gutzumachen;
6. der Verzeihung, bei der den Missetätern vergeben wird. Diese wird oft durch Umarmungen, Küsse und Tränen besiegelt. Zu der Verzeihung gehört auch, dass der Leiter die Teilnehmer auffordert, die nun bereinigte Angelegenheit nie wieder zu erwähnen;
7. dem Abschluss, zu dem gewöhnlich ein Dankesgebet oder die dankbare Anerkennung dessen gehört, was gemeinsam bewältigt werden konnte, sowie irgendeine Art von Imbiss, Mahlzeit oder Festessen.

Bei der tatsächlichen Durchführung kann eine solche Sitzung dreißig Minuten oder mehrere Tage dauern. Das hängt ab von der Zahl und vom Ernst der Klagen, denn dann kann es vorkommen, dass die Schritte 3 bis 6 mehrmals wiederholt werden müssen. Was war zu tun, wenn jemand sich weigerte zu verzeihen? Im alten Hawaii war dies das schwerste aller sozialen Vergehen und letztendlich bestand die Strafe in Verbannung. Heutzutage müssen alle beteiligten Parteien vor Beginn des förmlichen Verfahrens den ernsthaften Wunsch zeigen, eine Lösung zu finden, außer wenn es sich um ein Vergehen von leichter Natur handelt, wie zum Beispiel bei einem Streit zwischen Kindern, der zu Wutausbrüchen und Balgereien geführt hat.

Eine andere Form dieses Verfahrens wurde von der hawaiianischen spirituellen Lehrerin Mornah Simeona benutzt. Bei ihrer Version steht die Verzeihung im Mittelpunkt; sie lehrt, dass dies jederzeit von jedem Menschen praktiziert werden kann, um die Beziehungen nicht nur zu anderen Menschen, sondern auch zu Objekten und zur Erde zu heilen.

Die moderne Form einer alten Praxis

Zusätzlich zu der Gruppenpraxis lehrte meine hawaiianische Familie mich auch eine individuelle Variante dieser Methode. Weil diese sich sowohl von der Pukui- als auch von der Simeona-Version unterscheidet, habe ich sie *kupono* genannt, nach einem hawaiianischen Wort, das »geradewegs aufs Ziel zugehen« bedeutet. Diese persönliche Praxis soll Individuen dabei helfen, Beziehungen zu heilen, die mentalen oder physischen Stress verursachen (Sie erinnern sich sicher, dass emotionaler Stress nach meiner Auffassung eine Folge der beiden anderen Formen von Stress ist). Die einzelnen Elemente von *kupono* sind denen der oben aufgezählten Schritte von *ho'oponopono* für Gruppen ähnlich, aber nicht identisch damit. Das Verfahren verlangt die Anwesenheit einer Person, die das Individuum dabei führen kann. Diese Person spielt aber eher die Rolle eines Leiters oder Vermittlers denn diejenige eines Therapeuten, obwohl *kupono* sehr gut als Ergänzung zu einer Therapie benutzt werden kann. Der Einfachheit halber werde ich bei der folgenden Erklärung des Verfahrens davon ausgehen, dass der Leiter und der Klient männlichen Geschlechts sind.

Die Voraussetzungen der Veränderung

Das *kupono*-Verfahren beruht auf sieben Voraussetzungen:

1. Alles lässt sich als eine Form von Beziehung betrachten, zum Beispiel auch die Beziehungen zwischen Verstand, Geist, Umgebung (einschließlich anderer Menschen) und Umständen. Unharmonische Beziehungen entstehen durch unharmonisches Verhalten, das auf unharmonischen Gedanken basiert; harmonische Beziehungen entstehen durch harmonisches Verhalten, das auf harmonischen Gedanken basiert.

Daher besteht die Aufgabe des Leiters darin, dem Individuum bei der Veränderung seines Denkens zu helfen, damit sein mentales und körperliches Verhalten harmonisch verlaufen kann.

2. Der Leiter leitet den Klienten dazu an, den Einfluss vergangener Umstände, gegenwärtiger Beziehungen und zukünftiger Erwartungen auf das aktuelle Problem zu bedenken und alle wahrgenommenen Einschränkungen zu beseitigen, die auf diesen Einflüssen beruhen. Dazu gehört auch die Vorstellung, dass in einer Beziehung eine wirksame Veränderung der einen Seite die gesamte Beziehung verändert. Dies bedeutet, dass bei *kupono* die körperliche Anwesenheit irgendeiner anderen Partei nicht notwendig ist, weil man von der Annahme ausgeht, dass der einmal geheilte Klient in der Lage sein wird, mit allen anderen betroffenen Beziehungen effektiver umzugehen.
3. Aufmerksamkeit verleiht den Vorstellungen Energie, und anhaltende Aufmerksamkeit stärkt diese Vorstellungen und folglich auch das daraus resultierende Verhalten und die entsprechenden Erfahrungen. Der Leiter hilft dem Klienten, den Fokus seiner Aufmerksamkeit von negativen Vorstellungen auf positive zu verschieben, seinen Geist – weg vom Unerwünschten – auf das Wünschenswerte auszurichten und positive Handlungen zu benutzen, um positive Vorstellungen zu verstärken.
4. Wir können ausschließlich im gegenwärtigen Augenblick leben und handeln. Der Leiter hilft dem Klienten zu erkennen, dass die Gegenwart wichtiger als die Vergangenheit ist und wir die Samen der Zukunft in der Gegenwart säen. Alle Erfahrungen, einschließlich unserer Erinnerungen und Erwartungen, existieren nur in der Gegenwart, und auch Veränderung kann nur in der Gegenwart stattfinden. Deshalb betont der Leiter, wie wichtig es ist, voll und ganz im gegenwärtigen Augenblick zu leben, um die negativen Einflüsse aus der Vergangenheit abzuschwächen und das Verhalten der Gegenwart im Hinblick auf die Zukunft zu verbessern.
5. Liebe zeigt sich darin, dass man mit einer Person oder einer Sache glücklich ist, und nicht nur dadurch, dass man etwas für den anderen tut. Eine glückliche Beziehung erzeugt Harmonie. Die beste

Art und Weise, mit einer Person oder einer Sache glücklich zu werden, besteht darin, Kritik einzuschränken und/oder mehr Lob und Anerkennung auszusprechen. Der Leiter hilft dem Klienten, Kritik zu reduzieren und mehr Anerkennung für sich selbst und andere zu entwickeln, um so Konflikte aufzulösen. Dabei wird der Leiter in dem Maße erfolgreich sein, wie es ihm gelingt, kritische Urteile seines Klienten zu unterbinden.

6. Damit seine Erfahrung sich ändert, muss der Klient sich ändern, weil existierende persönliche Vorstellungen und Verhaltensweisen zur Entstehung der gegenwärtigen Situation geführt haben. Außenstehende Personen und Geschehnisse sind dabei Faktoren, aber keine Ursachen. Deshalb lenkt der Leiter den Prozess in Richtung Selbstvertrauen, Selbstermächtigung und Selbstbestimmung.
7. Es gibt zahlreiche Wege, um ein Ziel zu erreichen, und deshalb ist das Ziel wichtiger als der Plan oder die Verfahren, die zu seiner Erreichung eingesetzt werden. Weil das Ziel des *kupono* Harmonie ist, setzt der Leiter alle möglichen Harmonisierungstechniken ein, die zum Erreichen des Ziels führen.

Die Regeln des *kupono*

Auf die sieben Voraussetzungen des *kupono* folgen sieben Regeln (Haben Sie schon gemerkt, dass ich eine Vorliebe für die Zahl sieben habe?):

1. Zweck der Sitzung ist es, spezifische Probleme zu lösen, um in Geist, Körper und Verhalten des Klienten Harmonie zu schaffen.
2. Alle Bemerkungen und Fragen dürfen nur an den Leiter gerichtet werden, außer wenn dieser andere Anweisungen gibt (das ist natürlich nur von Belang, wenn zwei oder mehr Personen an der Sitzung teilnehmen).
3. Wenn eine Person das »«Redesymbol« in der Hand hält, hat nur sie allein das Recht zu sprechen, außer in den unten angeführten Ausnahmefällen (dies betrifft meistens die Fälle, bei denen zwei oder mehr Personen beteiligt sind, aber es kann auch bei nur ei-

nem Leiter und einem Individuum so gemacht werden). Das Redesymbol ist ein kleiner Stab, eine Muschel oder ein anderer Gegenstand, der dem Redenden Autorität verleiht. Es gibt manchen Leuten das nötige Selbstvertrauen, sich frei auszusprechen.

4. Der Leiter hat jederzeit das Recht, den Sprecher zu unterbrechen, indem er das Redesymbol berührt oder an sich nimmt (natürlich in höflicher Manier!).
5. Wenn der Leiter »Friedenszeit!« erklärt, hat alles Reden zu verstummen, bis der Leiter *kupono* wieder beginnen lässt (dies soll der Person Zeit geben, damit sich ihre Emotionen – wenn nötig – beruhigen können).
6. Wenn der Leiter »Schluss!« erklärt, darf die einmal bereinigte Angelegenheit – sowohl in der Sitzung als auch danach – nicht mehr erwähnt werden.
7. Wenn ein Problem aus irgendwelchen Gründen nicht gelöst werden kann, darf der Leiter zu einer anderen Sache weitergehen oder die Sitzung beenden.

Das *kupono*-Verfahren

Hier kommt es endlich – in sieben Schritten! Je nach Umständen kann das Verfahren in ganz formeller oder sehr formloser Weise durchgeführt werden. Da seine Wirksamkeit jedoch zum großen Teil von der Struktur abhängt, ist es zu empfehlen, sich an die vorgegebene Abfolge zu halten:

1. Eröffnung:
Es liegt sowohl ein bewusster als auch ein unbewusster Segen darin, dem Verfahren einen eindeutigen Anfang zu geben. Auf der bewussten Ebene trägt das dazu bei, die Aufmerksamkeit auf das Verfahren zu lenken, während dem Verfahren unbewusst eine tiefere Bedeutung verliehen wird. Der Leiter kann dazu ein Gebet, einen Segensspruch, einen Willkommensgruß oder sonst etwas benutzen, das zum kulturellen Hintergrund und den Glaubensvorstellungen seines Klienten passt. Es könnte wie ein Ritual ablaufen oder etwas ganz Einfaches sein, wie »Gut, lasst uns anfangen!« Es ist eine gute Idee, den Zweck

der Sitzung zu formulieren, und zwar im Hinblick auf die zu heilende Beziehung oder die erwünschte Wirkung.

2. Vorbereitung:
Als Nächstes erklärt der Leiter dem Klienten, wie das Verfahren abläuft, und hilft ihm, sich zu entspannen. Als Leiter möchten Sie dem Klienten vielleicht eine kurze schriftliche Zusammenfassung der Voraussetzungen und Regeln des *kupono* geben. Der Klient muss die Regeln akzeptieren, bevor es losgeht. Andernfalls ist die Sitzung schon zu Ende; vielleicht können Sie dann eine andere Methode benutzen, um dem Klienten zu helfen. Jede gute Technik, die zur Entspannung des Klienten führt, ist recht. Bei den *Techniken für den kupono-Leiter* im nächsten Abschnitt werde ich meine Lieblingsmethode beschreiben.

3. Planung:
Es ist äußerst nützlich, einen Plan aufzustellen, das heißt, eine Liste der Probleme, an denen man im Verlauf der Sitzung arbeiten will. Sogar im alten Hawaii bildete dies einen integralen Bestandteil des Verfahrens, denn es trug dazu bei, die Aufmerksamkeit auf die Heilung zu konzentrieren. Das Verfahren nach Plan ablaufen zu lassen, bildet eine wichtige Aufgabe des Leiters. Wenn Sie es für sich allein durchführen, sollten Sie ebenfalls einen Plan aufstellen und ihn irgendwo sichtbar anbringen, damit Sie ihn während der Sitzung sehen können. Wenn die Liste zu lang sein und die Zeit dafür nicht ausreichen sollte, können weitere Sitzungen angesetzt werden. Wenn der Klient den Plan akzeptiert hat, kann die eigentliche Sitzung beginnen.

4. Klärung:
Der nächste Schritt ist die Klärung der Probleme. Der Klient kann beginnen, über den ersten Punkt auf der Liste zu sprechen, unterstützt durch die Fragen und Kommentare des Leiters, welche die Dinge klarer machen und die Aussprache notfalls auf den aktuellen Punkt zurückführen sollen. Es ist nicht erforderlich, den Klienten ausreden zu lassen, bevor der Leiter eingreift. Achten Sie als Leiter auf jede Chance, Konflikte – und sei es auch nur teilweise – zu lösen, während

der Klient sich ausspricht (siehe unten bei den *Techniken*). Wenn die Aussprache zu emotional wird oder in eine andere Richtung abdriftet, erklären Sie »Friedenszeit!« und ordnen eine ein- bis fünfminütige Pause oder Periode der Stille an, bevor Sie weitermachen.

Wenn der Klient bereit sein sollte, sein Denken oder Verhalten – und sei es auch nur minimal – zu ändern, können Sie sofort zum nächsten Schritt übergehen, selbst wenn das Problem noch nicht vollständig gelöst ist oder noch nicht alle Fragen geklärt sind. Behandeln Sie jede potenzielle Veränderung oder Auflösung – auch wenn sie noch so gering sein sollte – als unabhängiges Geschehen oder einzelnen Schritt der Heilung. Wenn Sie jede auch noch so kleine Gelegenheit zur Veränderung unverzüglich ergreifen, sind große Probleme weniger beängstigend und die Heilung wird einfacher.

5. Versöhnung:
Dabei geht es um die Veränderung des mentalen Verhaltens im Hinblick auf die Beziehung. Der Leiter kann den Klienten dazu anleiten, geistige Konflikte und emotionale Reaktionen aufzulösen, indem er Wörter und Bilder ändert, die mit der Beziehung zu tun haben. Dazu könnten Aussagen und Visualisierungen gehören, die Verzeihung, Entschuldigung, Vertrauen, Mut oder Ähnliches beinhalten. Sie werden merken, wenn es zu einer Versöhnung gekommen ist, weil sich dann die emotionale Reaktion beim Denken oder Sprechen über die Beziehung zum Positiven gewandelt haben wird (siehe bei den *Techniken* ... im nächsten Abschnitt).

6. Ermächtigung:
Ermächtigung [*Empowerment*] ist der Vorgang der Veränderung körperlichen Verhaltens im Hinblick auf das Beziehungsproblem, an dem gearbeitet wurde. In diesem Teil des Verfahrens können Sie den Klienten durch ein Ritual führen, das die Veränderung in der Beziehung symbolisch ausdrückt, oder ihn zu einer ausführlichen mentalen oder physischen Wiederholung einer Veränderung in der Beziehung anleiten. Vergessen Sie nicht, sowohl bei dem Ritual als auch bei der Wiederholung Änderungen der Körperhaltungen zu berücksichtigen. Nach jedem einzelnen Schritt der Veränderung erklären Sie

»Schluss!« für dieses Problem oder einen Teil des Problems. Gehen Sie dann zu Schritt 4 zurück, um ein anderes Problem aufzugreifen, oder gehen Sie weiter zum nächsten Schritt, so wie es Ihnen angemessen erscheint (siehe bei den spezifischen *Techniken* ... im nächsten Abschnitt).

7. *Abschluss:*
Wenn die Sitzung kurz vor dem Ende steht, entweder weil Sie alles erledigt haben oder Ihre Zeit abgelaufen ist, können Sie, um das Ende der Sitzung zu markieren, eines der folgenden Dinge tun: ein Gebet, ein Segen, eine Erklärung, eine Zusammenfassung, eine bestimmte Aktion, ein Lied, ein Tanz, ein Ritual oder ein gemeinsames Essen. Lassen Sie diesen Schritt nicht aus, selbst wenn die Sitzung vorzeitig beendet wird, weil der Klient nicht weitermachen möchte. Dieser Schritt ist deshalb so wichtig, weil er von großem unbewusstem Wert ist, um alle in der Sitzung erreichten positiven Veränderungen zu betonen und zu verstärken, selbst wenn sie unbedeutend zu sein scheinen. Wann immer möglich sollten Sie noch eine oder mehrere weitere Sitzungen planen, um sich mit den noch ungelösten Fragen auf der Liste zu befassen.

Techniken für den *kupono*-Leiter

Der Leiter kann jede geeignete Technik benutzen, um seinen Klienten bei Entspannung, Versöhnung und Ermächtigung zu unterstützen, einschließlich der Techniken, die bisher in diesem Buch erklärt wurden, oder anderen, mit denen er vertraut ist. Um dem Leiter dabei zu helfen, werde ich im Folgenden ein paar meiner Lieblingstechniken für *kupono* erklären.

Fixpunkt der Entspannung

Fixpunkt der Entspannung ist eine sehr einfache und rasch wirkende Technik, die eine Form von *pikopiko* benutzt. Sie kann jederzeit eingesetzt werden, wenn Sie entspannen wollen, und eignet sich gut als

Einleitung zur Selbsthypnose oder Meditation. Ich werde sie hier so beschreiben, als ob Sie sie für sich selbst anwenden würden, aber sie lässt sich auch ganz einfach als geführtes Verfahren benutzen. Sie beginnen, indem Sie sich bequem setzen und die Augen schließen. Es spielt keine Rolle, was Sie dabei mit Ihren Beinen, Füßen oder Armen und Händen machen.

1. Seien Sie sich Ihres Nabels bewusst. Berühren Sie ihn körperlich, wenn Ihnen das hilft. Atmen Sie nun langsam ein, die Aufmerksamkeit voll auf den Nabel gerichtet. Am Ende des Einatmens verlagern Sie die Aufmerksamkeit auf die Spitze Ihres Kopfes und halten sie dort, während Sie langsam ausatmen. Beim Ausatmen sagen Sie zu sich »Ruhe und entspanne!« oder irgendeinen anderen kurzen Satz, der zu Ihrer Beruhigung und Entspannung führt. Sie können die Spitze des Kopfes auch direkt berühren, wenn Ihnen das die Konzentration auf diesen Punkt erleichtert. Am Ende des Ausatmens lenken Sie Ihre Aufmerksamkeit wieder auf den Nabel. Dasselbe gilt auch für alle folgenden Schritte.
2. Atmen Sie ein, die Aufmerksamkeit auf den Nabel gerichtet. Machen Sie am Ende des Einatmens einen Moment Pause (wenn Sie wollen, zählen Sie dabei bis drei, vier oder fünf). Dann verlagern Sie, unmittelbar bevor Sie auszuatmen beginnen, die Aufmerksamkeit auf Ihre linke Schulter und lassen sie die ganze Zeit dort verharren, während Sie den Atem ausströmen lassen. Fordern Sie sich selbst auf, zu ruhen und zu entspannen. Am Ende des Ausatmens können Sie nach Belieben ebenfalls eine kurze Pause machen, aber das ist nicht wirklich nötig. Lenken Sie jetzt Ihre Aufmerksamkeit wieder auf den Nabel; das sollten Sie nach jedem Ausatmen so machen.
3. Atmen Sie wieder ein, die Aufmerksamkeit auf den Nabel gerichtet. Atmen Sie aus, mit der Aufmerksamkeit auf Ihrer rechten Schulter.
4. Atmen Sie ein, die Aufmerksamkeit auf den Nabel gerichtet. Atmen Sie aus, mit der Aufmerksamkeit auf Ihrer Brust.
5. Atmen Sie ein, die Aufmerksamkeit auf den Nabel gerichtet. Atmen Sie aus, mit der Aufmerksamkeit auf Ihrer linken Hüfte.

6. Atmen Sie ein, die Aufmerksamkeit auf den Nabel gerichtet. Atmen Sie aus, mit der Aufmerksamkeit auf Ihrer rechten Hüfte.
7. Atmen Sie ein, die Aufmerksamkeit auf den Nabel gerichtet. Atmen Sie aus, mit der Aufmerksamkeit auf dem unteren Ende Ihrer Wirbelsäule.
8. Atmen Sie ein, die Aufmerksamkeit auf den Nabel gerichtet. Atmen Sie aus, mit der Aufmerksamkeit auf dem Nabel. An diesem Punkt lockern Sie Ihre Aufmerksamkeit und sind sich einfach Ihres Körpers bewusst. Wenn Sie in irgendeinem Körperteil immer noch Spannung spüren sollten, bitten Sie diesen Körperteil mit sanftem Nachdruck, sich zu entspannen, bis das wirklich geschieht. Es ist in Ordnung, diese Technik mit der Vorstellung zu unterstützen. Wenn Sie sich zuletzt so entspannt wie möglich fühlen, können Sie mit einem beliebigen anderen Verfahren beginnen.

Biodynamisches Feedback zur Versöhnung

Diese äußerst wirkungsvolle Technik zur inneren Versöhnung beruht auf dem natürlichen Lernverhalten des Körpers. Der Körper lernt Verhalten, indem er einen Reiz mit einer Reaktion assoziiert. Der Reiz kann jede Form von Energie sein, auf die der Körper reagiert; und die Reaktion ist das Verhaltensmuster, das der Körper auf den Reiz hin entwickelt. Die Reaktion hängt ab vom aktuellen Spannungszustand des Körpers und von Erinnerungen, die mit dem Reiz in Verbindung stehen, sowie von der mentalen Reaktion auf diesen Reiz. Im Allgemeinen reagiert der Körper auf irgendwelche Reize mit Genuss oder Schmerz und tendiert dazu, Genuss zu suchen und Schmerz zu meiden. In der tatsächlichen Erfahrung ist das jedoch wesentlich komplizierter, denn der Körper kann lernen, auf einen bestimmten Reiz – wie zum Beispiel den Anblick des Ehepartners – gleichzeitig mit einer verwickelten Mischung aus Genuss und Schmerz zu reagieren. Gewöhnlich denkt man bei einem Reiz an etwas Äußerliches, wie zum Beispiel Form, Ton, Berührung, Bewegung, Geschmack, Geruch und dergleichen, aber die Menschen reagieren wahrscheinlich viel stärker auf ihre eigenen Gedanken und Gefühle als auf äußere Sinneseindrücke.

Die Technik des biodynamischen Feedbacks zielt darauf ab, eine Person bei der Veränderung ihres Verhaltens in einer bestimmten Situation zu unterstützen, indem man ihr hilft, die körperlichen Reaktionen auf Gedanken oder Emotionen über diese Situation zu ändern. Wenn Sie sich im Geist ohne Stressreaktion gründlich mit einer Person oder einer Sache befassen können, dann wird dadurch auch deutlich Ihre Fähigkeit verbessert, mit dem tatsächlichen Geschehen mit bedeutend weniger oder ganz ohne Stress umzugehen. Bei der folgenden Erklärung wird davon ausgegangen, dass Sie als Leiter für einen Klienten fungieren und diesem die folgenden Anweisungen geben:

1. Atmen Sie tief ein und entspannen Sie sich. Wenn Sie wollen, können Sie die Augen schließen.
2. Denken Sie an ein Problem (eine Beziehung) oder einen Aspekt eines Problems (das könnte sogar der Name einer bestimmten Person sein), der Ihnen Schwierigkeiten macht.
3. Achten Sie auf jede Spannung oder Beschwerde in Ihrem Körper und lokalisieren Sie diese genau.
4. Lockern Sie die Spannung, so gut Sie können, und sagen Sie mir, wann es besser wird. (Gewöhnlich überlasse ich das den Klienten, die oftmals kreative Methoden entwickeln, die mir nicht im Traum einfallen würden.)
5. Denken Sie wieder an dieselbe Sache und sagen Sie mir, ob Sie noch Spannung spüren. (Oft scheint die Spannung oder die Beschwerde an eine andere Stelle zu wandern. Ich behandle dies als eine andere Schicht von Spannung und wiederhole die Schritte 4 und 5, bis Spannung und Beschwerden völlig verschwunden sind, wenn der Klient an dieselbe Sache denkt.)
6. An diesem Punkt führt der Leiter den Klienten zurück zu Schritt 2 und wiederholt das Verfahren mit einem anderen Aspekt des gleichen Problems oder mit einem Aspekt eines anderen Problems. Wenn es sich zum Beispiel um ein Beziehungsproblem handelt, beginne ich damit, dass ich den Klienten dazu veranlasse, sich mit einem vagen Gedanken an diese Person anzunähern (ein erster Aspekt). Als Nächstes bringe ich den Klienten dazu, sich mit einer klaren Erinnerung an diese Person zu befreunden (ein zweiter

Aspekt), dann dazu, mit dieser Person zusammen zu sein. Als Nächstes dazu, mit dieser Person zu sprechen und sie sprechen zu hören, und schließlich (wenn es angebracht ist) dazu, die Person zu berühren (nicht zu schlagen, sondern nur zu berühren!) – bis die ganze Beziehung zu dieser Person Versöhnung gefunden hat. In manchen Fällen kann dazu mehr als eine Sitzung nötig sein.
7. Wenn Sie genug haben, atmen Sie einmal tief durch und öffnen die Augen.

Die Ergebnisse dieser Technik können wahrhaft erstaunlich sein. Durch Veränderung der körperlichen Reaktionen auf alle Gedanken im Zusammenhang mit einem Problem kann es zu tief greifenden Veränderungen im mentalen und physischen Verhalten einer Person kommen, ohne dass man sich dabei besonders anstrengen müsste. Und noch erstaunlicher ist die Tatsache, dass Sie als Leiter diese Technik sogar anwenden können, ohne zu wissen, woran der Klient tatsächlich denkt. Dies ist die höchste Form der Vertraulichkeit zwischen Therapeut und Klient.

Individuelle Teamarbeit zur Versöhnung

Individuelle Teamarbeit ist eine andere Technik zur Versöhnung, die als geführtes Verfahren oder allein durchgeführt werden kann. Diesmal werde ich sie so darstellen, als ob Sie allein wären.

Von Zeit zu Zeit kann es sehr nützlich sein, sich selbst als dreigeteilt in Körper, Verstand und Geist zu betrachten. Eine der Methoden, um mit dieser willkürlichen Aufteilung zu arbeiten, besteht darin, sich diese drei Aspekte oder Funktionen als Team vorzustellen und sich der Reihe nach mit jedem einzelnen »Spieler« zu identifizieren, um ihre Kommunikation und Zusammenarbeit besonders im Hinblick auf die Gesundheit zu verbessern. Das folgende Verfahren gehört zu diesen Methoden.

Beginnen Sie, indem Sie die Rolle des Geistes übernehmen. Als Geist sind Sie die Quelle oder der Kanal für Kreativität und Inspiration, und Harmonie ist Ihre Motivation. Sie sind ganz und gar im gegenwärtigen Augenblick. Nur wenn Körper und Verstand harmonisch zusammenwirken, vermögen Sie wirklich das zu tun, was Sie am besten können. Mit diesem Standpunkt nehmen Sie eine Stellung oder Haltung ein, die Sie bei der Übernahme Ihrer Rolle unterstützt (manche Leute stehen dabei gern erhöht und sprechen von oben herab zu Körper und Verstand). Fordern Sie Körper und Verstand auf, ihre Beschwerden und Bedürfnisse zu äußern, damit das ganze Selbst heil werden kann.

Als Nächstes spielen Sie die Rolle des Verstandes. In dieser Funktion sind Sie vor allem beschäftigt mit Effizienz, Verpflichtung und Verantwortung. Es ist Ihr Wunsch, dass der Körper richtig funktioniert und alles recht gemacht wird. Was Ihre Ziele oder den möglichen Ablauf von Ereignissen angeht, so machen Sie sich auch Sorgen über die Zukunft. Im Grunde sind Sie ein »Problemlöser« und wollen genau wissen, was Sie tun können. Mit diesem Standpunkt nehmen Sie eine Stellung oder Haltung ein, die es Ihnen erleichtert, sich als Ihren Verstand vorzustellen, und sprechen zu den beiden anderen Teilen (manche Leute sprechen dabei zum Beispiel gern nach oben zum Geist und nach unten zum Körper). Wenn Sie als Verstand Klagen vorzubringen haben, bringen Sie diese vor; sagen Sie den beiden anderen, welchen Beitrag Sie von ihnen bei der Heilung erwarten. Teilen Sie ihnen mit, dass Sie bereit sind, sie bei der Erreichung des Gesamtziels – Gesundheit – zu unterstützen.

Schließlich übernehmen Sie die Rolle des Körpers. Als Körper wollen Sie sich wohl fühlen, aber auch den Regeln folgen, die Sie von Familie, Gesellschaft und Verstand in Hinsicht auf richtig und falsch, gut und böse, Liebe und Hass und so weiter gelernt haben – Regeln, die manchmal das Wohlbefinden stören. Sie sind in der Vergangenheit verwurzelt; grundsätzlich möchten Sie das ganze Selbst vor Schaden bewahren. Mit diesem Standpunkt nehmen Sie eine Stellung oder Haltung ein, die es Ihnen erleichtert, sich in der Rolle Ihres Körpers vorzustellen, und sprechen zu den beiden anderen Teilen. Bringen Sie alle Beschwerden vor, äußern Sie Ihre Bereitschaft zur Veränderung, damit die Heilung erfolgen kann, und sagen Sie den beiden anderen, was sie tun sollten, um diese Veränderung zu erleichtern.

Abschließend spielen Sie noch einmal die Rolle des Geistes. Nun verhalten Sie sich wie eine Art von Vermittler, der mit den andern Teilen zusammenarbeitet, um eine Abmachung auszuarbeiten, in der jeder Teil eine bestimmte Rolle im Heilungsprozess übernimmt. Beenden Sie diese Technik, indem Sie eine ganze Minute oder länger Körper und Verstand für all ihre guten Eigenschaften und Fähigkeiten loben (als Geist sind Sie natürlich frei von jeglichem Fehler!).

Oft schenkt Ihnen diese Technik eine Fülle wertvoller Informationen und Einsichten, die Ihnen vorher nicht bewusst waren und die bei der Heilung von großem Nutzen sein können. Wenn man bereit ist, seinen Einstellungen, Verhaltensweisen und Plänen eine ganz neue Ausrichtung zu geben, sind zweifellos sofortige Resultate möglich.

Kraft-Recht-Wunsch-Willen zur Ermächtigung einsetzen

Diese Technik für die *kupono*-Stufe der Ermächtigung soll Ihre innere Autorität stärken, die das Zusammenspiel von Körper und Geist sowohl unmittelbar als auch auf lange Sicht günstig beeinflussen kann.

Der Körper reagiert überaus gut auf Autorität – eine Eigenschaft, die vielleicht mit unserer ursprünglichen Abstammung von Herdentieren zusammenhängt. Das Problem dabei besteht aber darin, dass der Körper allem und jedem, das mit Autorität spricht oder auftritt, Autorität verleiht. Gewöhnlich hört der Körper vor allem auf die Autorität von Genen, sensorisch starken Erinnerungen, Erklärungen der Eltern oder anderen einflussreichen Persönlichkeiten, sich wiederholender Erfahrung und emotional oder energetisch aufgeladenen Gedanken seines Gefährten, des Verstandes. Positiv gesehen ist es dieses Akzeptieren von Autorität, das den Körper befähigt, neue Verhaltensweisen zu lernen; negativ gesehen sind die neu erlernten Verhaltensweisen nicht immer positiv.

In Kapitel 4 haben Sie einige Methoden gelernt, um Worte zur Beeinflussung des Körpers zu benutzen. Das dort Gelernte soll hier ebenfalls angewendet werden, aber in einem besser strukturierten

Kontext mit gewissen Veränderungen. Die Technik von Kraft-Recht-Wunsch-Willen ist ein Verfahren, im Hinblick auf Heilung von Ihrem Körper eine Reaktion zu evozieren (oder zu provozieren) und diese Reaktion dann so zu verändern oder zu modifizieren, dass der Körper seine Heiltätigkeit verbessert. Sie ist besonders darauf ausgerichtet, verbale Reaktionen hervorzurufen. In dieser Weise will ich sie hier erklären, aber wenn Sie bei der Anwendung dieser Technik eine visuelle oder kinästhetische Reaktion erhalten sollten, können Sie eine der im folgenden Kapitel beschriebenen Techniken einfügen.

Zu diesem Verfahren gehört es, eine Erklärung an sich selbst zu richten, auf eine innere Reaktion – die ich »unterbewusst« nennen möchte – zu lauschen und dann entsprechend zu reagieren. Das ist so, als würden Sie zu sich selbst sagen: »Ich denke, ich werde an diesem Wochenende zum Picknicken fahren.«, und eine Stimme im Inneren würde daraufhin erwidern: »Das kannst du doch nicht machen! Du hast doch noch so viel Arbeit!« An diesem Punkt könnten Sie entweder bestätigen: »Richtig, ich lasse es lieber bleiben.« oder aber entgegnen: »Die Arbeit kann warten; ich muss mal raus.« Verfügt diese Entgegnung über genügend innere Autorität, dann wird die unterbewusste Stimme zurückstecken und Sie an diesem Wochenende nicht weiter belästigen, außer dass sich hin und wieder ein paar Gewissensbisse melden. Wenn Ihre innere Autorität aber schwach ist, dann werden Sie zurückstecken und auch dieses Wochenende zu Hause bleiben, um zu arbeiten, selbst wenn dadurch Ihre Stressbelastung erheblich zunehmen dürfte.

Der Körper braucht Führung und die nimmt er von jeder Quelle scheinbarer Autorität an; das können sogar Anweisungen sein, die schlecht für Ihre Gesundheit sind, weil der Körper Kritik und Zurückweisung sogar noch mehr fürchtet als schlechtes Befinden. Es liegt an Ihnen, Verantwortung zu übernehmen und Ihren Körper aus der Furcht heraus und zu besserer Gesundheit zu führen. Die Technik von *Kraft-Recht-Wunsch-Willen* hilft Ihnen, Problembereiche mit widerstreitenden Glaubensvorstellungen und Einstellungen, die zu unnötigem Stress führen, genau zu bestimmen und aufzulösen. Und das funktioniert so:

1. Machen Sie es sich bequem und entspannen Sie.
   Ich möchte diese Gelegenheit ergreifen, um ein paar Dinge zu Bequemlichkeit und Entspannung zu erklären. Zuerst einmal kommt es nicht darauf an, wie Sie das machen, solange Sie es bequem haben und entspannt sind. Einige Therapeuten bestehen darauf, dass Ihre Klienten Arme und Beine nicht kreuzen, sondern gerade legen und die Füße flach auf den Boden stellen, weil sie von der seltsamen Vorstellung ausgehen, dass die Energie dadurch freier fließen kann. Das Seltsame daran ist, dass indische Yogis überhaupt kein Problem mit gekreuzten Beinen zu haben scheinen und sogar behaupten, man müsse bei der inneren Arbeit die Beine kreuzen. Meine eigenen Untersuchungen von vielen verschiedenen Körperhaltungen scheinen zu zeigen, dass gekreuzte oder nicht gekreuzte Haltung wirklich keine Rolle spielt, und das gilt auch für alle möglichen anderen Körperpositionen. Wenn Sie mit nicht gekreuzten Beinen besser entspannen können, dann sollten Sie das so machen. Wenn es Ihnen bei der inneren Arbeit hilft, wie ein Yogi zu sitzen (ohne umzukippen), dann können Sie das natürlich ebenfalls tun. Sie sollten es nur nicht unbequem haben, weil Ihnen jemand weismachen will, dass seine Methode die richtige ist. Oh ja, es ist natürlich auch in Ordnung, sich zu bewegen und seine Haltung oder Position zu ändern, wenn das zu besserer Entspannung beiträgt.

2. Wenn Sie bereit sind, richten Sie im Geist schweigend die folgende Erklärung dreimal an sich selbst, so als ob Sie zu Ihrem Unterbewussten sprechen würden (das wir irgendwo in unserem Inneren vermuten): »Ich habe die *Kraft*, mich selbst zu heilen – ich kann das schaffen!« Sagen Sie es langsam, um auf irgendeine Reaktion oder Antwort achten zu können. Sie können die obigen Sätze natürlich durch andere ersetzen, solange diese mit der zu heilenden Krankheit in Zusammenhang stehen.

   Obwohl sich diese Erklärung wie eine Affirmation anhört, besteht ihr Zweck darin, eine innere Reaktion zu evozieren oder provozieren. Wenn diese Erklärung mit Ihren inneren Überzeugungen übereinstimmt, spüren Sie das Aufsteigen oder Aufleuchten eines guten Gefühls und/oder vernehmen eine bejahende Reaktion Ihres Unterbewusstseins, wie zum Beispiel »Natürlich schaffst du das!« oder etwas Ähnliches.

Wenn diese Erklärung nicht mit Ihren inneren Überzeugungen übereinstimmt, wird sie Stress verursachen. Dieser kann sich in Form aktuellen physischen Unbehagens äußern und/oder in Worten, die Ablehnung signalisieren, wie zum Beispiel: »Nein, du schaffst es nicht!«

3. Reagieren Sie auf alles, was Ihr Unterbewusstsein sagen könnte. Verzichten Sie auf den Versuch, die Quelle der unterbewussten Reaktion auf Ihre Erklärung zu analysieren. Vielleicht kam sie von einem Elternteil oder einem Lehrer; vielleicht kam sie von einem Schauspieler in einem Film, der etwas gesagt hat, das Sie in einem Moment der Schwäche beeindruckt hat ... wer weiß? Und wen kümmert das? Tun Sie nun etwas, um dieses Muster zu ändern. Wie Sie auf Ihr Unterbewusstsein reagieren, hängt in erheblichem Maße davon ab, wie es reagiert hat und wie viel Selbstvertrauen Sie haben. Aber wenn Sie nicht fest und energisch antworten, wird Ihr Unterbewusstsein Ihr altes Glaubens- oder Verhaltensmuster beibehalten, und das dürfte Ihre Heilung weiterhin behindern.

Im Folgenden mache ich ein paar Vorschläge für mögliche Reaktionen, die bei einer Menge von Leuten funktioniert haben.

Die »umwerfende« Antwort:
Wenn Ihr Unterbewusstsein »Nein, du schaffst es nicht.« sagt oder irgendeine andere negative Antwort auf Ihre Erklärung bringt, dann können Sie »Doch, ich schaffe es.« erwidern oder mit irgendeiner geeigneten positiven Affirmation reagieren. Das hört sich so an wie etwas, das Kinder gerne machen, aber Kinder können ganz schön schlau sein. Sie wissen nämlich, dass derjenige gewinnt, der eine Aussage am längsten wiederholt. Die meisten Leute geben nämlich auf, sobald Ihr Unterbewusstsein Ihnen ein oder ein paar Mal nicht zugestimmt hat. Ich möchte Ihnen dagegen raten, nicht aufzugeben. Sie können die Oberhand über Ihr Unterbewusstsein gewinnen, indem Sie einfach so lange wie nötig positiv reagieren.

In der tatsächlichen Praxis wird es Sie vielleicht überraschen, wie schnell Ihr Unterbewusstsein aufgibt und Ihre Antwort zu akzeptieren beginnt.

Der Schrei:
Eine andere Technik, die ebenfalls gern von Kindern benutzt wird und Ihr Unterbewusstsein vielleicht beeindruckt, besteht darin, Ihren Gegner niederzuschreien. Wenn Sie eine negative Reaktion erhalten, schreien Sie Ihre bejahende Antwort – aber bitte lautlos im Geist! – so laut wie möglich, bis Ihr Unterbewusstsein auf die gewünschte Weise reagiert.

Die oberste Regel:
All Ihre Überzeugungen, Einstellungen, Erwartungen und Verhaltensmuster können als Regeln oder Gesetze betrachtet werden. Gleichgültig, was für eine Antwort Ihr Unterbewusstsein auf Ihre Erklärung gibt, Sie können diese absichtlich als eine Regel interpretieren, der Ihr Unterbewusstsein folgt. Darauf können Sie jedoch als »oberster Gesetzgeber« die Leitung übernehmen und eine Änderung der Regeln anordnen. Wenn Sie zum Beispiel sagen: »Ich kann es schaffen.« und Ihr Unterbewusstsein erwidert darauf: »Nein, du schaffst es nicht.«, dann machen Sie einfach Schluss und erklären Ihrem Unterbewusstsein: »So, du hast die Regel aufgestellt, dass ich das nicht schaffen kann. Als oberster Gesetzgeber erkläre ich nun jene alte Regel für null und nichtig, und weiter erkläre ich, dass die neue Regel dazu lautet: Ich kann es schaffen.« – oder andere Sätze desselben Inhalts.

Der Erfolg dieses Verfahrens hängt weitgehend davon ab, wie überzeugt Ihre Haltung ist, wenn Sie die neue Regel erlassen. Wiederholen Sie dann die ursprüngliche Erklärung und überprüfen Sie die Reaktion. Wenn Ihr Unterbewusstsein zustimmt, sind Sie am Ziel. Wenn es nicht zustimmt, sollten Sie seine neue Reaktion ebenfalls als Regel auffassen (diesmal kann es eine andere Reaktion/Regel sein) und darauf wieder eine neue Regel verordnen. Fahren Sie damit fort, bis Ihr Unterbewusstsein zur Kooperation bereit ist.

4. Nachdem Sie die erste Erklärung mit Ihrem Unterbewusstsein geregelt haben, machen Sie weiter und regeln die folgenden drei Erklärungen auf dieselbe Weise:
   - »Ich habe das *Recht*, mich selbst zu heilen – ich verdiene das!«
   - »Ich habe den *Wunsch*, mich selbst zu heilen – ich will es wirklich!«
   - »Ich habe den *Willen*, mich selbst zu heilen – ich will es tun!«

An dieser Stelle möchte ich Sie ferner darauf hinweisen, dass die Technik von Kraft-Recht-Wunsch-Willen emotionale Probleme evozieren kann, deren Bewältigung Ihnen echte Schwierigkeiten bereiten könnte. In solchen Fällen hören Sie einfach auf und machen eine Pause. Fangen Sie wieder an, wenn und wann Sie wollen, oder probieren Sie etwas anderes. Nicht jede Technik wird unter allen Bedingungen für jeden funktionieren. Deshalb präsentiere ich Ihnen so viele verschiedene Methoden zur Auswahl. Wenn die Technik von Kraft-Recht-Wunsch-Willen jedoch funktioniert, reichen ihre Wirkungen von sofortigem *Instant Healing* bis zu einer Auflösung von Spannung, die den Weg für weitere Heilung durch andere Methoden bereiten wird.

Kapitel 9

Die Kraft der Vorstellung meistern

Der menschliche Geist hat ein paar besondere Eigenschaften, die wir zwar oft benutzen, aber nur selten hinterfragen. So haben wir alle ständig irgendwelche Gedanken und Ideen, aber wir stellen uns gewöhnlich nie die Frage nach ihrer Herkunft, außer wenn sie auffallend von unserer normalen Denkweise abweichen sollten. Die Leute, die über diese Frage nachdenken, kommen dabei auf die unterschiedlichsten Antworten. Diese reichen von Gedächtnis, Reiz-Reaktion, Indigestion, Telepathie oder Geistwesen bis zu Gott, je nach der untersuchten Idee und dem persönlichen Hintergrund der betreffenden Person. All diese Antworten setzen jedoch voraus, dass Ideen so etwas Ähnliches wie schön eingewickelte Päckchen sind, die aus einem Warenlager hertransportiert oder von einem Geschenkladen abgeschickt wurden.

Wenn Sie diese Frage wirklich aufmerksam untersuchen, werden Sie feststellen, dass Ideen durch den Denkvorgang erzeugt werden, genauso wie ein Sonnenuntergang durch die Drehung der Erde oder reife Früchte durch das Wachstum der Pflanzen. Außerdem kommen unsere Ideen nicht von außen, obwohl sie sicher von unserer Umgebung beeinflusst werden, auf dieselbe Art und Weise wie auch die Färbung und die Dauer eines Sonnenuntergangs von der geographischen Lage und den atmosphärischen Bedingungen abhängen oder wie Größe, Form, Farbe und Geschmack einer Frucht vom Klima und den Bodenverhältnissen bestimmt werden. Unsere Ideen werden von einer ganzen Menge Faktoren beeinflusst: unseren Erinnerungen und Überzeugungen, dem körperlichen Befinden, den Wohnverhältnissen oder dem Arbeitsplatz, dem Wetter, den Menschen in unserer Umgebung, unseren Zielen und Plänen und so weiter. Unsere Ideen selbst werden jedoch von unserem intentionalen und habituellen Denken erzeugt. Intentionales, zielgerichtetes Denken und die daraus resultierenden Ideen bilden den Schwerpunkt dieses Kapitels.

Wenn wir eine gewisse Zeit intentional über ein bestimmtes Thema nachdenken, so beginnt in unserem Bewusstsein ein Strom zusammenhängender und scheinbar zusammenhangloser Ideen zu fließen. Manchmal geschieht das sofort, manchmal dauert es eine Weile. Was mich betrifft, so schreibe ich infolge von Inspiration oder bewusster Intention Gedichte (keine große Lyrik, aber gewöhnlich in Reimen). Manchmal werde ich anscheinend plötzlich zu einem Gedicht inspiriert, aber aus langer Erfahrung weiß ich, dass das stets mit etwas für mich Wichtigem zu tun hat. Es ist, als wäre die ganze Zeit eine Art von unterbewusstem Denkvorgang abgelaufen, der schließlich genug Energie gesammelt hat, um – vielleicht ausgelöst durch ein Ereignis in meiner Umgebung – in mein Bewusstsein vorzudringen. Sobald diese Inspiration dort angekommen ist, erfordert es weitere Denktätigkeit, um sie zu einem Gedicht (oder einem Roman, einem Projekt, einem Lied, einem Bild und so weiter) zu gestalten. Daraus entspringen noch mehr Ideen und außerdem ein Vorgang der Verfeinerung (das heißt der Änderungen und Modifikationen), bis das Werk sich zur Veröffentlichung oder Präsentation eignet.

Wenn ich ganz bewusst beschließe, ein Gedicht (oder ein Buch oder sonst etwas) zu verfassen, bewahre ich diese Absicht in meinem Geist, und dann beginnen – entweder sofort oder schließlich irgendwann – mir Ideen zuzuströmen und die Dinge Gestalt anzunehmen, und danach arbeite ich daran, bis es mir gefällt. Manchmal lasse ich es bewusst zu, dass äußere Faktoren in Form von fremden Meinungen, von Lektüre (um von den Ideen anderer Leute zu lernen) oder einfach von Zeit den Vorgang beeinflussen. Dasselbe geschieht, wenn Sie beginnen, intentional über Heilung nachzudenken: Ideen über die Heilung beginnen zu fließen.

Denkprozesse und die daraus resultierenden Ideen bilden schließlich sozusagen einen äußeren Faktor, der die inneren Körperfunktionen beeinflusst. Ich habe das bisher in diesem Buch immer wieder behauptet, aber jetzt werde ich diese Erkenntnis auf ganz andere Weise benutzen.

In Kapitel 5 habe ich das Konzept der »symbolischen Repräsentation« vorgestellt. Symbole, das heißt Bilder und Erfahrungen, die etwas anderes repräsentieren, sind eine Art von Sprache, die der Körper sehr gut verstehen kann. Musik, Gedichte, Geschichten, Fotos und Bilder können allesamt starke physiologische Reaktionen hervorrufen, obwohl sie die tatsächlichen Erfahrungen nur symbolisch repräsentieren. Ach ja, und Phantasieren kann das auch. Wenn Sie phantasieren oder sich im Geist irgendetwas ausdenken, reagiert Ihr Körper darauf wie auf das tatsächliche Geschehen in der Außenwelt; diese Reaktion ist abhängig vom Grad der sensorischen oder emotionalen Intensität dieser Phantasien. Dies ist derselbe Prozess, der das mentale Einüben einer Rede oder eines sportlichen Wettkampfs so effektiv macht. Sie sollten wissen, dass es für den Körper keine Rolle spielt, ob die Phantasie »realistisch« ist oder nicht. Aus diesem Grunde kann es dazu kommen, dass der Körper so stark auf einen Horrorfilm, einen Albtraum, eine gute Liebesgeschichte oder ein Abenteuer auf einem fernen Planeten reagiert.

Ist es nicht wunderbar, dass der Körper mit einer Steigerung seiner heilenden Aktivität reagiert, wenn Sie bewusst eine Phantasie zu Heilzwecken erzeugen? Bei den folgenden Techniken sollen die drei eben beschriebenen Charakteristika des menschlichen Geistes – intentionales Denken, Gedankenfluss und Verfeinerung, physiologische Reaktion – zusammenwirken. Sie sind allesamt Formen symbolischer Phantasie, durch die ich selbst, meine Familie, meine Freunde und meine Klienten durchweg positive (und häufig sogar erstaunliche) Heilwirkungen erzielt haben. Wenn Sie diese Techniken praktizieren, sollten Sie nicht vergessen, dass ihr Zweck darin besteht, eine intensive Erfahrung für Ihren Körper zu erzeugen. Vielleicht verspüren Sie den Drang, die Erfahrung, so wie sie geschieht, zu analysieren und ihren Sinn zu begreifen. Bemühen Sie sich nicht, denn das spielt keine Rolle! Analyse würde nur stören. Wenn Sie unbedingt analysieren wollen, sollten Sie warten, bis die Erfahrung abgeschlossen ist.

Wenn Sie merken, dass Ihre Aufmerksamkeit zu irgendeiner Zeit während der folgenden Erfahrungen nachlässt, können Sie diese wieder sammeln, indem Sie sich erzählen, was gerade geschieht und was Sie jetzt tun. Natürlich ist es Ihr Wunsch, die Erfahrung so lebhaft wie nur irgend möglich zu machen, aber machen Sie sich keine Sorgen, wenn sie nicht besonders eindringlich ist. Wenn Sie zum Beispiel etwas visuell nicht deutlich genug machen können, betonen Sie einen der anderen Sinne wie Berühren, Hören oder Fühlen. Insgesamt kommt es mehr auf die Intention als auf die Intensität an. Der tatsächliche Inhalt Ihrer Phantasie wird aus einer Kombination von bewusster Steuerung und unterbewussten Reaktionen bestehen, aus Material, das schon in ihrem Gedächtnis gespeichert ist. Seien Sie nicht überrascht, wenn diese Kombination manchmal zu verblüffenden Ergebnissen führt.

Der Pfad der Kraft

Stellen Sie sich vor, Sie würden sich auf einem Pfad befinden, der zu einem in einer gewissen Entfernung stehenden Gebäude führte. Sagen Sie sich, dass dieser Pfad die Richtung Ihres Lebens repräsentiert, und das, was sich im Inneren des Gebäudes befindet, das Erreichen des besonderen gesundheitlichen Ziels, das Sie sich vorgenommen haben. Das Gebäude selbst soll die Ideen darstellen, die Sie zum Erzielen der Heilung benötigen. Achten Sie gut auf den Zustand des Pfades: Ist er aus Beton, Asphalt, Stein, Kies oder Erde? Ist er in gutem Zustand oder ausgetreten? Welche Art von Gelände liegt auf seinen beiden Seiten? Wiesen? Bäume? Berge? Häuser? Etwas anderes?

Gehen Sie los und spüren Sie den Pfad unter Ihren Schritten. Sind Sie barfuß? Tragen Sie Schuhe oder Sandalen? Gehen Sie eine Weile weiter. Wie weit entfernt ist das Gebäude noch? Sind andere Leute in der Nähe?

Plötzlich – in einem Moment, den Sie selbst bestimmen – stellen Sie sich vor, dass sich irgendeine Art von Schranke vor Ihnen über den Weg legt und Ihnen den Weg versperrt. Diese Schranke repräsentiert alle Hindernisse Ihrer Heilung, einschließlich Ihrer Ängste und Zweifel – deshalb sollten Sie sie genau untersuchen. Ist es ein Felsblock oder ein Berg? Ist es irgendeine Art von Mauer? Ist es ein bodenloser Abgrund? Ist es ein Feuer oder ein Sturm? Ist es eine Person, ein Tier oder ein Ungeheuer? Ist es groß oder klein? Ist es unheimlich oder sitzt es nur herum? Ist da überhaupt eine Schranke? Wenn es eine gibt, sollten Sie sie mit allen Sinnen möglichst genau erfassen: sie anschauen, sie berühren, auch riechen und sogar hören, ob sie einen Ton von sich gibt.

Nun kommt der wichtigste Teil: Tun Sie irgendetwas, um auf die andere Seite der Schranke zu gelangen. Tun Sie alles Mögliche, um sie zu überwinden: oben drüber, unten durch, außen herum oder mitten durch. Schaffen Sie sie zur Seite, wenn Sie können. Was immer Sie machen, Sie sollten sich nicht einfach vorstellen, auf der anderen Seite zu sein. Dieser Teil der Phantasie dient dazu, eine starke Erfahrung zu vermitteln, die Ihren Körper davon überzeugt, dass bei dem Leiden, das Ihre Heilung behindern könnte, Veränderungen erreicht werden. Wenn Sie diesen Teil der Erfahrung einfach umgehen, nützt Ihnen diese Technik nichts; deshalb sollten Sie bei diesem Schritt darauf achten, sich das Überwinden der Schranke mit einem Höchstmaß an »Realismus« vorzustellen.

Wenn keine Schranke da ist oder Sie feststellen, dass sie ganz leicht zu überwinden ist, dann wird diese Technik wahrscheinlich keine besondere Wirkung auf Ihre Heilung ausüben. Wenn Sie merken, dass Sie erhebliche Schwierigkeiten haben, um auf die andere Seite zu kommen, sollten Sie nicht aufgeben, denn diese Leistung wird starke Auswirkungen auf Ihren Gesundheitszustand haben. Sie können auch Hilfe herbeirufen: von Freunden und wahren oder fiktiven Helden, von Engeln oder Elfen, je nach den Neigungen Ihrer Phantasie. Im Kampf gegen natürliche Schranken werden Kriegertypen gern zu Waffen und Gewalt greifen, während Friedensstifter mit Vorliebe Verhandlung und Überredung einsetzen. In einer Gruppe, in der ich diese Technik unterrichtete, benutzte ein Teilnehmer eine Laserkanone, um seine Mauer zu zertrümmern, während ein anderer die Mauer ganz einfach aufforderte, von selbst einen Durchgang zu öffnen. Wie auch immer, tun Sie alles Nötige und Mögliche, um auf die andere Seite der Schranke zu kommen.

Sobald Sie sich auf der anderen Seite befinden, gehen Sie auf das Gebäude zu. Manchen Leuten werden sich auf dem Weg dorthin neue Hindernisse in den Weg stellen. Wenn das bei Ihnen passiert, sollten Sie diese ebenfalls überwinden und weitergehen. Sobald Sie das Gebäude erreichen, achten Sie auf alle Details und gehen hinein. Irgendwo in seinem Inneren werden Sie eine Sache oder eine Erfahrung finden, welche die gewünschte Heilung repräsentiert. Wenn Sie diese finden, sollten Sie nach besten Kräften ein Glücksgefühl wie nach einem Sieg in sich erwecken. Sie können sich dazu zum Beispiel eine Menge begeistert applaudierender Zuschauer vorstellen – wenn Ihnen das zu diesem Gefühl verhilft. Hier ist der Punkt, wo Sie Ihren Körper davon überzeugen, dass Heilung erfolgt oder bald erfolgen wird. In manchen Fällen kommt es zu einer unmittelbaren Veränderung im körperlichen Befinden. In andern Fällen benutzen die Leute diese Technik als einen Schritt auf dem Weg zur Heilung und als Hilfe bei anderen Aktivitäten. Je schwieriger es ist, die Schranke zu überwinden, desto nützlicher ist es für Sie, diese Technik so oft wie möglich zu wiederholen. Bei den meisten Wiederholungen werden Sie es jedes Mal mit einem anderen Pfad, einer anderen Schranke und einem anderen Gebäude zu tun haben. Das zeigt, dass Sie sich jedes Mal mit anderen Problemen bei der Heilung auseinander setzen.

Als ich diese Technik vor kurzem benutzte, schloss ich meine Augen und forderte mich auf, einen Pfad zur Lösung einer Sache, die Heilung brauchte, zu schaffen. Nach ein paar Augenblicken, in denen nichts geschehen war, bemerkte ich zu meiner Überraschung, wie ich durch eine Art von »Technotunnel« sauste, von der Art, wie sie in bestimmten Sciencefiction-Filmen beliebt sind. Ich vermochte nicht zu sagen, ob ich mich im Inneren eines Schiffs befand, aber das Gefühl der Bewegung war stark. Überall ragten metallische Spitzen in den Tunnel und gelegentlich musste ich einem Laserbeschuss ausweichen. Schließlich erkannte ich, dass ich auf das höhlenartige Innere eines gigantischen Raumschiffs zuflog (welches so aussah wie in gewissen Szenen aus mehreren Weltraum-Filmen in meiner Erinnerung). In dem Moment, wo ich nach einer Schranke Ausschau hielt, merkte ich, wie ich mich langsamer bewegte, so als ob ich in einem magnetischen Netz gefangen wäre. Dann zog es mich schon in schnellem Tempo zurück und hinweg von meinem Ziel. Weil es da nichts Bestimmtes abzuwehren gab, zwang ich mich mit Willenskraft wieder vorwärts, und das funktionierte. Bald gelangte ich in den inneren Raum und sauste eine Laufplanke hoch, die zu einer Art zentraler Kabine mit Fenstern führte. Auf der Laufplanke standen ein paar Leute und ich dachte zuerst, sie würden versuchen, mich aufzuhalten. Stattdessen öffneten Sie mir die Tür der Kabine, begrüßten mich als Kapitän, führten mich zur Konsole des Kapitäns, wo ich mich setzte, das Bordmikrophon einschaltete und Anordnungen zur Heilung gab. In diesem Fall kam es zu keiner unmittelbaren Änderung der Umstände, aber zu einer deutlichen Steigerung meiner Zuversicht, dass es zu Veränderungen kommen würde, und das geschah dann eine Woche später.

Träume neu träumen

Alles, was wir uns vorstellen, setzt sich zusammen aus unseren Erinnerungen, Ängsten und Wünschen, und all das basiert auf unseren Überzeugungen und Glaubensvorstellungen. Viele Menschen haben die seltsame Vorstellung, dass Überzeugungen und Glaubensvorstellungen nur in Worten ausgedrückt werden können, und bei bestimmten Therapieformen wird das therapeutische Verfahren so lang weitergeführt, bis der Klient seine Überzeugungen in einer verbalen Form äußert, die den Therapeuten befriedigt.

In Wirklichkeit sind Überzeugungen und Glaubensvorstellungen nichts anderes als Ideen über etwas. Im Grunde sind sie Symbole für unsere Einstellungen zu Erfahrungen. Um das zu demonstrieren, frage ich in Seminaren gerne, ob es unter den Teilnehmern Musiker gibt. Dann frage ich weiter, ob jemand von den Musikern mit Beethovens Fünfter Symphonie vertraut ist. Zuletzt bitte ich einen Teilnehmer, der mit dieser Komposition vertraut ist, sie allen Teilnehmern in Worten zu beschreiben. Gewöhnlich führt das zu verwirrtem oder frustriertem Schweigen. Es gibt eben Erfahrungen und Einstellungen zu diesen Erfahrungen, die sich einfach nicht verbal ausdrücken lassen. Es ist für Menschen ziemlich normal, im Geist in aller Klarheit Träume oder visionäre Erfahrungen zu haben, aber ebenso normal ist es, unfähig zu sein, diese in Worten zu beschreiben. Im Reich der Vorstellung erscheinen Überzeugungen und Glaubensvorstellungen als Symbole, und als Symbole können sie verändert werden, um Heilung zu bewirken.

Die Faktoren Erinnerung, Angst und Wunsch können in einer besonderen Vorstellungserfahrung präsent sein – oder auch nicht. Trotzdem sind sie immer präsent, unabhängig davon, ob die Vorstellung die Form eines Traumes, einer Phantasie, eines Planes oder eines sorgfältig geplanten mentalen Trainingsprogramms annimmt. Die bewusste Veränderung eines dieser Faktoren führt zu Veränderungen bei den anderen, mit weit reichenden Folgen für Ihren Körper oder sogar für Ihr ganzes Leben. Umgekehrt gilt auch, dass die Durchführung von Veränderungen in Ihrem Körper oder in Ihrem Leben – unabhängig von den dabei benutzten Mitteln – Veränderungen in der Natur Ihrer Vorstellungen verursacht. Als Heilmethode ist hier jedoch das erste Phänomen von größerem Interesse. In diesem Abschnitt will ich es bei Träumen anwenden, aber Sie sollten nicht vergessen, dass es sich auf jede Vorstellungserfahrung anwenden lässt.

Alles, was Sie beim Träumen tun, um Ihre Erfahrungen zu modifizieren, führt zu einer Veränderung des Fundaments – der Überzeugung oder Glaubensvorstellung, die hinter dem Traum steht. Leider ist die Fähigkeit, seinen Traum während des Träumens willentlich zu verändern, ein seltenes, aber erlernbares Talent. Glücklicherweise kann ich Ihnen hier eine ausgezeichnete Alternative anbieten, mit der Sie sich die Zeit und Kosten zum Erlernen dieser Fähigkeit sparen können. Sie brauchen sich dazu nur Ihren Traum ins Gedächtnis zurückzurufen und die Erinnerung zu ändern. Ihr Körper kümmert sich nicht darum, wie lange der Traum zurückliegt oder wann Sie ihn ändern. Ihm geht es nur um die Erfahrung.

Wenn Sie die Erinnerung an einen Traum modifizieren, verändern Sie die Überzeugungen, die ihm zugrunde liegen, solange sie mit denselben Symbolen wie in Ihrem ursprünglichen Traum arbeiten.

Und wenn der Traum mit einem körperlichen, emotionalen oder mentalen Leiden zusammenhängt, das der Heilung bedarf, wird die Veränderung der Symbole zur Heilung beitragen. Oft geschieht das sofort.

Als ich mich vor langer Zeit in einem sehr verwirrten Geisteszustand befand (einige Leute meinen, dass dies noch gar nicht so lange her ist), hatte ich – als mein Zustand am schlimmsten war – einen Traum, in dem ich mich ganz allein auf einem Gefängnishof sah, der mit hüfthohem Unkraut bewachsen war. Das Bild dieses Gefängnishofes stammte aus einem Film, den ich mir am Vorabend angeschaut hatte, aber er stellte auch meine Überzeugung dar, dass ich mein Leben vergeudete. Der offene Hof repräsentierte meinen Wunsch nach Freiheit. Sie könnten sagen, dass die Tatsache, allein zu sein, bedeutete, dass niemand anderes für meine Situation verantwortlich und die Lösung meines Problems meine eigene Sache war. Dieser Traum vermittelte mir das Gefühl großer Hilflosigkeit.

Nachdem ich aufgewacht war, rief ich mir den Traum ins Gedächtnis und wünschte mir bewusst einen Hubschrauber herbei, der mich herausholen sollte. In Übereinstimmung mit der Theorie von der Intensivierung der Erfahrung beobachte ich in allen Einzelheiten, wie der Hubschrauber heranflog, hörte den Maschinenlärm, spürte den Luftzug von den Rotorblättern und merkte, wie ich an Bord stieg und wegflog. Das war eine der befreiendsten Erfahrungen meines Lebens. Nachdem ich mich aus meinem eigenen Gefängnis befreit hatte, war ich in der Lage, neue Pläne zu machen und auszuführen, die dazu beitrugen, dass sich mein Einkommen erhöhte, meine Beziehungen verbesserten und ich mich besser konzentrieren konnte. An jenem Tag war es mir gelungen, meine Lage klar zu durchschauen und Veränderungen vorzunehmen, die eine positive Wirkung auf mein weiteres Leben hatten.

Eine der besten Anwendungsmöglichkeiten für diese Technik besteht darin, Kindern bei der Bewältigung von Albträumen zu helfen. In solchen Situationen versuchen die Eltern oder andere Erwachsene meistens, das Kind davon zu überzeugen, dass es nur ein Traum wäre und es nichts geben würde, wovor man sich fürchten müsste. Diese Verfahrensweise nützt aber nur den Eltern oder Erwachsenen, denn gewöhnlich wird das Kind aufhören, sie mit seinen Ängsten zu belästigen. Dem Kind einfach zu sagen, dass die Erfahrung nicht real war, wird die Ängste und das Gefühl der Hilflosigkeit nicht wirklich heilen. Zumindest für den Körper waren sie real, und die entsprechenden Vorstellungen sind immer noch da und können jahrelang anhalten. Wenn Sie dagegen das Kind durch eine Erinnerung des Albtraums führen, in der es den Traum dann aus einer schrecklichen Erfahrung in ein erfolgreiches Abenteuer – wenn nötig mit Hilfe von Engeln oder Supermännern oder Comic-Figuren – verwandeln kann, werden die Folgen des Traums sich *sofort* auflösen. So werden Sie dem Kind helfen, zu einem Individuum mit mehr Selbstvertrauen und Entschlossenheit heranzuwachsen.

Der Traum der Organe

Normalerweise assoziieren wir das Träumen mit Nacht- oder Tagträumen, aber in manchen Traditionen ist man davon überzeugt, dass alles belebt ist und alles träumt. Ob Sie diese Vorstellung nun akzeptieren oder nicht, sie lässt sich dank der drei zu Beginn dieses Kapitels erwähnten Charakteristika des menschlichen Geistes zu einer sehr nützlichen Heilmethode machen.

Was die Ausführung dieser neuen Technik anbetrifft, so gehen Sie zu Anfang von der Annahme aus, dass jeder Teil Ihres Körpers zu träumen vermag. Das tut nicht weh und kostet nichts, und Sie können – wann immer Sie wollen – stets wieder zu einer anderen Auffassung zurückkehren. Nehmen wir also an, dass Sie diese Annahme gemacht haben. Im nächsten Schritt wenden Sie Ihre Aufmerksamkeit einem Körperteil zu, der Heilung braucht, und fragen sich, was dieser wohl gerade träumen mag. Sie könnten sich dabei einfach vorstellen, Sie würden mit ihm sprechen und vielleicht zu ihm sagen: »Hallo Ellbogen, was träumst du denn gerade?« Dann schließen Sie Ihre Augen oder schauen in die Ferne, mit der Absicht, sich diesen Traum bewusst zu machen, bis irgendeine Art von Bild, Symbol oder Geschichte in Ihrem Bewusstsein aufsteigt. Sie könnten auch zu sich selbst sagen: »Wenn mein Ellbogen träumen sollte, worüber könnte er wohl träumen?« Danach schließen Sie wieder die Augen oder schauen in die Ferne – wie oben erklärt.

Damit diese Technik funktioniert, ist es wichtig, alles in Ihrem Geist Auftauchende als den Traum desjenigen Körperteils, auf den Sie Ihre Aufmerksamkeit richten, zu akzeptieren, so seltsam, unheimlich, gewöhnlich oder zusammenhanglos es auch erscheinen mag. Nachdem Sie ein paar Augenblicke lang den Traum unverändert ablaufen ließen, arbeiten Sie dann damit in derselben Weise wie mit der im letzten Abschnitt beschriebenen Modifizierung nächtlicher Träume. Das heißt: Sie verändern das Symbol, den Ablauf oder den Ausgang, bis das Befinden sich ändert oder Sie wenigstens eine Lockerung der Spannung spüren. Und wie bei jener Technik warten Sie mit dem Analysieren, bis alles vorbei ist.

Eine Frau, der ich diese Technik beigebracht hatte, litt unter einer geschwollenen Schilddrüse, die einen Knoten an der Seite ihres Halses verursacht hatte. Sie fragte ihre Schilddrüse, was sie träumte, und es erschien das Bild ihres in die Schilddrüse eingeschlossenen Freundes. Nachdem sie sich eine Weile überlegt hatte, was sie nun tun sollte, öffnete sie in ihrer Vorstellung eine Tür in der Schilddrüse und ließ ihren Freund einfach heraus. Da ihr Freund im Traum der Schilddrüse zögerte herauszukommen, musste sie ihn dazu überreden. Als er schließlich heraustrat, schloss sie die Tür hinter ihm und spürte sofort ein Kribbeln in ihrem Hals. Kurze Zeit später – nach ein paar Tagen, wenn ich mich recht erinnere – war der Knoten völlig verschwunden.

Ein Bekannter von mir litt unter schweren Kreuzschmerzen und stand vor einer Operation, weil seine Beschwerden chronisch geworden waren und Pillen ihm nicht mehr halfen. Natürlich kann eine Operation im Notfall auch wichtig und wertvoll sein, aber es schadet nichts, es zuerst mit einer unschädlichen Alternative zu versuchen. Dieser Mann lernte die Technik des »Organträumens« und beschloss, einen Versuch zu wagen. Er stellte seinem unteren Rücken die Frage, was er träumte, und erhielt eine Szene, in der ein Zug in einem solchen Tempo auf den Schienen entlangraste, dass er entgleiste und umstürzte. Der Mann versuchte, den Zug auf den Schienen anzuhalten, aber das wollte ihm selbst mit Hilfe willentlicher Vorstellung nicht gelingen. Er versuchte ebenso, das Tempo des Zuges zu verringern, doch auch das half nichts, der Zug entgleiste noch immer.

Schließlich legte er in seinem Traum neue Schienen, die in ein friedliches Tal und zu einem Dorf mit freundlichen Menschen führten, und installierte eine Weiche an den ersten Schienen. Der Zug fuhr jedoch immer noch so schnell, dass es ihm erst beim dritten Versuch gelang, die Weiche rechtzeitig umzustellen, damit der Zug auf die anderen Schienen gelangen konnte. Als das geschafft war, fuhr der Zug von selbst langsamer und rollte gemächlich in den Bahnhof des Dorfs. Nachdem ihm das gelungen war, hatte er ein gutes Gefühl, aber er war wirklich überrascht, als er sein volles Wachbewusstsein wieder erlangt hatte. Er war so damit beschäftigt gewesen, seinen Traum zu modifizieren, dass er nicht einmal gemerkt hatte, dass seine Rückenschmerzen vergangen waren.

Kreativer Raum

Die Technik, die ich kreativen Raum nenne, erfordert wenig Zeit und keine besonderen Vorbereitungen, aber sie kann zu dramatischen Resultaten führen.

Beginnen Sie damit, dass Sie sich irgendeine Art von freien Raum vorstellen, der Ihnen gefällt. Wenn Sie diese Technik praktizieren, muss es nicht einmal jedes Mal derselbe Raum sein. Zu den bevorzugten Plätzen gehören oft ein Stück Strand, eine Wiese, ein Garten, eine Waldlichtung, eine Oase in der Wüste oder auch ein leeres Zimmer (geschmackvoll dekoriert, wenn Sie mögen). Sie können die Intensität erhöhen, indem Sie Ihre Aufmerksamkeit auf etwas richten, das Sie in diesem freien Raum sehen, hören oder berühren können (drei verschiedene Objekte sind gut). In meinen Seminaren schlage ich vor, einen Baum, einen Felsen oder eine Blume anzuschauen; zu hören, wie der Wind in den Bäumen rauscht, wie Wasser über einen Felsen fließt oder eine Biene um eine Blüte herum summt; die Rinde des Baumes, die Oberfläche des Felsens oder ein Blütenblatt zu berühren. Machen Sie sich keine Sorgen, wenn diese Sinneseindrücke nicht völlig klar und deutlich sind. Geben Sie sich Mühe.

Manchmal genügt es, sich einfach ein bisschen mehr zu entspannen, um die Eindrücke klarer zu machen.

Wenn Ihre Aufmerksamkeit auf den freien Raum gerichtet ist, bitten Sie um ein Symbol, das den aktuellen Zustand des zu heilenden Leidens repräsentiert (verzichten Sie darauf, mich danach zu fragen, wen Sie bitten sollen. Bitten Sie einfach!). Seien Sie auf alles gefasst. Wenn eine Person auf diese Weise um ein Symbol bittet, erscheint in 99 Prozent aller Fälle etwas Unerwartetes. Beobachten Sie, wie sich das Symbol verhält, und fragen Sie, wie es sich fühlt. Wenn es nicht tut, was es tun möchte, oder sich nicht gut fühlt, fragen Sie es, was es braucht, um etwas Besseres tun zu können oder sich besser zu fühlen. Benutzen Sie dann die kreativen Kräfte Ihrer Vorstellung, um diese Veränderungen zu bewirken. Danach sollten Sie genau auf alle Veränderungen im Zustand Ihres eigenen Körpers, Ihres Geistes oder Ihrer Gefühle achten. Jede Wendung zum Besseren, und sei Sie auch noch so klein, zeigt an, dass Sie Fortschritte machen. Jede Wendung zum Schlechteren zeigt, dass Sie mit einigen hochsensiblen Bereichen Ihrer Glaubensvorstellungen in Kontakt gekommen sind; das sind ebenfalls Anzeichen für Fortschritte. Wenn es zu Veränderungen kommt, können Sie mit demselben Symbol weiterarbeiten oder um ein neues Symbol bitten, das direkt zu diesen Veränderungen gehört.

Als ich einmal mit einem Klienten arbeitete, bat dieser um ein Symbol, das seinen aktuellen Gesundheitszustand repräsentierte. Darauf erschien eine Schildkröte, die sich in ihren Panzer zurückzog, weil sie sich nicht sicher fühlte. Er fragte sie, was sie bräuchte, um sich sicher zu fühlen, und die Schildkröte antwortete, sie würde gern im Ozean sein. Als der Mann ihr half, sich umzudrehen, erschien der Ozean vor ihnen, so dass die Schildkröte mit seiner Unterstützung in den Ozean zurückkehren konnte. Danach fühlte sich nicht nur die Schildkröte besser, sondern auch der Mann merkte sofort, wie seine Spannung deutlich nachließ, während ihm gleichzeitig ein damit zusammenhängendes Problem bewusst wurde.

Als der Mann um ein Symbol für dieses neue Problem bat, erschien eine Eule, die ziemlich niedergeschlagen aussah. Der Mann fragte die Eule, was sie bräuchte, um sich besser zu fühlen. Da wurde er plötzlich auf einen Metallring um den Hals der Eule aufmerksam, an dem ein schweres Gewicht hing. Im Geist verstärkte er den Schnabel der Eule, damit sie den Metallring durchbeißen und das Gewicht loswerden konnte. Die Eule fühlte sich dann besser und auch der Mann fühlte sich sehr leicht und frei. Nach der Rückkehr in den Normalzustand hatte der Mann mehr Energie, seine Einstellung zum Leben hatte sich wesentlich verbessert und er verfügte über die Werkzeuge, um selbst an seiner Heilung weiterzuarbeiten.

Aufstieg zur Weisheit

Wenn es um Heilung geht, benötigen wir in den meisten Situationen einen schnellen Ratschlag, der uns zeigt, was wir ganz praktisch tun können. Gewöhnlich suchen wir dann Rat von außen, von einem anerkannten Experten oder zumindest von einem Menschen, dem wir vertrauen und den wir verehren. Mit den verbesserten Möglichkeiten der modernen Kommunikation hat die Zahl der äußeren Ratgeber für jede nur denkbare Art von Gesundheitsproblem stark zugenommen. Es gibt jedoch eine andere Quelle für Beratung: innere Berater, die den Vorteil haben, billig, schnell und unmittelbar an der Sache beteiligt zu sein. Ein innerer Berater ist ein Symbol, das uns Zugang zu Informationen über die Krankheit, von der wir vielleicht nichts gewusst haben, verschaffen kann. Im Allgemeinen stammt diese Information aus dem Gedächtnis, einer Art von direktem Körperwissen oder – einigen Theorien nach – aus der angeborenen menschlichen Fähigkeit, eine umfassendere, unpersönlichere »Datenbank« anzuzapfen. Je ernster natürlich die Krankheit ist, desto mehr suchen wir äußere und innere Berater, damit wir in unserer Lage die besten Entscheidungen treffen können. Das bringt uns zu einem ziemlich wichtigen Punkt: Berater sind dazu da, um uns Ratschläge zu geben, aber nicht, um uns Entscheidungen abzunehmen.

Die Technik des Aufstiegs zur Weisheit nutzt die ganz gewöhnliche menschliche Vorstellung, die Weisheit mit Höhe assoziiert. Diese Vorstellung hängt wahrscheinlich damit zusammen, dass Wissen und Intelligenz im Gehirn, also an der Spitze unseres Körpers, angesiedelt werden. Wie dem auch sei, Weisheit suchen wir gewöhnlich auf der

Spitze eines Berges, über den Wolken oder in der modernen Zeit im Weltraum. Es dürfte wohl kaum jemanden geben, der unter der Erde oder auf dem Meeresboden nach Weisheit sucht. In vielen Kulturen und Traditionen gibt es Varianten dieser Technik, bei denen man einen »weisen alten Mann« oder eine »weise alte Frau« aufsucht, aber wir wollen dabei etwas kreativer sein.

Es empfiehlt sich, mit dem im letzten Abschnitt beschriebenen *kreativen Raum* zu beginnen, um die Aufmerksamkeit besser nach innen zu lenken und diesen Raum als Ausgangspunkt für den Aufstieg zu benutzen. Je nach Ihren Vorlieben können Sie auf einen hohen Berg bis zu einem Felsgrat steigen, auf einem Regenbogen hoch in die Wolken reiten, ein Raumschiff zu einem anderen Planeten besteigen oder auf andere Weise zu einem erhöhten Ort gelangen. Wenn Sie dort angekommen sind, bitten Sie um ein Symbol für eine Informationsquelle, die Ihnen bei einem bestimmten Problem weiterhilft. Wahrscheinlich erscheint Ihnen dann ein menschliches Wesen, aber seien Sie offen für die Möglichkeit, dass das Symbol auch eine andere Gestalt annehmen kann, wie zum Beispiel ein Tier, eine Pflanze, ein Kristall oder ein Computer.

Wenn das Symbol auftaucht, fragen Sie es um Rat, was Sie tun können, um Ihre Heilung zu beschleunigen (Sie können natürlich jede beliebige Frage stellen, aber ich gehe in diesem Zusammenhang davon aus, dass Sie hier mehr an Heilung als an Konversation interessiert sind). Die Antwort wird meistens in verbaler Form erfolgen, aber manche Fragesteller erhalten auch Bilder oder Gefühle als Antwort. Danken Sie der Informationsquelle und kehren Sie zum normalen Wachbewusstsein zurück (es ist nicht nötig, zum *kreativen Raum* zurückzugehen; sie können aber weitermachen, wenn Sie wollen). Eine Methode, mit der Sie sich schnell wieder orientieren können, besteht darin, Hände und Füße zu bewegen und Gegenstände in Ihrer Nähe zu betrachten (nachdem Sie die Augen geöffnet haben, falls sie geschlossen waren). Behandeln Sie den Ratschlag so, wie Sie es mit jedem Rat aus anderen Quellen tun würden, und entscheiden Sie selbst, ob Sie ihn befolgen wollen oder nicht.

Eine Frau mit einer Farbabnormität auf einem bestimmten Hautareal – als Folge einer längerfristigen Irritation, die inzwischen beendet worden war –, stieg im Geist auf einen Berg zu einem Platz, den sie aus Ihrer Erinnerung kannte, setzte sich dort an einen Picknicktisch und bat um ein Symbol für die entfärbte Haut, mit dem sie reden könnte. Sofort saß ihr ein dickes, hässliches Insekt von derselben Farbe wie Ihre Hautstelle gegenüber. Nachdem sie ihren anfänglichen Schock überwunden hatte, fragte sie das Insekt, warum es diese Form angenommen hätte. Es antwortete: »Weil das Problem dich *nervt.*« [Im Amerikanischen ein Wortspiel mit *bug* = »Insekt« bzw. »nerven, ärgern«.] Ist es nicht merkwürdig, dass so viele Formen des »inneren Selbst« einen ziemlich skurrilen Humor haben?

Jedenfalls fragte sie das Insekt, ob es in seinem jetzigen Zustand glücklich wäre. Das Insekt antwortete mit Nein, weil jeder, der es sah, dachte, es wäre hässlich (denken Sie daran, dass hier die betroffene Hautstelle spricht). Deshalb fragte die Frau, wie sie ihm helfen könnte, schöner zu werden. Es riet ihr, die vor kurzem gekauften Salben anzuwenden und dabei jedes Mal freundlich mit ihrer Haut zu sprechen und ihr zu sagen, wie schön sie wieder werden würde. Das Insekt erinnerte sie auch daran, dass sie einfach geduldig und beharrlich weitermachen sollte, da sich ihre Hautzellen alle sechs Wochen von selbst erneuerten. In diesem Fall erhielt die Frau den Rat zwar sofort, aber ihre Heilung dauerte noch etwas länger. Innerhalb einer Woche wurde der entfärbte Hautfleck jedoch viel kleiner und heller, obwohl die Heilung keine Fortschritte gemacht hatte, bevor sie mit dem Symbol gesprochen hatte.

In einem anderen Fall erfolgte die emotionale und physische Heilung sofort, als der Rat erteilt wurde. Es handelte sich um einen Mann, der unter akuten Angstzuständen und schmerzhafter Brustenge litt. Auch er wollte einen Berg besteigen und beschloss, auf dem Gipfel des Mount Everest zum »weisesten Menschen in der Welt« zu sprechen. Nach einem beschwerlichen Aufstieg zur Spitze des mentalen Berges erblickte er einen Mann, der dort auf einem blanken Felsen unter dem klaren Himmel saß und ihm den Rücken zuwandte. Als der Fremde sich umdrehte, sah der ratsuchende Mann zu seinem Erstaunen, dass er sich selbst gegenüberstand.

Sein zweites Selbst lächelte weise und sagte, es wäre ein Symbol der eigenen tiefsten Weisheit des Mannes. Das weise Selbst erklärte dem verängstigten Selbst, dass er Angst hätte, weil er dachte, dass er ganz allein in einem chaotischen Universum lebte. Das weise Selbst sagte ihm auch, dass er in Wirklichkeit nie allein, sondern immer mit seiner Quelle verbunden wäre, dass alles seinen rechten Gang nehmen würde und dass es nichts gäbe, womit der Mann den Gang der Dinge stören könnte. Das weise Selbst gab zu, dass der Mann zwar die Möglichkeit hätte, gewisse Dinge zu verzögern und zu verändern, aber es versicherte ihm, dass alles auf jeden Fall einen guten Ausgang nehmen würde. Und damit waren die Ängste des Mannes verschwunden – er stieß einen tiefen Seufzer aus und alle Schmerzen und Spannungen in seinem physischen Körper lösten sich in Wohlgefallen auf.

Kapitel 10

Die Kraft der Berührung beherrschen

Möchten Sie nicht gerne eine besondere Form der Massage von mir lernen, bei der es sich eigentlich gar nicht um eine Massage im üblichen Sinn handelt? Es ist eine Art von Behandlung, die innerhalb einer Stunde oder weniger, manchmal sogar sehr viel weniger Zeit, zu tiefer Entspannung führt. Dazu braucht man keinen besonderen Raum, keine besondere Zeit, keine besondere Ausrüstung, keine besonderen Öle oder sonst etwas Besonderes – außer den eigenen Händen und einer Person, die sich behandeln lassen möchte. Sie können diese Technik sogar an sich selbst anwenden, um erstaunliche Wirkungen zu erzielen. Sie verursacht niemals Schmerzen, und sowohl Sie als auch die empfangende Person fühlen sich anschließend sehr viel besser. Sie kann praktisch von jedem Menschen, unabhängig von seinem Alter, praktiziert werden. Und Sie können aus diesem Kapitel in diesem Buch lernen, wie man damit anfängt.

Ich muss allerdings zugeben, dass ich länger brauchte, bis ich alles gelernt hatte. Ich begann damit im Alter von Anfang zwanzig bei meiner hawaiianischen Tante Laka. Damals war ich beim *Marine Corps* in Kalifornien, und sie wohnte in der Gegend von Los Angeles. Wann immer ich Zeit hatte, pflegte ich sie zu besuchen; gewöhnlich wurde ich dann selbst von ihr behandelt oder schaute ihr bei der Arbeit zu. Ihre Behandlungen waren so sanft, weich und einfach, dass ich sie eine Zeit lang nicht einmal für Massagen hielt. Manchmal arbeitete sie an einer Person, die auf einem Bett oder auf dem Boden lag; manchmal ließ sie die Person sitzen oder stehen. Manchmal dauerte die Behandlung ziemlich lange (obwohl ich sie nie länger als eine Stunde massieren sah), und manchmal dauerte alles nur eine oder zwei Minuten. Nachdem ich sie ein Jahr lang ab und zu besucht hatte, durfte ich es sogar selbst ausprobieren.

In der hawaiianischen Tradition lernt man ganz anders als in unserem modernen Schulsystem. Traditionell lernt man durch Tun, und es wird – wenn überhaupt – nur sehr wenig erklärt, bis man so kompetent geworden ist, dass man intelligente Fragen stellen kann. Manche Leute werden sogar sehr geschickt, ohne je Fragen zu stellen, aber sie sind dann nicht besonders geeignet, um Leute zu unterrichten, die ihre Schulbildung im so genannten westlichen Stil erhalten haben. Glücklicherweise fragte ich viel, und glücklicherweise war meine Tante bereit, die meisten meiner Fragen zu beantworten. Also griff ich alles auf, was ich allmählich von ihr und später nach und nach von meinem hawaiianischen Onkel Wana gelernt hatte, und entwickelte daraus ein System, das ich *kahi loa* nenne und das sich einfach und schnell an westliche Schüler unterrichten lässt. Und sollte sich jetzt jemand diese Frage stellen, dem sei gesagt: Ich brauchte dazu keine Erlaubnis, aber meine Tante und mein Onkel gaben mir trotzdem ihren Segen, denn beide sind davon überzeugt, dass die ganze Welt davon profitiert, wenn es mehr Leute gibt, die anderen zu besserem Befinden verhelfen können.

Die magische Berührung

In meinem Buch *Der Stadt-Schamane* habe ich eine Heilmethode namens *kahi* vorgestellt. Das war ein kleiner Teil des umfassenderen Massagesystems, das ich von Tante Laka gelernt habe. Dieses System habe ich *kahi loa*, großes *kahi*, genannt, denn sie bezeichnete es einfach als »den Menschen helfen«. Die Menschen, die es konkret erfahren, bezeichnen es oft als »die magische Berührung«.

Kahi ist ein hawaiianisches Wort, das sich auf eine leichte Berührung oder einen leichten Druck der Hand beim Massieren bezieht. Es bedeutet auch »Feuer«, was hier ebenfalls zutreffend ist, weil dadurch der Energiefluss im Körper angeregt wird. Ferner bedeutet es »Einheit«, und auch das ist zutreffend, weil *kahi* einer Person zu einem Gefühl der Einheit und Ganzheit verhilft. *Kahi loa* ist völlig verschieden von *lomi-lomi*, einem anderen bekannten hawaiianischen Massagesystem, wie auch von der Massage im so genannten »Tempelstil«.

Kahi loa unterscheidet sich von anderen Massagetechniken auf mancherlei Weise:

- *Kahi loa* arbeitet auf der Haut statt auf den Muskeln, am Lymphsystem oder an den Knochen;
- es braucht kein Öl (obwohl Körperpuder die Arbeit auf der nackten Haut erleichtert);
- es kann in jeder Körperhaltung durchgeführt werden;
- der Empfänger kann angekleidet bleiben;
- es kann als völlig unabhängiges System oder in Teilen ausgeführt oder in andere Systeme integriert werden;
- während der ganzen Sitzung bleibt man mit dem Empfänger im Gespräch;
- es wirkt schnell und tief, denn es kann »die Knochen durch die Haut erreichen«, wie wir auf Hawaii sagen.

Obwohl *kahi loa* auf verschiedene Weise ausgeführt werden kann, geht die folgende Beschreibung der Einfachheit halber davon aus, dass der Praktizierende einen auf einem Massagetisch liegenden Empfänger [beide männlich] behandelt. Später werde ich auch andere Möglichkeiten erklären.

Als allgemeine Regeln beim Massieren möchte ich ausdrücklich betonen, die Brüste von Frauen, die Brustwarzen von Männern und die Genitalien bei beiden Geschlechtern nicht zu berühren, außer wenn der Empfänger Ihr Geliebter oder Ehepartner ist. Außerdem empfiehlt es sich, mit schmerzhaften oder verletzten Bereichen äußerst vorsichtig umzugehen oder sie gänzlich auszusparen.

Vorbereitung auf *Kahi Loa*

Lassen Sie den Empfänger mit dem Gesicht nach unten auf dem Massagetisch liegen, ja nach Wunsch ganz oder teilweise bekleidet oder unbekleidet. Zusätzlich zu einer Decke für den Tisch sollten Sie eventuell ein Laken oder eine leichte Decke bereithalten, um den Empfänger zu bedecken, falls es ihm zu kalt wird. Erklären Sie ihm zu Beginn, dass Sie ihn bei der Massage um seine Mitarbeit und sein Feedback bitten. Sanfte Beleuchtung, ruhige Instrumentalmusik und angenehme Düfte, die dem Empfänger gefallen sollten, sind immer willkommen. Von meiner Frau weiß ich aber, dass Vokalmusik (die sie ablenkt) und Weihrauch (den sie nicht ertragen kann) selbst die beste Massage für sie ruinieren.

Energetisieren

Benutzen Sie vor und während der Massage eine von Ihnen bevorzugte Technik, um sich zu entspannen und Ihre Energie zu stärken. Das kann so etwas Einfaches wie Tiefatmung sein oder etwas Ausgefeilteres. Ich empfehle die *pikopiko*-Techniken (in Kapitel 7 beschrieben), besonders die *Ent-Stressung mit pikopiko*.

Zur Erinnerung:

- Denken Sie beim Einatmen an den Himmel über Ihnen;
- denken Sie beim Ausatmen an die Erde unter Ihnen;
- wiederholen Sie das so oft, wie Sie wollen.

Während der Massagesitzung können Sie *pikopiko* zwischen den einzelnen Abschnitten (siehe unten) praktizieren, um sich auf diese Weise wieder mit Energie aufzuladen.

Es ist nützlich, auch den Empfänger aufzufordern, sich aufzuladen, wenn das möglich ist. Dafür eignet sich die *pikopiko*-Variante »Kopf zu Fuß«:

- Mit der Aufmerksamkeit auf die Spitze des Kopfes einatmen;
- mit der Aufmerksamkeit auf die Fußsohlen ausatmen;
- nach Belieben wiederholen.

Kommunikation
Bitten Sie den Empfänger, ein Ziel für die ganze Sitzung oder einen Teilabschnitt zu benennen. Das Ziel könnte einfach Entspannung sein oder Heilung und Schmerzfreiheit in einem bestimmten Bereich. Fordern Sie den Empfänger auf, während der gesamten Sitzung oder bei einem bestimmten Teil eine mentale Affirmation oder eine Segnung zu wiederholen, die in Zusammenhang mit diesem Ziel steht. In seiner einfachsten Form wäre das ein einzelnes Wort oder ein kurzer Satz, um die Konzentration besser zu bewahren. Hier folgen ein paar Beispiele:

- »Entspannen« oder »Ich bin entspannt«;
- »Sich gut fühlen« oder »Ich fühle mich gut«;
- »Heilen« oder »Heilung geschieht«.

Symbole benutzen
Bitten Sie den Empfänger, sich ein positives Symbol oder ein Erinnerungsbild vorzustellen, welches das jeweilige Element des Teilabschnitts, in dem Sie sich bei der Arbeit befinden, repräsentiert oder damit zusammenhängt (genauere Erklärungen bei den einzelnen Teilabschnitten/Elementen von *kahi loa*). Auch Sie als Praktizierender werden sich ein geeignetes Symbol vorstellen. Versuchen Sie, dieses Symbol an dem Punkt zu spüren, wo Ihre Hände den Körper des Empfängers berühren oder sich ihm nähern. Machen Sie dieses Symbol so lebendig und »energiegeladen« wie möglich.

Mit Leben erfüllen
Beteiligen Sie, so gut Sie es vermögen, Ihren ganzen Körper an der Praxis, und arbeiten Sie mit einem Gefühl, als würden Sie mit der Energie des Empfängers tanzen.

Das *kahi loa*-Verfahren

Kahi loa ist in sieben Abschnitte eingeteilt, die den sieben Elementen zugeordnet sind, so wie ich sie von meiner hawaiianischen Familie gelernt habe: Feuer, Wasser, Wind, Stein, Pflanze, Tier und Mensch.

Bei der hier beschriebenen förmlichen Ausführung von *kahi loa* geht man zuerst auf der Rückseite des Empfängers der Reihe nach durch alle sieben Abschnitte und danach auf seiner Vorderseite.

Bei der praktischen Durchführung ist es wichtig, vom Empfänger vor, bei und nach jedem Teilabschnitt ein Feedback zu erhalten. Dadurch ist es dem Praktizierenden möglich, seine Arbeit an die Bedürfnisse des Empfängers anzupassen und bei Bedarf kleinere Unterabschnitte einzufügen. Um ein Feedback zu bekommen, stellt der Praktizierende einfach Fragen, wie: »Soll ich einen bestimmten Bereich intensiver behandeln?« »Ist das besser so?« »Was haben Sie gespürt?« Das Feedback trägt auch dazu bei, dass sowohl der Praktizierende als auch der Empfänger ihre Aufmerksamkeit und Energie besser auf die Behandlung richten können (vergleiche dazu den Abschnitt über *Heilende Hände* in Kapitel 6).

Wie oben erklärt sollte der Empfänger eine heilende Affirmation wiederholen und/oder sich im Verlauf der Sitzung ein Symbol vorstellen, das mit dem jeweiligen Abschnitt der Sitzung zusammenhängt. Dadurch wird der Empfänger aktiv an der Heilung beteiligt, die Wirkung der Affirmation und der Körperarbeit verstärkt und dafür gesorgt, dass die Energie und die Konzentration des Empfängers auf die Behandlung gerichtet bleiben.

Es folgen nun die sieben Teilabschnitte in der richtigen Reihenfolge. Zuerst erkläre ich das Symbol oder die Symbole, die Praktizierender und Empfänger im betreffenden Abschnitt benutzen sollten; darauf folgen die Anweisungen für den Praktizierenden, wie er seine Hände zu bewegen hat; und zuletzt weitere relevante Anmerkungen. Der Einfachheit halber wird davon ausgegangen, dass es sich um einen männlichen Empfänger handelt.

FEUER-*KAHI*

1. Ziel:
Fragen Sie den Empfänger, ob er ein Ziel für diesen Abschnitt nennen möchte oder ob es einen bestimmten Körperbereich gibt, der intensiver behandelt werden sollte. Sie könnten ihn auch fragen, ob es stärker verspannte Bereiche gibt, die er gern massieren lassen würde.

Dann schlagen Sie ihm eine passende Affirmation vor, die er im Geist wiederholen soll.

2. Symbole:
Als Praktizierender stellen Sie sich glühende Hitze oder Glut an den Fingerspitzen vor, die jedoch nur so heiß sein sollte, dass sie wärmt, aber nicht verbrennt. Als Empfänger stellen Sie sich irgendein positives Symbol oder Erinnerungsbild vor, das mit Feuer zusammenhängt, wie zum Beispiel eine Kerzenflamme, ein Lagerfeuer, ein Herdfeuer oder einfach das Gefühl von Wärme.

3. Bewegung:
Halten Sie die Hände wie einen Rechen oder wie in Form von Klauen. Während der Empfänger auf dem Bauch liegt, beginnen Sie vorn am Haaransatz über der Stirn und führen die Finger wie einen Rechen auf der Haut nach unten. Benutzen Sie dabei die Fingerkuppen und nicht die Nägel, obwohl Ihre Nagelrücken sich gut für manche Bereiche eignen. Sie können eine lange, langsame rechende Bewegung machen oder eine etwas schnellere Bewegung Hand-über-Hand. Passen Sie den Fingerdruck den Wünschen des Empfängers an. Im Allgemeinen bevorzugen Männer einen etwas stärkeren Druck als Frauen, aber fragen Sie lieber den Empfänger, wenn Sie nicht sicher sind. Vergessen Sie nicht, dass Sie die Haut stimulieren wollen und nicht an den Muskeln arbeiten.

Wenn Sie alle von der Rückseite aus zugänglichen Körperbereiche mindestens drei Mal »gerecht« haben und dabei wenn nötig auch um den Massagetisch herumgehen, bitten Sie um ein Feedback. Sagen Sie dem Empfänger, was als Nächstes an der Reihe ist, bevor Sie weitermachen. Wenn es an der Zeit ist, auf der Vorderseite des Körpers mit Feuer-*kahi* weiterzuarbeiten, dann rechen Sie dort das Gesicht, die Brust, den Unterleib in sanften Bewegungen von der Mitte nach außen, und alle anderen Bereiche von oben nach unten wie auf der Rückseite.

Wenn der Empfänger irgendwo kitzlig ist, sollten Sie die Finger in sehr kurzen Schritten über solche Bereiche bewegen. Dann ist das Kitzeln gewöhnlich kein Problem, besonders wenn Sie zwischen den einzelnen Schritten Pausen machen.

Wasser-*Kahi*

1. Ziel:
Fragen Sie den Empfänger, ob er ein Ziel für diesen Abschnitt nennen möchte.

2. Symbole:
Als Praktizierender stellen Sie sich vor, dass Wasser aus Ihren Händen fließt und dass der Körper des Empfängers ein Wasserbecken ist. Als Empfänger stellen Sie sich irgendein positives Symbol oder Erinnerungsbild vor, das mit Wasser zusammenhängt, wie zum Beispiel einen Wasserfall, einen Strom, Ozeanwellen oder ein gern erinnertes Ereignis im Wasser, auf dem Wasser oder nahe am Wasser.

3. Bewegung:
Vom Kopf ausgehend streicheln Sie den ganzen Körper des Empfängers sanft und langsam, als ob Ihre Hände aus Wasser gemacht wären, das über alle Rundungen seines Körpers fließen würde. Achten Sie dabei besonders auf die Arme und die Beine. Stehen Sie während dessen, so gut Sie können, mit gebeugten Knien, mit einem Gefühl, als ob Ihr Körper ebenfalls eine Flüssigkeit wäre.

- Wasserwirbel: Wasserwirbel sind kleine, sanfte Strudel, die sich in fließendem Wasser bilden können. Bilden Sie Wasserwirbel mit Ihren Fingerspitzen – mit kleinen Kreisbewegungen auf der Haut – an Gelenken oder an Stellen, wo Sie Spannung spüren oder der Empfänger Sie darauf hinweist. Es gibt verschiedene Meinungen darüber, welche Richtung für die Kreisbewegungen am besten ist, aber ich finde, dass Kreisen im Uhrzeigersinn sehr gut wirkt.

Wind-*Kahi*

1. Ziel:
Fragen Sie den Empfänger, ob er ein Ziel für diesen Abschnitt nennen möchte.

2. Symbole:
Als Praktizierender stellen Sie sich vor, dass Ihre Hände der Wind sind. Als Empfänger stellen Sie sich irgendein positives Symbol oder Erinnerungsbild vor, das mit Wind zusammenhängt, wie zum Beispiel eine sanfte und erfrischende Brise, oder die Vorstellung, durch die Luft zu schweben oder zu fliegen.

3. Bewegung:
Beginnen Sie über dem Kopf und machen Sie »wind-ähnliche« Bewegungen über den ganzen Körper des Empfängers, in etwa 10 bis 15 cm Abstand über der Haut. Ob Sie es glauben oder nicht, manche Leute spüren dabei tatsächlich etwas, vielleicht an einzelnen Stellen stärker als an anderen, denn Sie beeinflussen das elektromagnetische Feld des Körpers. Über Körperbereichen mit starker Spannung scheint sich eine Art von »statischem Wellenmuster« zu bilden. Wenn Sie die Hände durch diese »statische Welle« bewegen, kommt es zu einer Störung, die dem Körper spannungs-auflösende Signale übermittelt. Wenn Ihre Hände über andere Körperbereiche »wehen«, führt das zu verbessertem Kreislauf und Energiefluss.

Einige Praktizierende können diese »statischen Wellen« als feines Gefühl von Widerstand oder Unebenheit spüren oder sogar ein noch subtileres »Wissen« entwickeln. Machen Sie sich nichts daraus, wenn Sie nichts spüren können. Sie werden trotzdem gute Heilwirkungen erzielen, und das können Sie nachprüfen, indem Sie bei oder nach diesem Abschnitt nach einem Feedback fragen.

- Brise: Wenn Sie eine »statische Welle« spüren oder wenn Sie der Empfänger zu einem Spannungsbereich lenkt, können Sie über der betreffenden Stelle eine Hand oder beide Hände schnell schütteln, als ob Sie einen leichten Wind erzeugen wollten. Machen Sie das so lange, bis Sie eine Veränderung spüren oder Ihre Hände ermüden.
- Wirbelwind: Über diesen »statischen Wellen«, verspannten Bereichen oder Stellen, die gestärkt werden sollten, können Sie Wirbelwinde einsetzen. Dabei lassen Sie einfach die Hände im Kreis wirbeln, während Ihre Finger gleichzeitig zum Körper des Empfän-

gers zeigen. Generell gilt dabei Folgendes zu den Richtungen: Wirbelwind im Uhrzeigersinn (von Ihnen aus gesehen) wirkt stärkend; Wirbelwind im Gegenuhrzeigersinn wirkt entspannend.

STEIN-*KAHI*

1. Ziel:
Fragen Sie den Empfänger, ob er ein Ziel für diesen Abschnitt nennen möchte.

2. Symbole:
Als Praktizierender stellen Sie sich vor, dass Ihre Hände leuchtende oder strahlende Kristalle oder Edelsteine sind. Als Empfänger stellen Sie sich irgendein positives Symbol oder Erinnerungsbild vor, das mit Steinen, Kristallen oder Edelsteinen zusammenhängt.

3. Bewegung:
Dies ist der Abschnitt, den ich bereits in meinem Buch *Der Stadt-Schamane* beschrieben habe. Legen Sie die eine Hand (oder einen oder mehrere Finger) ganz leicht auf ein gesundes Gelenk, ein Organ, einen Akupressurpunkt oder den Nabel und die andere Hand (oder Finger) auf einen entsprechenden Punkt mit Spannungen, Schmerzen oder Funktionsstörungen. Atmen Sie ein, mit Ihrer Aufmerksamkeit auf den gesunden Punkt gerichtet, und atmen Sie aus, mit voller Konzentration auf den zu heilenden Punkt. Stellen Sie sich dabei vor, Ihre Hände oder Finger wären oder hielten kraftvoll geladene Kristalle, Steine oder Juwelen. Wenn Sie wollen, können Sie an den beiden Punkten tatsächlich etwas halten. Machen Sie das vier vollständige Atemzüge lang und bitten Sie um ein Feedback. Wiederholen Sie das Ganze, wenn nötig. Gewöhnlich führt das nach nur vier Atemzyklen zu spürbarer und oft sogar zu vollständiger Besserung.

In Abwesenheit von größeren Stressbereichen können Sie das zwischen Gelenken auf der ganzen Länge des Körpers machen (zum Beispiel von der Schulter zur Hüfte oder vom Knie zum Knöchel) oder quer über den Körper (zum Beispiel von Schulter zu Schulter oder von Hüfte zu Hüfte). Wenn Sie mit Akupressur vertraut sind, können

Sie das auch zwischen Aku-Punkten machen, ohne schmerzhaften Druck ausüben zu müssen. Diese Technik eignet sich auch ausgezeichnet für Fußreflexzonen-Massage, weil man dabei keinerlei Schmerzen verursacht. Untersuchen Sie die Punkte sanft mit Ihren Fingern und bestimmen Sie mit Hilfe des Feedbacks, wann ein Punkt gestresst oder schmerzhaft ist. Wiederholen Sie mit ganz leichter Berührung ein paar Zyklen, wie oben beschrieben, zwischen Punkten am Körper oder auf den Füßen, und Sie werden merken, dass die gestressten Punkte sofort ohne Schmerzen befreit werden. In diesem Fall spielt es keine Rolle, ob beide Punkte schmerzen oder nicht, denn beide werden von Schmerzen befreit.

Pflanzen-*kahi*

1. Ziel:
Fragen Sie den Empfänger, ob er ein Ziel für diesen Abschnitt nennen möchte.

2. Symbole:
Als Praktizierender stellen Sie sich vor, dass Ihre Hände ein Bündel weicher, duftender Blumen oder Blätter sind (dieser Abschnitt gibt Ihnen Gelegenheit, bei der Sitzung Aromatherapie anzuwenden, falls Sie das noch nicht getan haben sollten). Als Empfänger stellen Sie sich irgendein positives Symbol oder Erinnerungsbild vor, das mit Pflanzen, Blumen oder ihren Düften zusammenhängt.

3. Bewegung:
Bürsten Sie von Kopf bis Fuß mit Ihren Fingerspitzen und/oder den Seitenflächen Ihrer Hände über die Haut. Das Bürsten sollte – je nach Wunsch des Empfängers – ziemlich schnell, aber leicht sein.

- Sonnenlicht: Auf geschwächten Bereichen oder zur Stimulierung eines bestimmten Bereichs heben Sie die eine Hand in die Höhe wie ein Blatt, das Sonnenlicht aufnimmt, und legen die andere Hand auf eine passende Körperstelle. Dann atmen Sie ein, mit der Aufmerksamkeit auf der oberen Hand, als wollten Sie die Kraft der Sonne tanken, und atmen aus, mit der Aufmerksamkeit auf der anderen Hand, als wollten Sie die Sonnenenergie dorthin lenken, wo sie gebraucht wird.

- Wurzeln: Diese Technik ist besonders nützlich in Bereichen mit einer Menge Spannung, Hitze oder Schmerz. In diesem Fall legen Sie die eine Hand oder die Finger der einen Hand auf den Körperbereich, den Sie heilen wollen, und deuten mit der anderen Hand auf den Boden, indem Sie sich vorstellen, sie hätte Wurzeln, die sich in den Boden erstreckten. Dann atmen Sie ein, mit der Aufmerksamkeit auf der Hand, die den Körper berührt, indem Sie sich vorstellen, Sie würden so die überschüssige Energie abziehen, die Spannung oder Schmerzen verursacht. Atmen Sie aus, mit der Aufmerksamkeit auf der anderen Hand und ihren ausgedehnten Wurzeln, indem Sie sich vorstellen, wie die überschüssige Energie in den Boden abgeleitet wird. Denken Sie dabei nicht, das wäre »schlechte« Energie, denn sonst ist das wahrscheinlich keine brauchbare Technik für Sie.

Eine wissenschaftliche Anmerkung zum Pflanzen-*kahi*

Sie wissen sicher, dass die Blätter nicht nur Sonnenenergie aufnehmen, sondern als Nebenprodukt auch Sauerstoff abgeben. Dementsprechend könnten Sie den ersten Unterabschnitt ebenso wie den zweiten zur Linderung von Spannung und Schmerz einsetzen, indem Sie den Atemzyklus mit den passenden Vorstellungen umkehren.

In ähnlicher Weise geben Wurzeln nicht nur Substanzen wie Stickstoff ab, sondern nehmen auch Nährstoffe auf. Deshalb können Sie auch den zweiten Unterabschnitt umkehren. Sie haben also die Möglichkeit, die Techniken in diesem Abschnitt je nach Ihren wissenschaftlichen Vorlieben abzuwandeln oder diese Anmerkung zu ignorieren, wenn Ihnen das gleichgültig ist.

TIER-*KAHI*

1. Ziel:
Fragen Sie den Empfänger, ob er ein Ziel für diesen Abschnitt nennen möchte.

2. Symbole:
Als Praktizierender stellen Sie sich vor, dass Sie ein Tier Ihrer Wahl wären, das einem anderen Tier Ihrer Wahl hilft (lassen Sie Ihrer Phantasie dabei freies Spiel). Als Empfänger stellen Sie sich irgendein positives Symbol oder Erinnerungsbild vor, das mit Tieren, besonders mit solchen, die entspannt oder verspielt sind, zusammenhängt.

3. Bewegung:
Mit sanftem Druck pressen Sie am ganzen Körper, von der Kopfhaut bis zu den Zehen, die Haut zusammen oder dehnen sie. Zug an den Haaren, um die Kopfhaut zu dehnen, ist sehr beliebt bei einigen Leuten (ich liebe das), aber Sie sollten zuerst fragen und darauf achten, nicht zu kräftig zu ziehen. Vergessen Sie nicht, alle Finger und Zehen einzeln zu drücken und zu dehnen. Denken Sie auch daran, dass Sie auf der Haut arbeiten und nicht dazu übergehen sollen, Muskeln zu massieren oder Gelenke zu dehnen.

- Hautrolle: Auf dem Rücken und eventuell auf Oberschenkeln und Waden können Sie eine Art von Rolle bilden, indem Sie die Haut zwischen Daumen und Fingern zusammendrücken. Wenn es geht, versuchen Sie, diese Rolle vorwärts zu schieben, so weit Sie können, so als ob eine Welle über die Haut rollen würde. Auf dem Rücken ist das einfacher von den Hüften aus in Richtung Kopf oder auf den Beinen zur Seite hin. Machen Sie so viele Rollen oder Wellen über Rücken und Beine wie möglich. Dies ist eine sehr gute Dehnungstechnik für die Haut. Es gibt jedoch Leute mit so starker Hautspannung, dass diese Rolle zunächst ziemlich schmerzhaft sein könnte; deshalb sollten Sie rücksichtsvoll sein. Und manche Leute sind so dünn, dass nichts da ist, um eine Rolle zu bilden.

- Schütteln: Überall auf dem ganzen Körper oder in bestimmten Bereichen, auf die Sie der Empfänger hinweist, legen Sie Ihre Hände oder Finger auf die Haut und lassen sie in kurzen Bewegungsschüben schütteln oder vibrieren. Wiederholen Sie das, so oft Sie wollen, oder bis Ihnen das Feedback des Empfängers sagt, dass eine Veränderung erfolgt ist.

Menschliches *kahi*

1. Ziel:
Fragen Sie den Empfänger, ob er ein Ziel für diesen Abschnitt nennen möchte.

2. Symbole:
Als Praktizierender stellen Sie sich vor, dass Sie ein weiser und mächtiger Heiler wären, der die Person mit liebevoller Fürsorge berührt. Als Empfänger stellen Sie sich irgendein positives Symbol oder Erinnerungsbild vor, das mit einer liebenden Berührung von einem Engel, einem Heiler oder einem lieben Menschen zu tun hat.

3. Bewegung:
Dies ist die abschließende Berührung für beide Körperseiten. Bei der Praxis stellen Sie sich vor, von so viel Liebe wie möglich erfüllt zu sein. Jede Berührung sollte ungefähr eine ganze Sekunde dauern, aber nicht viel länger. Sie brauchen dazu nur Ihre Fingerspitzen. Mit der einen Hand können Sie entlang der Körpermitte arbeiten und dabei mit den Händen abwechseln, wenn Sie wollen. Auf den Körperseiten werden Sie beide Hände gleichzeitig benutzen.

Auf der Rückseite berühren Sie die Spitze des Kopfes, den Nackenansatz, die Rückenmitte und das untere Ende der Wirbelsäule. Dann berühren Sie die Schultern, die Hüften, die Innenseiten der Knie und die Fußsohlen. Beenden Sie das Ganze mit einem Händeschwung in der Luft über dem Körper, vom Kopf nach unten zu den Füßen. Warten Sie ein paar Augenblicke lang und bitten Sie den Empfänger, sich umzudrehen.

Auf der Vorderseite berühren Sie die Spitze des Kopfes, die Stirn, den Halsansatz, die Brustmitte, den Solarplexus und den Nabel. Dann berühren Sie die Kiefer, die Schultern, die Handgelenke, die Hüften, die Knie, die Knöchel und die Zehen. Beenden Sie das Ganze mit einem Händeschwung wie oben. Warten Sie ein paar Augenblicke lang und bitten Sie um ein Feedback zur ganzen Sitzung. Wenn nötig, sollten Sie dem Empfänger auch helfen, vom Tisch zu steigen.

Kahi loa-Varianten

Kahi loa in dieser Form ist natürlich ein völlig durchstrukturiertes Verfahren. Jedoch spricht nichts dagegen, nach Belieben Varianten von *kahi loa* zu benutzen.

Formloses *kahi loa*

Jeder Abschnitt von *kahi loa* kann für sich allein praktiziert werden, wenn in einer bestimmten Situation sofortige Hilfe notwendig sein sollte. Feuer-*kahi* auf dem Rücken einer stehenden Person wirkt jederzeit hervorragend, um Spannungen aufzulösen. Wenn Sie jemand gut genug kennen, freut er sich bestimmt, wenn Sie ihm im Sitzen die Schultern mit Wasser-*kahi* streicheln und zusätzlich seine Haut mit etwas Tier-*kahi* stimulieren. Abwärtsschwünge mit Wind-*kahi* um eine stehende Person herum können sehr erfrischend wirken, während Aufwärtsschwünge stärkend sind. Stein-*kahi* ist nützlich, um bei stehenden, sitzenden oder liegenden Personen Schmerzen zu lindern; dabei können Sie Ihren eigenen Nabel als Ersatz für den gesunden Punkt benutzen, wenn das so einfacher und bequemer ist. Die Wurzeltechnik des Pflanzen-*kahi* kann ganz unauffällig angewandt werden, wenn jemand in der Öffentlichkeit Hilfe benötigt; und menschliches *kahi* ist gut geeignet als Abschluss für jede Art von Therapiesitzung sowie als selbstständige Beruhigungstechnik.

Abgekürztes *kahi loa*

Bei der abgekürzten Version von *kahi loa* handelt es sich um ein Kurzverfahren, das zur schnellen Linderung von Schmerzen oder Unwohlsein benutzt werden kann. Dabei gehen Sie auf einem bestimmten Körperbereich rasch durch jeden Abschnitt des förmlichen Verfahrens. In diesem Fall führen Sie dann jeweils nur eine oder zwei Handbewegungen von jedem einzelnen *kahi* aus, verzichten auf die Techniken der Unterabschnitte und schließen alles mit einer einzigen liebevollen Berührung ab.

So könnten Sie zum Beispiel bei Schulterschmerzen Folgendes machen: ein paar Mal mit Feuer-*kahi* rechen, ein paar Mal mit Wasser-*kahi* streicheln, ein paar Bewegungen mit Wind-*kahi*, ein paar Atemzüge mit Stein-*kahi*, ein bisschen mit Pflanzen-*kahi* bürsten, ein oder zwei Mal mit Tier-*kahi* drücken und eine liebevolle Berührung mit menschlichem *kahi* zum Schluss. In sehr kurzer Zeit kann man damit überraschend gute Wirkungen erzielen.

Wenn ich in einer Klasse *kahi loa* unterrichte, gehört dazu auch eine Reihe von Grundprinzipien, die auf der Philosophie meiner hawaiianischen Familie beruhen. Sie sind für jeden nützlich, der Massage oder eine andere Form von Heilung praktiziert:

1. Ihre Gedanken beeinflussen Ihr Tun; deshalb sollten Sie auf das, was Sie denken, achten.
2. Sie und der Empfänger tauschen Energie und Gedanken aus; deshalb sollten Sie frei von Angst und Spannung sein.
3. Ihre Energie folgt Ihrer Aufmerksamkeit; deshalb sollten Sie sich auf die gewünschte Wirkung konzentrieren.
4. Je mehr Sie in der Gegenwart sind, desto stärker sind Ihre Kräfte; deshalb sollten Sie mit allen Sinnen präsent sein.
5. Je mehr Sie das, was Sie tun, genießen, desto größeren Nutzen hat Ihr Tun für die anderen; deshalb sollten Sie mit sich und Ihrer Arbeit zufrieden sein.
6. Die Menschen heilen sich stets selbst; deshalb sollten Sie Vertrauen in Ihre Fähigkeit haben, ihnen dabei zu helfen.

7. Wenn die Methode, die Sie benutzen, nicht funktioniert, sollten Sie flexibel sein und etwas anderes ausprobieren.

Zu guter Letzt

Damit bin ich am Ende dieses Buchs angekommen – eine Sammlung meiner besten Ideen und Techniken, um sich selbst und andere Menschen sofort, schnell oder zügig und auf jede mögliche andere Art und Weise zu heilen. Weil es eine Menge zu lernen gibt, möchte ich alles in Form eines schlichten hawaiianischen Sprichworts zusammenfassen:

Ua ola loko i ke aloha.
Heilung geschieht von innen durch Liebe.

Anhang

Erste Hilfe mit INSTANT HEALING

Der folgende Anhang gibt Ihnen die Möglichkeit, einfache und rasch wirkende Techniken zur sofortigen Heilung (unter einer Stunde) für viele normale Beschwerden zu finden. Natürlich sollten Sie auch das Material im Haupttext des Buchs studieren, um genau zu verstehen, wie die meisten dieser Heiltechniken auszuführen sind und wie Körper und Geist zusammenwirken. Die meisten der hier benutzten Techniken sind Varianten der bisher erklärten Heilmethoden. Um Ihnen die Orientierung zu erleichtern, werden an allen Stellen, wo es angebracht ist, Hinweise auf die betreffenden Abschnitte im Haupttext gegeben.

Schließlich möchte ich Ihnen noch sagen, dass Sie sich nicht entmutigen lassen sollten, wenn Sie bei der Ausführung irgendeiner besonderen Technik Schwierigkeiten haben. Die Techniken führen gewöhnlich zu sofortigen, schnellen (in weniger als drei Tagen) oder zügigen (in weniger als einer Woche) Ergebnissen und sind so einfach, dass man sie sich leicht merken kann. Ich verspreche Ihnen aber nicht, dass ihre Ausführung unbedingt einfach sein wird, denn Sie haben starke innere Widerstände zu überwinden, wenn Sie Ihre Gewohnheiten ändern wollen. Benutzen Sie den gesunden Menschenverstand, wenn Sie diese Techniken anwenden. Wenn die Technik, die Sie gerade anwenden wollen, überhaupt nicht zu helfen scheint, sollten Sie eine andere benutzen. Denken Sie bitte auch daran, dass die folgenden Ausführungen als Referenzmaterial dienen sollen und nicht als Ersatz für irgendeine andere Art von Behandlung. In Zweifelsfällen sollten Sie stets professionelle Hilfe in Anspruch nehmen. Gesund zu werden ist wichtiger, als irgendetwas zu beweisen.

Beschwerden und Heilmethoden

Suchen Sie in dieser alphabetischen Liste von gewöhnlichen Beschwerden nach Ihrem speziellen Gesundheitsproblem und nach rasch wirkenden Methoden, um es zu überwinden.

Ärger

Wasser-Kraft:
Trinken Sie ein Glas Wasser. Wiederholen Sie das, wenn es Ihnen hilft.
Näheres dazu in Kapitel 7, *Physische Energie, Wasser.*

Spannung ableiten:
Atmen Sie ein, mit der Aufmerksamkeit auf Ihrem Nabel. Atmen Sie aus, mit der Aufmerksamkeit auf verspannten Muskelgruppen, während Sie diese mental auffordern, sich zu entspannen. Vor allem sollten Sie Ihre Aufmerksamkeit beim Ausatmen auf Ihre Kiefermuskeln, Schultern/Arme/Hände und Ihren unteren Rücken richten. Wiederholen Sie das, bis Sie Besserung spüren.
Näheres dazu in Kapitel 7, *Mentale Energie, Die pikopiko-Technik.*

Allergie

Der Bewunderungs-Effekt:
Mit vollbewusster Konzentration bewundern oder loben Sie – laut oder stumm – eine Person oder Sache in Ihrem Leben oder in Ihrer unmittelbaren Umgebung. Machen Sie das so häufig und reichlich wie möglich, bis Sie Besserung spüren. Gleichzeitig sollten Sie Kritik an Personen und Sachen möglichst reduzieren oder einstellen.
Näheres dazu in Kapitel 4, *Heilung durch Segnen, Affirmatives Segnen.*

Angst

Das Harmonie-Muster:
Nehmen Sie eine Hand voll kleiner Dinge wie Papierfetzen, Kieselsteine oder Münzen. Arrangieren Sie diese vor sich in zufälliger

Weise, und zwar so lange, bis das so entstehende Muster für Sie einfach »stimmt« oder stimmig ist, auch wenn es keine spezielle oder erkennbare Form hat.

In Kurven einfühlen:
Achten Sie auf irgendwelche gekrümmten Linien oder Oberflächen in Ihrer unmittelbaren Umgebung. »Verfolgen« Sie diese Linien und Flächen mit Ihren Augen und – wenn machbar – mit Ihren Händen und Fingern. Machen Sie damit weiter, bis Sie Besserung spüren.

In Bewegung einstimmen:
Achten Sie auf Bewegung in Ihrer Umgebung (wie zum Beispiel die Bewegung der Wolken, der Blätter im Wind, der Luft, die Sie ein- und ausatmen, die Bewegung Ihres Körpers beim Gehen) und bewahren Sie diese Aufmerksamkeit, ohne darüber nachzudenken, bis Sie Besserung spüren.

Näheres dazu in Kapitel 7, *Mentale Energie, Die pikopiko-Technik*.

Asthma

Der Bewunderungs-Effekt:
Mit vollbewusster Konzentration bewundern oder loben Sie – laut oder stumm – eine Person oder Sache in Ihrem Leben oder in Ihrer unmittelbaren Umgebung. Machen Sie das so häufig und reichlich wie möglich, bis Sie Besserung spüren. Gleichzeitig sollten Sie Kritik an Personen und Sachen möglichst reduzieren oder einstellen.

Näheres dazu in Kapitel 4, *Heilung durch Segnen, Affirmatives Segnen*.

Augen/Überanstrengte Augen

Konzentration nach hinten:
Atmen Sie ein, mit der Aufmerksamkeit auf dem Nabel. Atmen Sie aus, mit der Aufmerksamkeit auf dem Hinterkopf. Machen Sie weiter, bis Ihr Sehvermögen sich bessert.

Näheres dazu in Kapitel 7, *Mentale Energie, Die pikopiko-Technik*.

Passives Sehen:
Denken Sie daran, dass das Licht aus Ihrer Umgebung zu Ihnen kommt und Sie die Dinge mit Ihren Augen nicht festhalten müssen. Üben Sie dann passives Sehen – die Dinge wahrnehmen, ohne sie angespannt anzustarren.

Näheres dazu in Kapitel 7, *Mentale Energie, Technik zur Entspannung der Augen.*

Drücken und atmen:
Drücken Sie Ihre Augen 5- bis 10-mal fest zu, atmen Sie tief ein und öffnen Sie die Augen wieder.

Näheres dazu in Kapitel 7, *Mentale Energie, Technik zur Entspannung der Augen.*

Beeinträchtigtes Selbstwertgefühl

Selbstschätzung:
Beginnen Sie sofort damit, so viele Ihrer guten Eigenschaften, Gaben, Fähigkeiten und Taten aus Vergangenheit oder Gegenwart, wie Ihnen einfallen, anzuerkennen und zu schätzen. Gleichzeitig sollten Sie Selbstkritik reduzieren oder ausschalten. Wiederholen Sie das Ganze, indem Sie wenn nötig immer wieder die Dinge betrachten, die Sie schätzen, bis Besserung eintritt.

Näheres dazu in Kapitel 4, *Heilung durch Segnen, Affirmatives Segnen.*

Depression

Der Bewunderungs-Effekt:
Mit vollbewusster Konzentration bewundern oder loben Sie – laut oder stumm – eine Person oder Sache in Ihrem Leben oder in Ihrer unmittelbaren Umgebung. Machen Sie das so häufig und reichlich wie möglich, bis Sie Besserung spüren. Gleichzeitig sollten Sie Kritik an Personen und Sachen möglichst reduzieren oder einstellen.

Näheres dazu in Kapitel 4, *Heilung durch Segnen, Affirmatives Segnen.*

Fähigkeit bestätigen:
Wiederholen Sie stumm oder laut die Erklärung: »Ich kann es schaffen!«, bis Besserung eintritt.

Näheres dazu in Kapitel 8, *Individuelle Teamarbeit.*

Positive Haltung:
Nehmen Sie eine zuversichtliche, positive Haltung ein, während Sie ruhig sind oder sich bewegen. Bewahren Sie diese Haltung, solange Sie können oder bis die Depression zu vergehen beginnt.

Näheres dazu in Kapitel 7, *Emotionale Energie, Positive Haltung.*

Empfindlichkeit gegenüber Umwelteinflüssen

Der Bewunderungs-Effekt:
Mit vollbewusster Konzentration bewundern oder loben Sie – laut oder stumm – eine Person oder Sache in Ihrem Leben oder in Ihrer unmittelbaren Umgebung. Machen Sie das so häufig und reichlich wie möglich, bis Sie Besserung spüren. Gleichzeitig sollten Sie Kritik an Personen und Sachen möglichst reduzieren oder einstellen.

Näheres dazu in Kapitel 4, *Heilung durch Segnen, Affirmatives Segnen.*

Erkältung

Wasser-Kraft:
Trinken Sie ein Glas Wasser. Wiederholen Sie das, wenn es Ihnen hilft.

Näheres dazu in Kapitel 7, *Physische Energie, Wasser.*

Freundliche Überredung:
Gehen Sie davon aus, dass Ihre Beschwerden zumindest teilweise mit unterdrücktem Ärger zu tun haben. Nehmen Sie an, dass Sie mit Ihrem Körper reden können und er auf Sie hören wird. Überzeugen Sie Ihren Körper davon, dass er nicht ärgerlich bleiben muss, und versprechen Sie ihm irgendeine genussvolle Belohnung, sobald er wieder gesund wird. Überreden Sie ihn immer wieder und geben Sie

ihm irgendeine Art von Belohnung, und sei sie auch noch so klein, für jede positive Veränderung Ihres Gesundheitszustands. Sogar Lob und Wertschätzung können als Belohnung gelten.

Näheres dazu in Kapitel 4, *Heilung durch Segnen, Segnen mit Anweisung*.

Entspannen und geliebt werden:
Entspannen Sie, so gut Sie können, schließen Sie dabei die Augen, wenn Sie wollen, und wiederholen Sie die folgenden Worte für sich selbst, bis eine Besserung eintritt: »Ich werde geliebt und es geht mir gut.«

Näheres dazu in Kapitel 4, *Heilung durch Segnen, Affirmatives Segnen*.

Berühren und vergeben:
Berühren Sie die schmerzende Stelle sanft mit einer Hand und wiederholen Sie für sich selbst die folgenden Worte, bis Sie eine Besserung spüren: »Was immer damit zusammenhängen mag, ich vergebe es voll und ganz, und es spielt keine Rolle mehr!«

Näheres dazu in Kapitel 6, *Blanko-Vergebung*.

Fieber

Wasser-Kraft:
Trinken Sie ein Glas Wasser. Wiederholen Sie das, wenn es Ihnen hilft.

Näheres dazu in Kapitel 7, *Physische Energie, Wasser*.

Sanftes Streicheln:
Streichen oder streicheln Sie die schmerzende Stelle, bis Sie Besserung spüren.

Näheres dazu in Kapitel 6, *Selbstberührung*.

Schmelzendes Eis:
Stellen Sie sich vor, die schmerzende Stelle wäre ein Eisblock, und stellen Sie sich weiter vor, dass dieser Eisblock wegschmelzen würde.

Näheres dazu in Kapitel 4, *Heilung auf Anweisung*.

Berühren und vergeben:
Berühren Sie die schmerzende Stelle sanft mit einer Hand und wiederholen Sie für sich selbst die folgenden Worte, bis Sie eine Besserung spüren: »Was immer damit zusammenhängen mag, ich vergebe es voll und ganz, und es spielt keine Rolle mehr!«

Näheres dazu in Kapitel 6, *Blanko-Vergebung.*

Frustration

Wasser-Kraft:
Trinken Sie ein Glas Wasser. Wiederholen Sie das, wenn es Ihnen hilft.

Näheres dazu in Kapitel 7, *Physische Energie, Wasser.*

Spannung ableiten:
Atmen Sie ein, mit der Aufmerksamkeit auf Ihrem Nabel. Atmen Sie aus, mit der Aufmerksamkeit auf verspannten Muskelgruppen, während Sie diese mental auffordern, sich zu entspannen. Vor allem sollten Sie Ihre Aufmerksamkeit beim Ausatmen auf Ihre Kiefermuskeln, Schultern/Arme/Hände und Ihren unteren Rücken richten. Wiederholen Sie das, bis Sie Besserung spüren.

Näheres dazu in Kapitel 7, *Mentale Energie, Die pikopiko-Technik.*

Furcht

Mit Licht ausatmen:
Atmen Sie ein, mit der Aufmerksamkeit auf Ihrem Nabel. Atmen Sie aus, während Sie sich vorstellen, von einer Lichtwolke oder einem Energiefeld umgeben zu sein. Dabei ist es nicht nötig, etwas zu »sehen«, sondern nur sich vorzustellen, dass da etwas wäre. Nehmen Sie an, dass dieses Feld oder diese Wolke all das umsetzen kann, was Sie wollen, und fordern Sie es/sie auf, die Energien, Gefühle und Umstände in Ihrer Umgebung zu harmonisieren. Machen Sie weiter, bis Besserung eintritt.

Regisseur spielen:
Tun Sie so, als wäre Ihre unmittelbare Umgebung ein Filmstudio und

Sie wären der Regisseur. In Ihrem Geist geben Sie den Leuten und Dingen die Anweisung, das zu sein, was sie sind, und das zu tun, was sie gerade tun, so als ob alles, was geschieht, unter Ihrer Regie ablaufen würde.

Hier und jetzt sein:
Richten Sie Ihre Aufmerksamkeit auf die Einzelheiten Ihrer unmittelbaren Umgebung, einschließlich der Wahrnehmungen von Gesichtssinn, Gehör, Tastsinn und Geruch. Halten Sie Ihr Bewusstsein auf die Gegenwart gerichtet und fern von Vergangenheit oder Zukunft.

Gelenkschmerzen

Wasser-Kraft:
Trinken Sie ein Glas Wasser. Wiederholen Sie das, wenn es Ihnen hilft.

Näheres dazu in Kapitel 7, *Physische Energie, Wasser*.

Sanftes Streicheln:
Streichen oder streicheln Sie die schmerzende Stelle, bis Sie Besserung spüren.

Näheres dazu in Kapitel 6, *Selbstberührung*.

Schmelzendes Eis:
Stellen Sie sich vor, die schmerzende Stelle wäre ein Eisblock, und stellen Sie sich weiter vor, dass dieser Eisblock wegschmelzen würde.

Näheres dazu in Kapitel 4, *Heilung auf Anweisung*.

Berühren und vergeben:
Berühren Sie die schmerzende Stelle sanft mit einer Hand und wiederholen Sie für sich selbst die folgenden Worte, bis Sie eine Besserung spüren: »Was immer damit zusammenhängen mag, ich vergebe es voll und ganz, und es spielt keine Rolle mehr!«

Näheres dazu in Kapitel 6, *Blanko-Vergebung*.

Grippe

Wasser-Kraft:
Trinken Sie ein Glas Wasser. Wiederholen Sie das, wenn es Ihnen hilft.
Näheres dazu in Kapitel 7, *Physische Energie, Wasser.*

Freundliche Überredung:
Gehen Sie davon aus, dass Ihre Beschwerden zumindest teilweise mit unterdrücktem Ärger zu tun haben. Nehmen Sie an, dass Sie mit Ihrem Körper reden können und er auf Sie hören wird. Überzeugen Sie Ihren Körper davon, dass er nicht ärgerlich bleiben muss, und versprechen Sie ihm irgendeine genussvolle Belohnung, sobald er wieder gesund wird. Überreden Sie ihn immer wieder und geben Sie ihm irgendeine Art von Belohnung, und sei sie auch noch so klein, für jede positive Veränderung Ihres Gesundheitszustands. Sogar Lob und Wertschätzung können als Belohnung gelten.
Näheres dazu in Kapitel 4, *Heilung durch Segnen, Segnen mit Anweisung.*

Entspannen und geliebt werden:
Entspannen Sie, so gut Sie können, schließen Sie dabei die Augen, wenn Sie wollen, und wiederholen Sie die folgenden Worte für sich selbst, bis eine Besserung eintritt: »Ich werde geliebt und es geht mir gut.«
Näheres dazu in Kapitel 4, *Heilung durch Segnen, Affirmatives Segnen.*

Berühren und vergeben:
Berühren Sie die schmerzende Stelle sanft mit einer Hand und wiederholen Sie für sich selbst die folgenden Worte, bis Sie eine Besserung spüren: »Was immer damit zusammenhängen mag, ich vergebe es voll und ganz, und es spielt keine Rolle mehr!«
Näheres dazu in Kapitel 6, *Blanko-Vergebung.*

Hautausschlag

Wasser-Kraft:
Trinken Sie ein Glas Wasser. Wiederholen Sie das, wenn es Ihnen hilft.
Näheres dazu in Kapitel 7, *Physische Energie, Wasser.*

Freundliche Überredung:
Gehen Sie davon aus, dass Ihre Beschwerden zumindest teilweise mit unterdrücktem Ärger zu tun haben. Nehmen Sie an, dass Sie mit Ihrem Körper reden können und er auf Sie hören wird. Überzeugen Sie Ihren Körper davon, dass er nicht ärgerlich bleiben muss, und versprechen Sie ihm irgendeine genussvolle Belohnung, sobald er wieder gesund wird. Überreden Sie ihn immer wieder und geben Sie ihm irgendeine Art von Belohnung, und sei sie auch noch so klein, für jede positive Veränderung Ihres Gesundheitszustands. Sogar Lob und Wertschätzung können als Belohnung gelten.

Näheres dazu in Kapitel 4, *Heilung durch Segnen, Segnen mit Anweisung*.

Entspannen und geliebt werden:
Entspannen Sie, so gut Sie können, schließen Sie dabei die Augen, wenn Sie wollen, und wiederholen Sie die folgenden Worte für sich selbst, bis eine Besserung eintritt: »Ich werde geliebt und es geht mir gut.«

Näheres dazu in Kapitel 4, *Heilung durch Segnen, Affirmatives Segnen*.

Berühren und vergeben:
Berühren Sie die schmerzende Stelle sanft mit einer Hand und wiederholen Sie für sich selbst die folgenden Worte, bis Sie eine Besserung spüren: »Was immer damit zusammenhängen mag, ich vergebe es voll und ganz, und es spielt keine Rolle mehr!«

Näheres dazu in Kapitel 6, *Blanko-Vergebung*.

Infektion

Wasser-Kraft:
Trinken Sie ein Glas Wasser. Wiederholen Sie das, wenn es Ihnen hilft.

Näheres dazu in Kapitel 7, *Physische Energie, Wasser*.

Freundliche Überredung:
Gehen Sie davon aus, dass Ihre Beschwerden zumindest teilweise mit unterdrücktem Ärger zu tun haben. Nehmen Sie an, dass Sie mit

Ihrem Körper reden können und er auf Sie hören wird. Überzeugen Sie Ihren Körper davon, dass er nicht ärgerlich bleiben muss, und versprechen Sie ihm irgendeine genussvolle Belohnung, sobald er wieder gesund wird. Überreden Sie ihn immer wieder und geben Sie ihm irgendeine Art von Belohnung, und sei sie auch noch so klein, für jede positive Veränderung Ihres Gesundheitszustands. Sogar Lob und Wertschätzung können als Belohnung gelten.

Näheres dazu in Kapitel 4, *Heilung durch Segnen, Segnen mit Anweisung*.

Entspannen und geliebt werden:
Entspannen Sie, so gut Sie können, schließen Sie dabei die Augen, wenn Sie wollen, und wiederholen Sie die folgenden Worte für sich selbst, bis eine Besserung eintritt: »Ich werde geliebt und es geht mir gut.«

Näheres dazu in Kapitel 4, *Heilung durch Segnen, Affirmatives Segnen*.

Berühren und vergeben:
Berühren Sie die schmerzende Stelle sanft mit einer Hand und wiederholen Sie für sich selbst die folgenden Worte, bis Sie eine Besserung spüren: »Was immer damit zusammenhängen mag, ich vergebe es voll und ganz, und es spielt keine Rolle mehr!«

Näheres dazu in Kapitel 6, *Blanko-Vergebung*.

Kater

Wasser-Kraft:
Trinken Sie ein Glas Wasser. Wiederholen Sie das, wenn es Ihnen hilft.

Näheres dazu in Kapitel 7, *Physische Energie, Wasser*.

Sanftes Streicheln:
Streichen oder streicheln Sie die schmerzende Stelle, bis Sie Besserung spüren.

Näheres dazu in Kapitel 6, *Selbstberührung*.

Schmelzendes Eis:
Stellen Sie sich vor, die schmerzende Stelle wäre ein Eisblock, und stellen Sie sich weiter vor, dass dieser Eisblock wegschmelzen würde.

Näheres dazu in Kapitel 4, *Heilung auf Anweisung*.

Berühren und vergeben:
Berühren Sie die schmerzende Stelle sanft mit einer Hand und wiederholen Sie für sich selbst die folgenden Worte, bis Sie eine Besserung spüren: »Was immer damit zusammenhängen mag, ich vergebe es voll und ganz, und es spielt keine Rolle mehr!«

Näheres dazu in Kapitel 6, *Blanko-Vergebung*.

Knochenbruch

Quasi-Wiederholung:
Wenn möglich wiederholen Sie die Aktion oder die Bewegung, welche die Verletzung verursacht hat; achten Sie unbedingt darauf, Ihre Aktion oder Bewegung genau vor dem Kontaktpunkt anzuhalten. Wiederholen Sie das mehrfach, bis die Schmerzen verschwinden oder bis sich die anfängliche Reaktion auf die Verletzung verändert hat.

Hinweis: Damit diese Technik richtig funktioniert, ist es äußerst wichtig, dass Sie Ihren Geist daran hindern, das traumatische Geschehen zu reproduzieren. Sie können dazu Ihre Willenskraft einsetzen und, wenn möglich, mit lauter Stimme eine kraftvolle Erklärung wiederholen, wie zum Beispiel: »Nichts ist geschehen!« oder »Alles in Ordnung!« Benutzen Sie auch alle zusätzlichen Behandlungsmethoden, die notwendig oder geeignet sein könnten.

Näheres dazu in Kapitel 7, *Mentale Energie, Die Wiederholungs-Technik*.

Kopfschmerzen

Wasser-Kraft:
Trinken Sie ein Glas Wasser. Wiederholen Sie das, wenn es Ihnen hilft.

Näheres dazu in Kapitel 7, *Physische Energie, Wasser*.

Sanftes Streicheln:
Streichen oder streicheln Sie die schmerzende Stelle, bis Sie Besserung spüren.

Näheres dazu in Kapitel 6, *Selbstberührung*.

Schmelzendes Eis:
Stellen Sie sich vor, die schmerzende Stelle wäre ein Eisblock, und stellen Sie sich weiter vor, dass dieser Eisblock wegschmelzen würde.

Näheres dazu in Kapitel 4, *Heilung auf Anweisung*.

Berühren und vergeben:
Berühren Sie die schmerzende Stelle sanft mit einer Hand und wiederholen Sie für sich selbst die folgenden Worte, bis Sie eine Besserung spüren: »Was immer damit zusammenhängen mag, ich vergebe es voll und ganz, und es spielt keine Rolle mehr!«

Näheres dazu in Kapitel 6, *Blanko-Vergebung*.

Kummer

Mit Licht ausatmen:
Atmen Sie ein, mit der Aufmerksamkeit auf Ihrem Nabel. Atmen Sie aus, während Sie sich vorstellen, von einer Lichtwolke oder einem Energiefeld umgeben zu sein. Dabei ist es nicht nötig, etwas zu »sehen«, sondern nur sich vorzustellen, dass da etwas wäre. Nehmen Sie an, dass dieses Feld oder diese Wolke all das umsetzen kann, was Sie wollen, und fordern Sie es/sie auf, die Energien, Gefühle und Umstände in Ihrer Umgebung zu harmonisieren. Machen Sie weiter, bis Besserung eintritt.

Regisseur spielen:
Tun Sie so, als wäre Ihre unmittelbare Umgebung ein Filmstudio und Sie wären der Regisseur. In Ihrem Geist geben Sie den Leuten und Dingen die Anweisung, das zu sein, was sie sind, und das zu tun, was sie gerade tun, so als ob alles, was geschieht, unter Ihrer Regie ablaufen würde.

Hier und jetzt sein:
Richten Sie Ihre Aufmerksamkeit auf die Einzelheiten Ihrer unmittelbaren Umgebung, einschließlich der Wahrnehmungen von Gesichtssinn, Gehör, Tastsinn und Geruch. Halten Sie Ihr Bewusstsein auf die Gegenwart gerichtet und fern von Vergangenheit oder Zukunft.

Magenschmerzen

Wellenkissen:
Legen Sie ein quadratisches Stück Frischhaltefolie von etwa 30 cm Seitenlänge auf ein ebenso großes Stück Alufolie, zerknittern Sie alles zu einem Ball, drücken Sie den Ball flach und halten Sie ihn leicht gegen die betroffene Stelle, bis Besserung eintritt.

Näheres dazu in Kapitel 7, *Physische Energie, Wellenkissen*.

Schmerz einatmen:
Legen Sie die erste Hand auf die schmerzende oder kranke Stelle und die zweite auf den Boden, an die Wand oder auf einen festen Gegenstand. Atmen Sie ein, mit voller Aufmerksamkeit auf der ersten Hand. Atmen Sie aus, mit voller Aufmerksamkeit auf der zweiten Hand.

Näheres dazu in Kapitel 7, *Mentale Energie, Die pikopiko-Technik*.

Nervosität

Schönheit vorstellen:
Erinnern Sie sich in allen Details an einen schönen, ruhigen Ort, stellen Sie sich einen solchen Ort vor oder betrachten Sie einen. Sie können auch ein Foto oder ein Bild benutzen, wenn Ihnen das hilft. Selbst wenn Ihnen das anfangs vielleicht schwer fällt, sollten Sie dabei bleiben, bis Sie Besserung spüren oder einschlafen. Als Alternative zu einem ruhigen Ort können Sie sich auch in allen Einzelheiten an etwas sehr Kleines, wie einen Stein oder eine Blume, erinnern, es sich vorstellen oder es betrachten.

Näheres dazu in Kapitel 7, *Emotionale Energie, An schöne Dinge denken*.

Einatmen an die Spitze:
Atmen Sie langsam ein, mit der Aufmerksamkeit auf die Spitze Ihres Kopfes gerichtet. Atmen Sie langsam aus, mit der Aufmerksamkeit auf Ihrem Nabel. Wiederholen Sie das, bis Sie Besserung spüren oder einschlafen.

Näheres dazu in Kapitel 7, *Mentale Energie, Die pikopiko-Technik*.

Reizbarkeit

Das Harmonie-Muster:
Nehmen Sie eine Hand voll kleiner Dinge wie Papierfetzen, Kieselsteine oder Münzen. Arrangieren Sie diese vor sich in zufälliger Weise, und zwar so lange, bis das so entstehende Muster für Sie einfach »stimmt« oder stimmig ist, auch wenn es keine spezielle oder erkennbare Form hat.

In Kurven einfühlen:
Achten Sie auf irgendwelche gekrümmten Linien oder Oberflächen in Ihrer unmittelbaren Umgebung. »Verfolgen« Sie diese Linien und Flächen mit Ihren Augen und – wenn machbar – mit Ihren Händen und Fingern. Machen Sie damit weiter, bis Sie Besserung spüren.

In Bewegung einstimmen:
Achten Sie auf Bewegung in Ihrer Umgebung (wie zum Beispiel die Bewegung der Wolken, der Blätter im Wind, der Luft, die Sie ein- und ausatmen, die Bewegung Ihres Körpers beim Gehen) und bewahren Sie diese Aufmerksamkeit, ohne darüber nachzudenken, bis Sie Besserung spüren.

Näheres dazu in Kapitel 7, *Mentale Energie, Die pikopiko-Technik*.

Rückenschmerzen

Wasser-Kraft:
Trinken Sie ein Glas Wasser. Wiederholen Sie das, wenn es Ihnen hilft.

Näheres dazu in Kapitel 7, *Physische Energie, Wasser*.

Sanftes Streicheln:
Streichen oder streicheln Sie die schmerzende Stelle, bis Sie Besserung spüren.

Näheres dazu in Kapitel 6, *Selbstberührung*.

Schmelzendes Eis:
Stellen Sie sich vor, die schmerzende Stelle wäre ein Eisblock, und stellen Sie sich weiter vor, dass dieser Eisblock wegschmelzen würde.

Näheres dazu in Kapitel 4, *Heilung auf Anweisung*.

Berühren und vergeben:
Berühren Sie die schmerzende Stelle sanft mit einer Hand und wiederholen Sie für sich selbst die folgenden Worte, bis Sie eine Besserung spüren: »Was immer damit zusammenhängen mag, ich vergebe es voll und ganz, und es spielt keine Rolle mehr!«

Näheres dazu in Kapitel 6, *Blanko-Vergebung*.

Schlaflosigkeit

Mit Licht ausatmen:
Atmen Sie ein, mit der Aufmerksamkeit auf Ihrem Nabel. Atmen Sie aus, während Sie sich vorstellen, von einer Lichtwolke oder einem Energiefeld umgeben zu sein. Dabei ist es nicht nötig, etwas zu »sehen«, sondern nur sich vorzustellen, dass da etwas wäre. Nehmen Sie an, dass dieses Feld oder diese Wolke all das umsetzen kann, was Sie wollen, und fordern Sie es/sie auf, die Energien, Gefühle und Umstände in Ihrer Umgebung zu harmonisieren. Machen Sie weiter, bis Besserung eintritt.

Schönheit vorstellen:
Erinnern Sie sich in allen Details an einen schönen, ruhigen Ort, stellen Sie sich einen solchen Ort vor oder betrachten Sie einen. Sie können auch ein Foto oder ein Bild benutzen, wenn Ihnen das hilft. Selbst wenn Ihnen das anfangs vielleicht schwer fällt, sollten Sie dabei bleiben, bis Sie Besserung spüren oder einschlafen. Als Alternative zu einem ruhigen Ort können Sie sich auch in allen Einzelheiten an

etwas sehr Kleines, wie einen Stein oder eine Blume, erinnern, es sich vorstellen oder es betrachten.

Näheres dazu in Kapitel 7, *Emotionale Energie, An schöne Dinge denken*.

Schnittwunden

Quasi-Wiederholung:
Wenn möglich wiederholen Sie die Aktion oder die Bewegung, welche die Verletzung verursacht hat; achten Sie unbedingt darauf, Ihre Aktion oder Bewegung genau vor dem Kontaktpunkt anzuhalten. Wiederholen Sie das mehrfach, bis die Schmerzen verschwinden oder bis sich die anfängliche Reaktion auf die Verletzung verändert hat.

Hinweis: Damit diese Technik richtig funktioniert, ist es äußerst wichtig, dass Sie Ihren Geist daran hindern, das traumatische Geschehen zu reproduzieren. Sie können dazu Ihre Willenskraft einsetzen und, wenn möglich, mit lauter Stimme eine kraftvolle Erklärung wiederholen, wie zum Beispiel: »Nichts ist geschehen!« oder »Alles in Ordnung!« Benutzen Sie auch alle zusätzlichen Behandlungsmethoden, die notwendig oder geeignet sein könnten.

Näheres dazu in Kapitel 7, *Mentale Energie, Die Wiederholungs-Technik*.

Schwellung

Wasser-Kraft:
Trinken Sie ein Glas Wasser. Wiederholen Sie das, wenn es Ihnen hilft.

Näheres dazu in Kapitel 7, *Physische Energie, Wasser*.

Freundliche Überredung:
Gehen Sie davon aus, dass Ihre Beschwerden zumindest teilweise mit unterdrücktem Ärger zu tun haben. Nehmen Sie an, dass Sie mit Ihrem Körper reden können und er auf Sie hören wird. Überzeugen Sie Ihren Körper davon, dass er nicht ärgerlich bleiben muss, und versprechen Sie ihm irgendeine genussvolle Belohnung, sobald er

wieder gesund wird. Überreden Sie ihn immer wieder und geben Sie ihm irgendeine Art von Belohnung, und sei sie auch noch so klein, für jede positive Veränderung Ihres Gesundheitszustands. Sogar Lob und Wertschätzung können als Belohnung gelten.

Näheres dazu in Kapitel 4, *Heilung durch Segnen, Segnen mit Anweisung*.

Entspannen und geliebt werden:
Entspannen Sie, so gut Sie können, schließen Sie dabei die Augen, wenn Sie wollen, und wiederholen Sie die folgenden Worte für sich selbst, bis eine Besserung eintritt: »Ich werde geliebt und es geht mir gut.«

Näheres dazu in Kapitel 4, *Heilung durch Segnen, Affirmatives Segnen*.

Berühren und vergeben:
Berühren Sie die schmerzende Stelle sanft mit einer Hand und wiederholen Sie für sich selbst die folgenden Worte, bis Sie eine Besserung spüren: »Was immer damit zusammenhängen mag, ich vergebe es voll und ganz, und es spielt keine Rolle mehr!«

Näheres dazu in Kapitel 6, *Blanko-Vergebung*.

Stress

Das Harmonie-Muster:
Nehmen Sie eine Hand voll kleiner Dinge wie Papierfetzen, Kieselsteine oder Münzen. Arrangieren Sie diese vor sich in zufälliger Weise, und zwar so lange, bis das so entstehende Muster für Sie einfach »stimmt« oder stimmig ist, auch wenn es keine spezielle oder erkennbare Form hat.

In Kurven einfühlen:
Achten Sie auf irgendwelche gekrümmten Linien oder Oberflächen in Ihrer unmittelbaren Umgebung. »Verfolgen« Sie diese Linien und Flächen mit Ihren Augen und – wenn machbar – mit Ihren Händen und Fingern. Machen Sie damit weiter, bis Sie Besserung spüren.

In Bewegung einstimmen:
Achten Sie auf Bewegung in Ihrer Umgebung (wie zum Beispiel die Bewegung der Wolken, der Blätter im Wind, der Luft, die Sie ein- und ausatmen, die Bewegung Ihres Körpers beim Gehen) und bewahren Sie diese Aufmerksamkeit, ohne darüber nachzudenken, bis Sie Besserung spüren.

Näheres dazu in Kapitel 7, *Mentale Energie, Die pikopiko-Technik.*

Taubheit

Einatmen zum Nabel:
Atmen Sie ein, mit der Aufmerksamkeit auf Ihrem Nabel; halten Sie den Atem etwa 4 Sekunden an; atmen Sie aus, mit der Aufmerksamkeit auf der betroffenen Stelle. Wiederholen Sie das, bis Sie Besserung spüren.

Näheres dazu in Kapitel 7, *Mentale Energie, Die pikopiko-Technik.*

Übelkeit

Wellenkissen:
Legen Sie ein quadratisches Stück Frischhaltefolie von etwa 30 cm Seitenlänge auf ein ebenso großes Stück Alufolie, zerknittern Sie alles zu einem Ball, drücken Sie den Ball flach und halten Sie ihn leicht gegen die betroffene Stelle, bis Besserung eintritt.

Näheres dazu in Kapitel 7, *Physische Energie, Wellenkissen.*

Schmerz einatmen:
Legen Sie die erste Hand auf die schmerzende oder kranke Stelle und die zweite auf den Boden, an die Wand oder auf einen festen Gegenstand. Atmen Sie ein, mit voller Aufmerksamkeit auf der ersten Hand. Atmen Sie aus, mit voller Aufmerksamkeit auf der zweiten Hand.

Näheres dazu in Kapitel 7, *Mentale Energie, Die pikopiko-Technik.*

Unbehagen in der Nähe anderer Menschen

Mit Licht ausatmen:
Atmen Sie ein, mit der Aufmerksamkeit auf Ihrem Nabel. Atmen Sie aus, während Sie sich vorstellen, von einer Lichtwolke oder einem Energiefeld umgeben zu sein. Dabei ist es nicht nötig, etwas zu »sehen«, sondern nur sich vorzustellen, dass da etwas wäre. Nehmen Sie an, dass dieses Feld oder diese Wolke all das umsetzen kann, was Sie wollen, und fordern Sie es/sie auf, die Energien, Gefühle und Umstände in Ihrer Umgebung zu harmonisieren. Machen Sie weiter, bis Besserung eintritt.

Regisseur spielen:
Tun Sie so, als wäre Ihre unmittelbare Umgebung ein Filmstudio und Sie wären der Regisseur. In Ihrem Geist geben Sie den Leuten und Dingen die Anweisung, das zu sein, was sie sind, und das zu tun, was sie gerade tun, so als ob alles, was geschieht, unter Ihrer Regie ablaufen würde.

Hier und jetzt sein:
Richten Sie Ihre Aufmerksamkeit auf die Einzelheiten Ihrer unmittelbaren Umgebung, einschließlich der Wahrnehmungen von Gesichtssinn, Gehör, Tastsinn und Geruch. Halten Sie Ihr Bewusstsein auf die Gegenwart gerichtet und fern von Vergangenheit oder Zukunft.

Unruhe/Rastlosigkeit

Schönheit vorstellen:
Erinnern Sie sich in allen Details an einen schönen, ruhigen Ort, stellen Sie sich einen solchen Ort vor oder betrachten Sie einen. Sie können auch ein Foto oder ein Bild benutzen, wenn Ihnen das hilft. Selbst wenn Ihnen das anfangs vielleicht schwer fällt, sollten Sie dabei bleiben, bis Sie Besserung spüren oder einschlafen. Als Alternative zu einem ruhigen Ort können Sie sich auch in allen Einzelheiten an etwas sehr Kleines, wie einen Stein oder eine Blume, erinnern, es sich vorstellen oder es betrachten.

Näheres dazu in Kapitel 7, *Emotionale Energie, An schöne Dinge denken*.

Einatmen an die Spitze:
Atmen Sie langsam ein, mit der Aufmerksamkeit auf die Spitze Ihres Kopfes gerichtet. Atmen Sie langsam aus, mit der Aufmerksamkeit auf Ihrem Nabel. Wiederholen Sie das, bis Sie Besserung spüren oder einschlafen.

Näheres dazu in Kapitel 7, *Mentale Energie, Die pikopiko-Technik*.

Unscharfes Sehen

Konzentration nach hinten:
Atmen Sie ein, mit der Aufmerksamkeit auf dem Nabel. Atmen Sie aus, mit der Aufmerksamkeit auf dem Hinterkopf. Machen Sie weiter, bis Ihr Sehvermögen sich bessert.

Näheres dazu in Kapitel 7, *Mentale Energie, Die pikopiko-Technik*.

Passives Sehen:
Denken Sie daran, dass das Licht aus Ihrer Umgebung zu Ihnen kommt und Sie die Dinge mit Ihren Augen nicht festhalten müssen. Üben Sie dann passives Sehen – die Dinge wahrnehmen, ohne sie angespannt anzustarren.

Näheres dazu in Kapitel 7, *Mentale Energie, Technik zur Entspannung der Augen*.

Drücken und atmen:
Drücken Sie Ihre Augen 5- bis 10-mal fest zu, atmen Sie tief ein und öffnen Sie die Augen wieder.

Näheres dazu in Kapitel 7, *Mentale Energie, Technik zur Entspannung der Augen*.

Verbrennung

Quasi-Wiederholung:
Wenn möglich wiederholen Sie die Aktion oder die Bewegung, welche die Verletzung verursacht hat; achten Sie unbedingt darauf, Ihre Ak-

tion oder Bewegung genau vor dem Kontaktpunkt anzuhalten. Wiederholen Sie das mehrfach, bis die Schmerzen verschwinden oder bis sich die anfängliche Reaktion auf die Verletzung verändert hat.

Hinweis: Damit diese Technik richtig funktioniert, ist es äußerst wichtig, dass Sie Ihren Geist daran hindern, das traumatische Geschehen zu reproduzieren. Sie können dazu Ihre Willenskraft einsetzen und, wenn möglich, mit lauter Stimme eine kraftvolle Erklärung wiederholen, wie zum Beispiel: »Nichts ist geschehen!« oder »Alles in Ordnung!« Benutzen Sie auch alle zusätzlichen Behandlungsmethoden, die notwendig oder geeignet sein könnten.

Näheres dazu in Kapitel 7, *Mentale Energie, Die Wiederholungs-Technik*.

Verwirrung

Schönheit vorstellen:
Erinnern Sie sich in allen Details an einen schönen, ruhigen Ort, stellen Sie sich einen solchen Ort vor oder betrachten Sie einen. Sie können auch ein Foto oder ein Bild benutzen, wenn Ihnen das hilft. Selbst wenn Ihnen das anfangs vielleicht schwer fällt, sollten Sie dabei bleiben, bis Sie Besserung spüren oder einschlafen. Als Alternative zu einem ruhigen Ort können Sie sich auch in allen Einzelheiten an etwas sehr Kleines, wie einen Stein oder eine Blume, erinnern, es sich vorstellen oder es betrachten.

Näheres dazu in Kapitel 7, *Emotionale Energie, An schöne Dinge denken*.

Einatmen an die Spitze:
Atmen Sie langsam ein, mit der Aufmerksamkeit auf die Spitze Ihres Kopfes gerichtet. Atmen Sie langsam aus, mit der Aufmerksamkeit auf Ihrem Nabel. Wiederholen Sie das, bis Sie Besserung spüren oder einschlafen.

Näheres dazu in Kapitel 7, *Mentale Energie, Die pikopiko-Technik*.

Alphabetische Liste der Beschwerden und Probleme

4–10 = Kapitel
A = Anhang: Beschwerden und Heilmethoden

Über den Autor

Serge Kahili King hat einen Doktorgrad in Psychologie von der California Coast University, einen Magistergrad in Internationalem Management von der American Graduate School of International Management in Arizona und ein Bakkalaureat in Asienstudien von der University of Colorado.

King hat zahlreiche Bücher und Artikel über *Huna*, das Glaubenssystem der hawaiianischen Schamanen, geschrieben.

Zu seinen bekannten Werken gehören *Der Stadt-Schamane*, *Kahuna Healing*, *Mastering Your Hidden Self* und *Imagineering For Health*. Er entwarf und verfasste auch *Search For Pele*, ein Computerspiel auf CD-ROM.

Serge King lebt auf der Insel Kauai in Hawaii. Er ist geschäftsführender Direktor von *Aloha International*, einem weltweiten Netz von Heilern, Lehrern und Schülern der *Huna*-Lehren. In seiner freien Zeit leitet er ein Museum der hawaiianischen Kultur, ist Webmaster einer Familie von Webseiten und setzt seine Tätigkeit als Lehrer, Schriftsteller und Heiler fort.

Er ist unter den folgenden *Internetadressen* zu erreichen:
http://www.huna.org (Hawaiian Huna Village)
http://www.huna.net (The Huna Store)
http://www.sergeking.com (Serge's Cybership)
E-Mail: **serge@huna.org** und **sergeking@sergeking.com**